Könings · Könings

Medical Training:

Neurozentriertes Training

Liebe Leserin, lieber Leser,

wenn es um die eigene Gesundheit geht, darf man nichts dem Zufall überlassen. »Für eine bessere Medizin und mehr Gesundheit im Leben«: So lautet das Qualitätsversprechen der Marke Thieme. Ärztlich Tätige, Pflegekräfte, Physiotherapeutinnen und -therapeuten oder Hebammen – sie alle verlassen sich darauf, dass sie von Thieme, dem führenden Anbieter von medizinischen Fachinformationen und Services, die entscheidenden Informationen zur richtigen Zeit am richtigen Ort bekommen. So können sie die Menschen, die sich ihnen anvertrauen, bestmöglich unterstützen. Auch du kannst dich auf die TRIAS Ratgeber mit dem Thieme Qualitätssiegel verlassen! Diese Informationsangebote helfen dir dabei, die richtigen Entscheidungen zu treffen, wenn es um deine Gesundheit geht, selbst daran mitzuwirken, gesund zu werden, dich gesund zu erhalten oder das Fortschreiten einer Erkrankung zu vermeiden. Mit einem TRIAS Titel aus dem Hause Thieme überlässt du deine Gesundheit nicht dem Zufall!

Dein TRIAS Verlag

Andreas Könings · Lisa Könings

Medical Training: Neurozentriertes Training

Das innovative Gehirntraining für ein gesundes Nervensystem und mehr Leistung

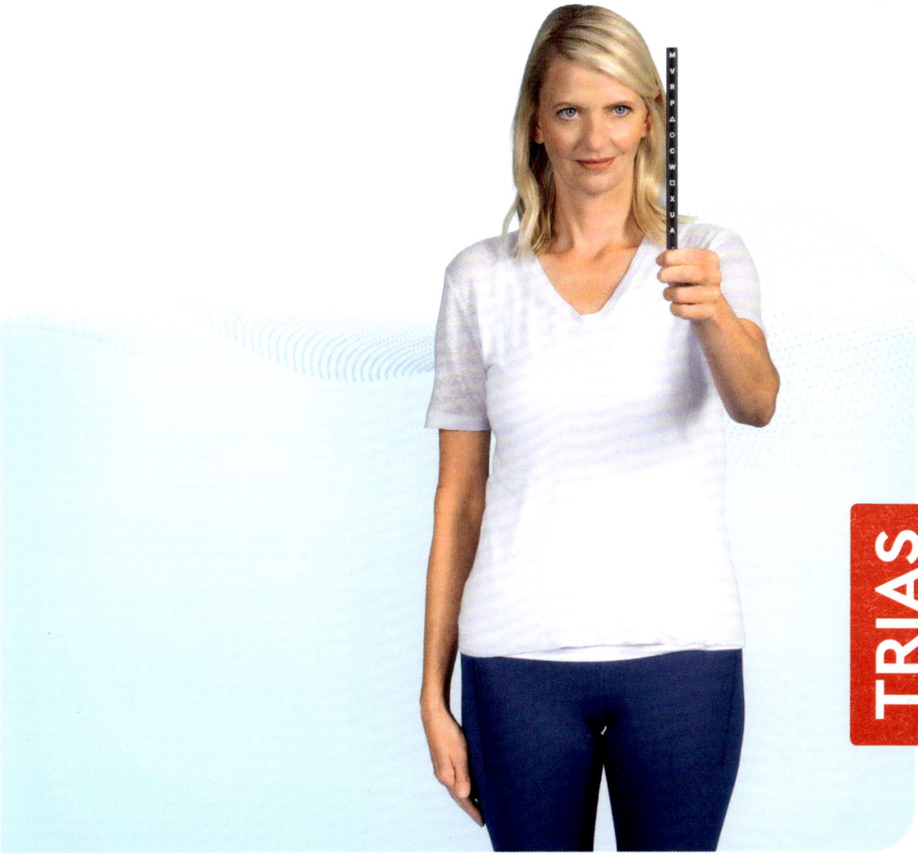

TRIAS

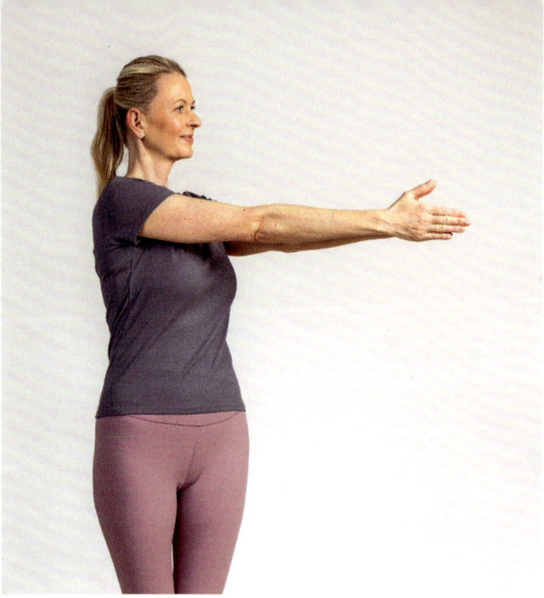

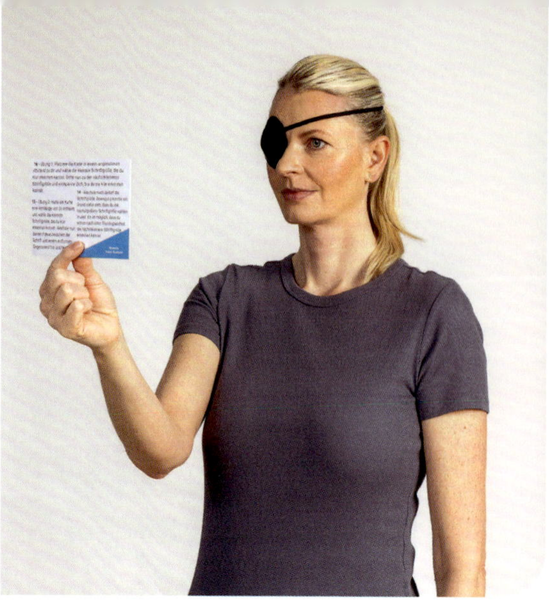

Exkurse

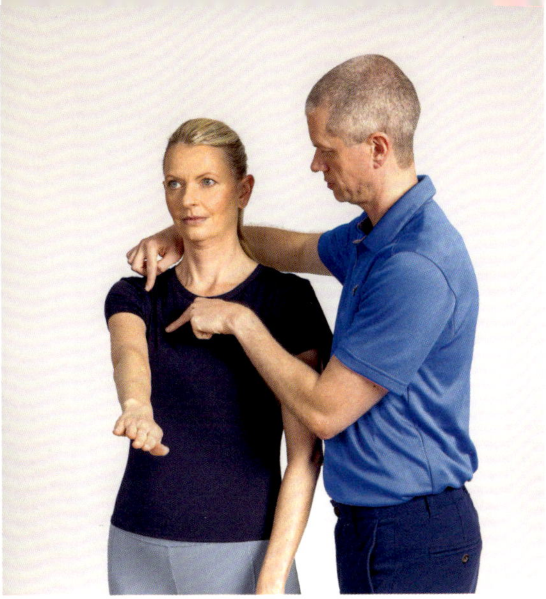

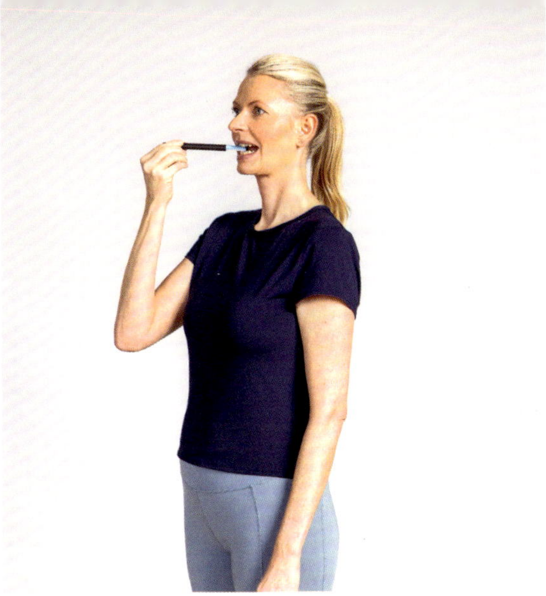

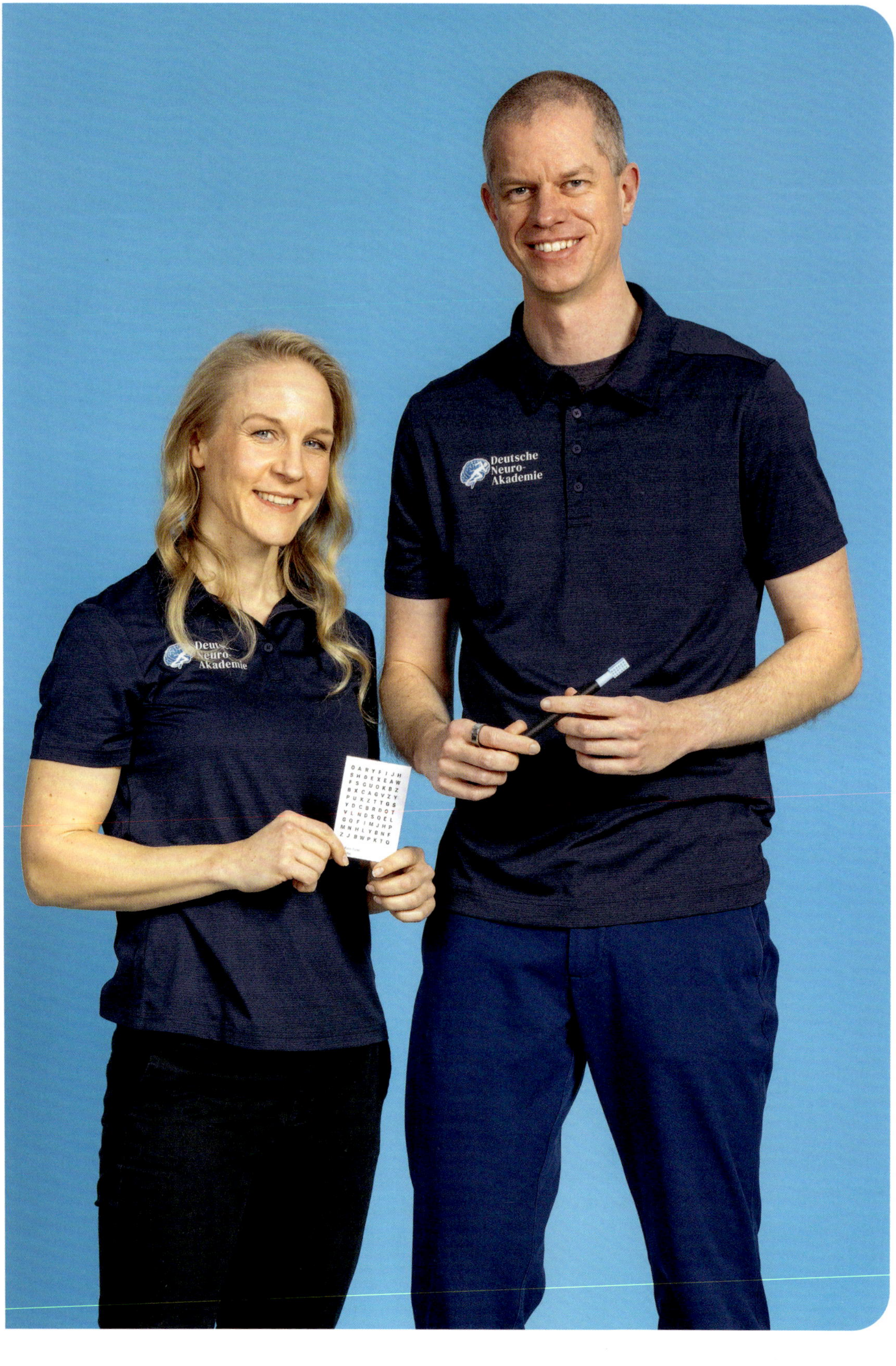
Deutsche
Neuro-
Akademie

Vorwort

Rückenschmerzen, Erschöpfung, Bewegungseinschränkungen oder diffuse Beschwerden. Viele Menschen kennen zumindest eines davon, doch kaum jemand denkt dabei an das Nervensystem. Dabei steckt hinter jedem Symptom das Gehirn als Steuerzentrale unseres Körpers.

In unserer Arbeit erleben wir täglich, wie sehr das Nervensystem darüber entscheidet, ob Bewegung leichtfällt, Schmerzen nachlassen oder der Körper Vertrauen in seine Leistungsfähigkeit zurückgewinnt. Seit vielen Jahren beschäftigen wir uns intensiv mit Neuroathletik und neurozentriertem Training. In unseren Seminaren und in der Arbeit mit Therapeuten, Betroffenen und Sportlern erleben wir täglich, wie sehr die neurozentrierte Sichtweise Türen öffnet. Klienten berichten, dass sie nach jahrelangen Beschwerden durch neurozentrierte Übungen plötzlich Bewegungsfreiheit zurückgewinnen oder ihre Belastbarkeit im Alltag deutlich steigt. Solche Veränderungen sind kein Zufall. Sie entstehen, wenn das Gehirn neue, klare Signale erhält.

Wer das Nervensystem versteht und gezielt trainiert, findet oft Lösungen dort, wo klassische Methoden an ihre Grenzen stoßen. Das gilt im Spitzensport ebenso wie im Alltag.

Lange Zeit wurden Training und Therapie fast ausschließlich muskulär und strukturell betrachtet. Doch Forschung und Praxis zeigen eindeutig: Ohne die Einbindung des Nervensystems gibt es keine nachhaltige Leistungsfähigkeit oder Rehabilitation. Das Gehirn entscheidet über Stabilität, Beweglichkeit und Schmerz.

Genau hier setzt dieses Buch an. Wir zeigen, wie du dein Nervensystem Schritt für Schritt besser verstehen und mit einfachen, gezielten Übungen aktiv beeinflussen kannst. Dieses Buch verbindet aktuelle wissenschaftliche Erkenntnisse mit konkreten, praxisnahen Übungen, sodass du die Inhalte sofort für dich oder in deiner Arbeit anwenden kannst.

Unser Ziel ist es, dir Werkzeuge an die Hand zu geben, mit denen du selbst Wirksamkeit erlebst, egal, ob du Schmerzen reduzieren, deine Leistungsfähigkeit steigern oder präventiv an deiner Gesundheit arbeiten möchtest.

Wir wünschen dir spannende Erkenntnisse und viele Aha-Momente beim Lesen und vor allem beim Ausprobieren.

Deine
Lisa & Andreas Könings

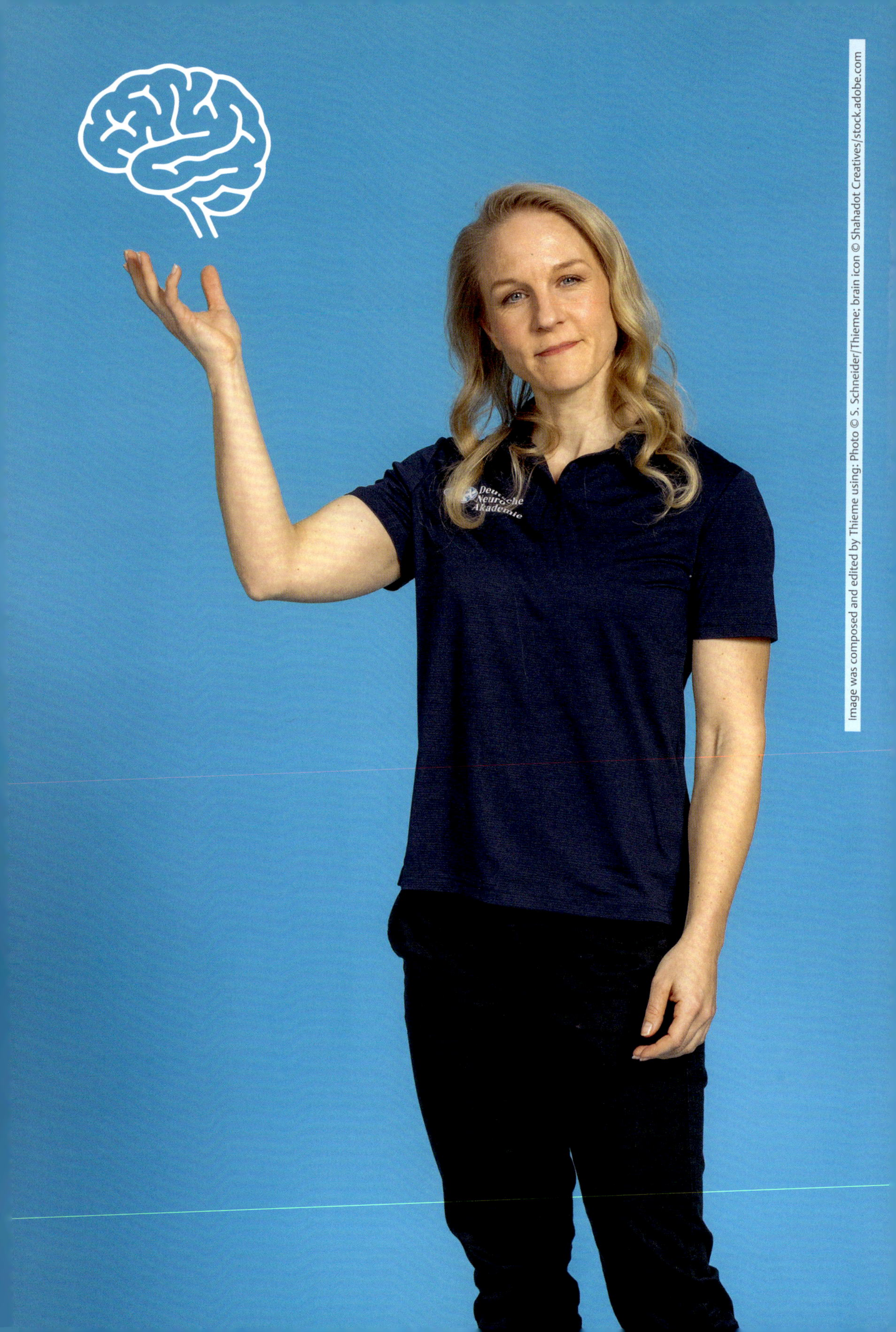

Neuroathletik Grundlagen

Neurozentriertes Training setzt am Nervensystem an. Dieses Kapitel erklärt, wie es arbeitet, warum Sicherheit zentral ist und was Training wirksam macht.

Sicherheit als Grundprinzip des Nervensystems

Bewegung, Kraft und Leistung sind nur möglich, wenn sich das Nervensystem sicher fühlt. Dieses Kapitel zeigt, warum Sicherheit entscheidend ist und wie Unsicherheit Leistung und Gesundheit begrenzt.

Die zentrale Aufgabe des Nervensystems ist die Sicherung des Überlebens. Zu jeder Zeit, in jeder Situation. Alles, was im Körper geschieht, wird durch diesen übergeordneten Zweck beeinflusst. Jede Information, die das Gehirn erreicht, wird dabei nicht primär nach ihrer Richtigkeit oder Effizienz bewertet, sondern nach einer einzigen Frage: »Ist es sicher?«

Die Antwort auf diese Frage entscheidet über die Reaktion des Systems: Wird eine Situation als sicher eingestuft, gibt das Gehirn freie Bahn für Bewegung, Leistung, Flexibilität und Stabilität. Wird sie dagegen als unsicher bewertet, folgen kompensatorische Schutzreaktionen wie Spannung, Kraftverlust, Bewegungseinschränkung, Schmerz oder Schwindel.

Das Gehirn lebt dabei im Hier und Jetzt. Sein Ziel ist es, diesen Moment zu überleben. Dafür arbeitet es mit dem Prinzip der Vorhersage: Neue Reize werden mit gespeicherten Erfahrungen abgeglichen. Entsteht dabei ein Mismatch, steigt das Risiko einer Schutzreaktion.

Letztlich bewegen wir uns alle auf einem Kontinuum, wie in der Abbildung (Seite 11) dargestellt. An einem Ende stehen Einschränkung, Schmerz oder Überlastung, an dem anderen Leichtigkeit, Stabilität und Leistung. Jeder Mensch befindet sich irgendwo auf dieser Linie und das Ziel eines wirksamen Trainings ist es, diesen Zustand gezielt zu verbessern. Jede Übung, jeder Reiz im neurozentrierten Training zielt letztendlich darauf ab, die wahrgenommene Sicherheit des Systems zu erhöhen. Denn nur in einem Zustand subjektiver Sicherheit gibt das Nervensystem Leistung frei.

Dabei gibt es keine Übung »gegen Schmerzen« oder »für mehr Leistung«. Je nach individueller Ausgangslage entfalten die gleichen Übungen unterschiedliche Wirkungen. Für die eine Person bedeutet ein Reiz die Reduktion von Schmerz, für die andere bedeutet genau derselbe Reiz den nächsten Schritt zu mehr Stabilität, Beweglichkeit oder Performance. Entscheidend ist deshalb nicht die Übung an sich, sondern die Wirkung, die sie in diesem Moment auf das individuelle Nervensystem hat.

Funktion des Nervensystems

Bevor wir uns die Struktur des Nervensystems anschauen, wollen wir zuerst einen Blick auf seine grundlegende Funktion werfen. Wie arbeitet das Nervensystem und unter welchen Bedingungen kann es sich optimal entwickeln, anpassen und funktionieren?

Das Nervensystem übernimmt eine zentrale Rolle bei der Steuerung und Regulation sämtlicher körperlicher Funktionen. Es empfängt ununterbrochen Informationen aus der Umwelt und dem eigenen Körper, filtert und bewertet diese und gibt daraufhin Befehle aus.

Vereinfacht lässt sich diese Arbeitsweise in drei aufeinanderfolgende Prozesse gliedern (Abbildung, Seite 12):
1. Aufnahme (Input),
2. Verarbeitung (Integration) und
3. Reaktion (Output).

Informationsaufnahmen aus der Umwelt und dem Körperinneren

Im ersten Schritt registrieren spezialisierte Rezeptoren (Seite 24) sensorische Reize aus der äußeren und inneren Umgebung. Über afferente Nervenbahnen werden diese Informationen als elektrische Signale zum zentralen Nervensystem geleitet. Je nach Lokalisation und Funktion werden drei Hauptkategorien sensorischer Informationsaufnahme unterschieden[1]:
1. **Exterozeption**: Reize aus der Außenwelt (z. B. sehen, hören, tasten, riechen)
2. **Interozeption**: Informationen über das innere Milieu (z. B. Atmung, Blutdruck, pH-Wert, viszerale Signale)
3. **Propriozeption**: Informationen über Gelenkstellungen, Muskelspannung und Körperlage im Raum

Integration und Bewertung im zentralen Nervensystem

Im Gehirn werden diese eingehenden Informationen bewertet, verglichen und mit Er-

Das neurozentrierte Trainingskontinuum: Das Sicherheitsempfinden des Gehirns bestimmt, wo wir uns auf dem Kontinuum zwischen Schmerz und Leistung befinden. Gezieltes Neurotraining verschiebt diesen Zustand in Richtung Leistungsfähigkeit.

Kontinuum von Schmerz zu Leistung

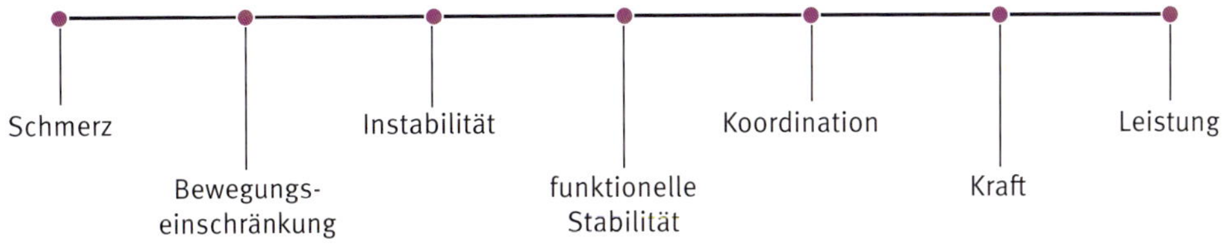

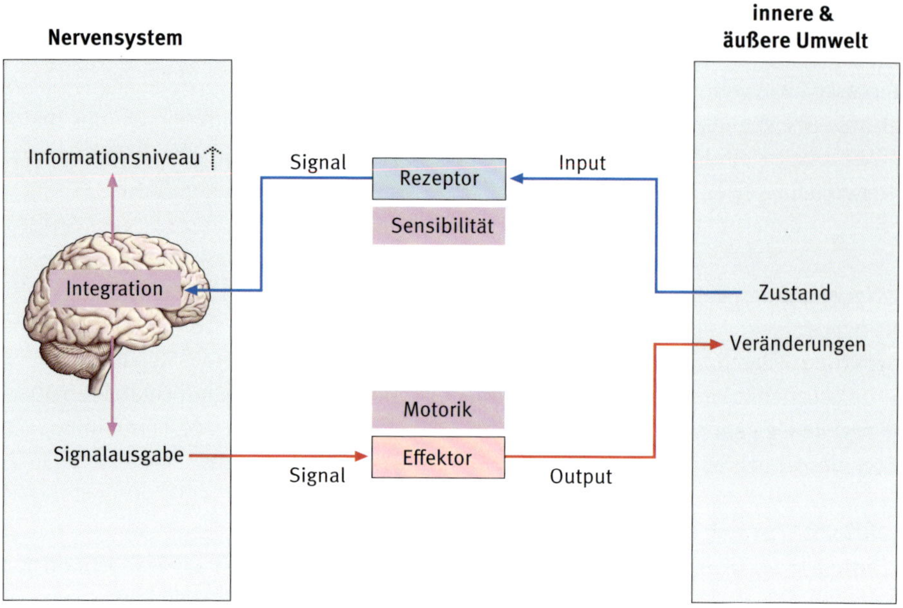

nach: Schünke M, Schulte E, Schumacher U. PROMETHEUS LernAtlas, Grafiken: Voll M, Wesker K; Thieme; 2022

Modellhafter Überblick über die Funktionsweise des zentralen Nervensystems (ZNS). Reize aus der Umwelt werden über Rezeptoren aufgenommen, im ZNS integriert und führen zu motorischen oder vegetativen Reaktionen.

fahrungen, Lerninhalten sowie emotionalen Kontexten verknüpft. Dabei finden eine Auswahl und Gewichtung statt. Welche Information ist relevant? Welche Reaktionsmöglichkeiten gibt es? Welche Reaktion ist sinnvoll? Diese Prozesse laufen häufig unbewusst ab, insbesondere bei bekannten oder automatisierten Abläufen. Diese **Integration** von Reiz und Kontext ist entscheidend für eine adaptive, im besten Falle adäquate Reaktion. Im präfrontalen Kortex, im limbischen System sowie in Basalganglien und im Kleinhirn werden Handlungsmöglichkeiten generiert, korrigiert und vorbereitet.

Reaktionsausgabe als motorischer oder vegetativer Output

Die Reaktion erfolgt anschließend über das efferente System. Je nach Art des Reizes werden entweder motorische bzw. somatische (willkürlich steuerbar und reflexiv) Befehle an die Skelettmuskulatur (z. B. bei Bewegung, Flucht oder Greifreaktionen) oder Signale an vegetative (autonome) Nervensystemanteile (z. B. Herzfrequenz, Verdauung, Atmung) gesendet (Abbildung, Seite 13).[2] Auch hormonelle Systeme können involviert sein. Der Effektor ist somit die ausführende Einheit, der die vom ZNS gesteuerte Antwort umsetzt.

Diese Arbeitsweise des Nervensystems bildet die Grundlage des neurozentrierten Ansatzes. Nur wenn zielgerichtete Reize (Input) gesetzt werden und das Nervensystem diese effizient verarbeiten kann, lassen sich adaptive Veränderungen im Output erzielen. Neurozentrierte Übungen optimieren die Qualität und Relevanz der Reize und damit letztlich die gesamte Verarbeitungskette, mit dem Ziel, bessere Bewegung, höhere Leistung oder reduziertere Schmerzen zu schaffen.

Prinzipien des Nervensystems

Ein zentrales Prinzip für die Beschreibung der Funktionsweise des Nervensystems ist das sogenannte **Use-it-or-lose-it-Prinzip**. Dieses neurobiologische Grundgesetz besagt, dass neuronale Verbindungen, die regelmäßig aktiviert werden, gestärkt, stabilisiert und ausgebaut werden. Ungenutzte Verbindungen werden dagegen allmählich abgeschwächt oder sogar vollständig abgebaut.

Das Nervensystem ist plastisch (veränderbar). Es passt sich ein Leben lang dynamisch an die Anforderungen der Umwelt, der Bewegung und der inneren Zustände an.[3] Gerade im Trainings- und Therapiekontext ist diese Erkenntnis essenziell. Nicht allein die Existenz bestimmter neuronaler Strukturen ist entscheidend, sondern ihre regelmäßige Nutzung. Sensorische Reize, motorische Handlungen und kognitive Prozesse sind entscheidende Einflussfaktoren für die funktionelle Organisation unseres Gehirns.[4] Nur was regelmäßig aktiviert wird, bleibt erhalten oder verbessert sich sogar.

Differenzierung zwischen motorischem/somatischem und vegetativem/viszeralem Nervensystem. Reize wirken auf unterschiedliche Sinnes- und Effektorensysteme und führen zu Bewegungen (z. B. Muskelaktivität) oder Regulation lebenswichtiger Funktionen.

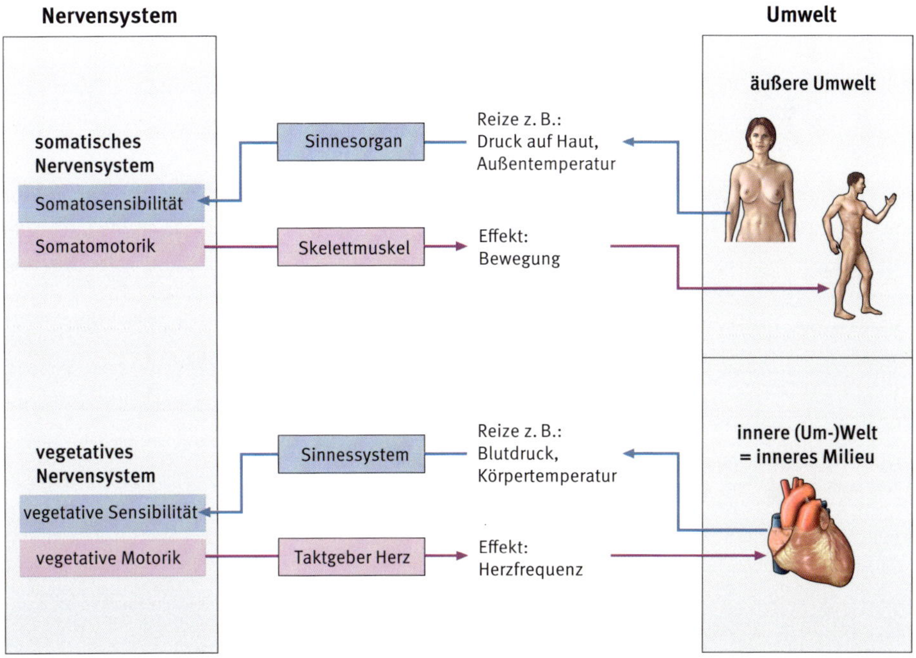

Schünke M, Schulte E, Schumacher U. PROMETHEUS LernAtlas, Grafiken: Voll M, Wesker K; Thieme; 2022

Diese plastischen Veränderungen finden sowohl auf struktureller Ebene statt, z. B. durch die Bildung neuer Synapsen, als auch auf funktioneller Ebene, etwa durch eine verbesserte synaptische Effizienz. Gezielte Reize können zu messbaren Anpassungen in kortikalen Repräsentationen führen.

Ein weiteres fundamentales Prinzip ist das sogenannte SAID-Prinzip – Specific Adaptation to imposed Demands. Es besagt, dass das Nervensystem genau auf die Anforderungen reagiert, denen es ausgesetzt wird. Mit anderen Worten: Wir werden in genau dem besser, was wir regelmäßig tun. Das bedeutet auch, dass Trainingsreize möglichst präzise gesetzt werden müssen, um eine gezielte neuroplastische Anpassung zu erzielen. Ob es sich dabei um Bewegungsabläufe, Gleichgewichtsleistungen, visuelle Anforderungen oder auch kognitive Prozesse handelt – das Gehirn und das gesamte Nervensystem formen sich entlang der Art, Intensität und Wiederholung der gesetzten Reize.

Dieses Prinzip erklärt, warum ein unspezifisches Üben nur zu begrenzten Fortschritten führt, während ein spezifisch gesetzter Trainingsstimulus eine deutlich effektivere Anpassung erzeugt. Es ist damit sowohl für motorisches Lernen als auch für jede Form neurozentrierten Trainings grundlegend.

Zugleich ist es wichtig zu verstehen, dass das Nervensystem nicht isoliert funktioniert, sondern auf intakte Input- (Sinnesorgane) und Outputstrukturen (Muskulatur, Bindegewebe) angewiesen ist. Die Qualität und Genauigkeit der Reizverarbeitung entscheiden letztlich darüber, wie effizient das System als Ganzes funktioniert und wie präzise eine Bewegung, eine Haltungskorrektur oder eine Schmerzmodulation umgesetzt wird.

Diese dynamische Kommunikation erfolgt über eine Vielzahl von auf- und absteigenden neuronalen Bahnen (Seite 19). Die funktionelle Betrachtung dieser Bahnen hilft uns zu verstehen, welche Trainingsreize welche Effekte im System auslösen können und wo ein gezielter neurozentrierter Trainingsansatz ansetzen sollte.

Überblick über das Nervensystem

Ein strukturierter Überblick über Aufbau und Aufgaben des Nervensystems – als Grundlage für alle weiteren Inhalte im Buch.

Für das Verständnis von neurozentriertem Training ist es hilfreich, das Nervensystem grob in zwei Bereiche zu gliedern: das zentrale Nervensystem (ZNS) und das periphere Nervensystem (PNS) (Abbildung, Seite 16). Diese Einteilung orientiert sich an der anatomischen Lage und Schutzfunktion. Alles, was von Knochen umgeben ist, also Gehirn und Rückenmark, gehört zum ZNS. Alle Nervenstrukturen, die außerhalb dieser Schutzräume verlaufen, zählen zum PNS.

Ein wesentlicher Unterschied zwischen zentralem und peripherem Nervensystem zeigt sich in ihrer Fähigkeit zur Heilung und Anpassung. Während sich periphere Nerven nach Verletzungen häufig erstaunlich gut regenerieren können, ist das im zentralen Nervensystem nur sehr eingeschränkt möglich. Diese unterschiedliche Regenerationsfähigkeit hängt unter anderem mit den Schwann-Zellen im PNS zusammen, die aktiv Wachstumsfaktoren für die nachwachsenden Axone bereitstellen. Im ZNS hingegen verhindern hemmende Proteine (wie sogenannte Nogo-Faktoren) ein vergleichbares Nachwachsen.

Nichtsdestotrotz ist auch das zentrale Nervensystem plastisch. Über die neuronale Plastizität des Gehirns können bestehende Verbindungen verändert (gestärkt und geschwächt), neue Verschaltungen geknüpft und sogar neue Neuronen gebildet werden. Dieses Prinzip nutzen wir im neurozentrierten Training: Durch gezielte, wiederholte Reize und sinnvolle Variation von Übungen lassen sich neuronale Netzwerke umorganisieren und funktionell verbessern.

Auch Studien zur Rückenmarksforschung zeigen, dass selbst bei schweren Schädigungen oft nicht alle Leitungsbahnen vollständig unterbrochen sind. Verfahren wie die epidurale Rückenmarkstimulation durch gezielte elektrische Reizung können verbliebene neuronale Brücken aktivieren und motorische Funktionen teilweise wiederherstellen.[5] Schauen wir uns nun die beiden Bereiche des Nervensystems genauer an.

Zentrales Nervensystem – Gehirn und Rückenmark

Das zentrale Nervensystem (ZNS) ist das übergeordnete Steuerungszentrum des gesamten Körpers. Es besteht aus Gehirn und Rückenmark, welche durch den Schädel und die Wirbelsäule mechanisch geschützt sind. Das Gehirn ist zusätzlich von drei Hirnhäuten und der Gehirnflüssigkeit (Liquor) umgeben. Diese Barrieren sorgen dafür, dass das System trotz seiner hohen Empfindlichkeit möglichst unbeschadet bleibt.

Die Aufgabe des ZNS ist es, sämtliche Informationen, die über das periphere Nervensystem einströmen, zu empfangen, zu bewerten und in geeignete Reaktionen umzusetzen. Das Gehirn bildet dabei die oberste Instanz und ist verantwortlich für alle bewussten Handlungen und Wahrnehmungen sowie gleichzeitig die Steuerung unbewusster Prozesse wie Atmung, Herzschlag oder hormonelle Regulation. Im Gehirn werden Bewegungen geplant, Emotionen bewertet und Sinneseindrücke gefiltert.

Das Rückenmark ist das zentrale Verbindungsstück zwischen Gehirn und Körper. Es leitet Signale in beide Richtungen, von den Sinnesorganen und Rezeptoren des Körpers hinauf zum Gehirn und von dort zurück zu Muskeln und Organen. Gleichzeitig ist es in der Lage, eigenständig schnelle Schutzreaktionen, sogenannte Reflexe, auszulösen, ohne dass das Gehirn dafür eingeschaltet werden muss.

In den folgenden Abschnitten gehen wir kurz auf Aufbau und grundlegende Aufga-

Schematischer Aufbau des Nervensystems.

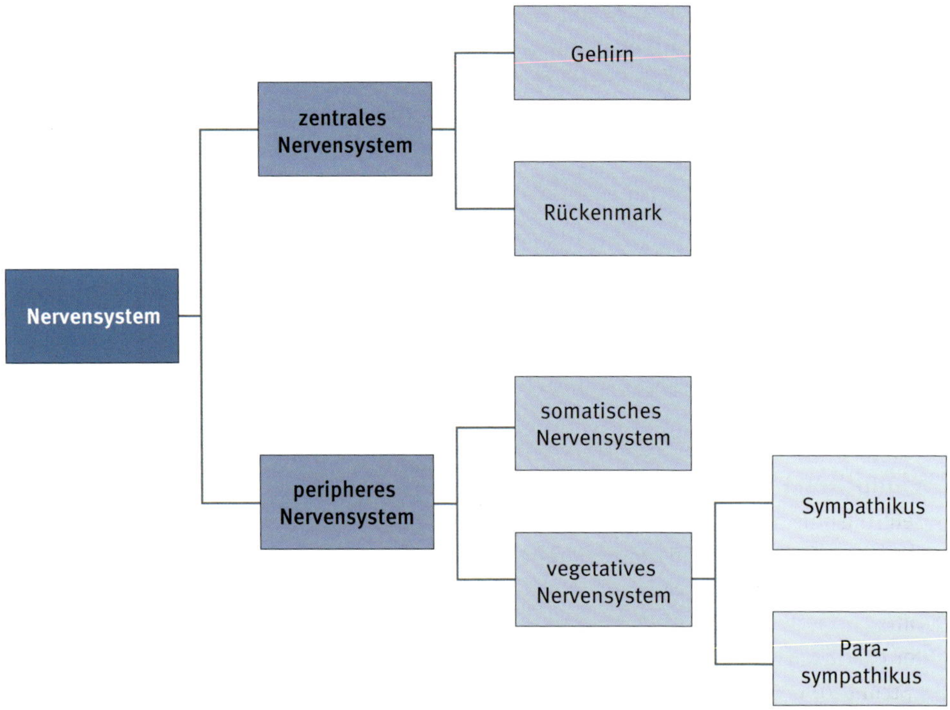

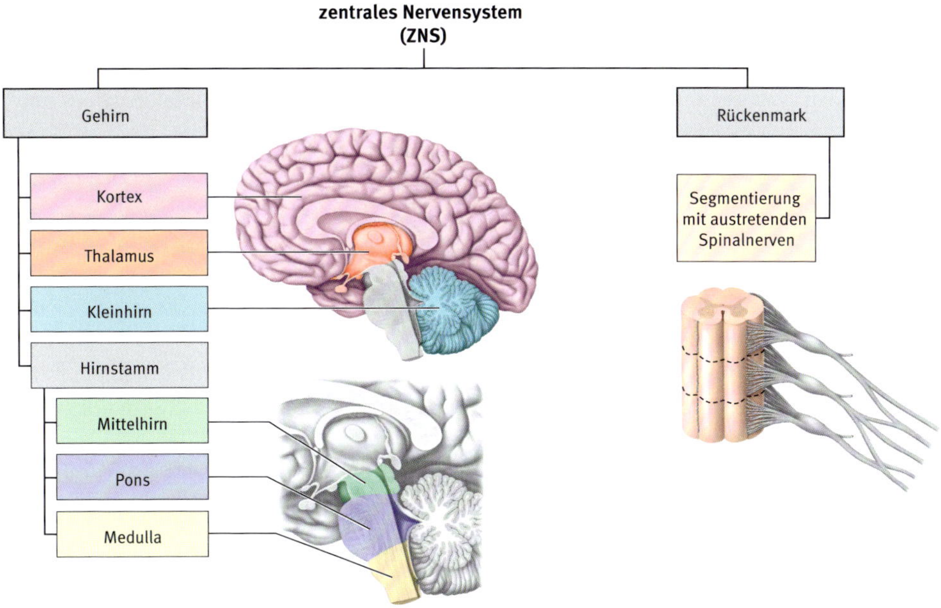

nach: Schünke M, Schulte E, Schumacher U. PROMETHEUS LernAtlas, Grafiken: Voll M, Wesker K; Thieme; 2022

Aufbau des Zentralnervensystems (ZNS) mit seiner groben morphologischen Einteilung in Gehirn und Rückenmark.

ben des Gehirns sowie das Rückenmark mit seinen Leitungsbahnen ein. Dieser Überblick bildet die Basis, um später im Buch gezielt zu verstehen, wie wir über das Training des Nervensystems Bewegung, Wahrnehmung und Leistung verbessern können.

Aufbau des Gehirns – Grobstruktur und Hauptfunktionen

Das Gehirn ist die Schaltzentrale des menschlichen Körpers und besteht aus evolutionär »alten« und »neueren« Bereichen, die eng miteinander verbunden sind. Das »alte Gehirn« umfasst Hirnstamm und Kleinhirn. Diese Strukturen sichern unser Überleben, da sie lebenswichtige Funktionen wie Atmung, Herzschlag, Reflexe und grundlegende motorische Koordination steuern. Emotionale Reaktionen und instinktive Verhaltensmuster werden hier ebenfalls verarbeitet.

Über dem »alten Gehirn« liegt das »neue Gehirn«, der Kortex (Großhirnrinde), der sich als oberste Schicht entwickelt hat. Hier werden bewusste Wahrnehmungen, Sprache, Gedächtnis und Entscheidungen koordiniert. Der Kortex gliedert sich in vier große Lappen: Frontal-, Parietal-, Temporal- und Okzipitallappen sowie die Inselrinde, die funktionell Teil des limbischen Systems ist. Diese fünf Bereiche arbeiten eng vernetzt und bilden das Fundament für alle höheren kognitiven und motorischen Prozesse. Eine ausführlichere Beschreibung dieser Hirnregionen folgt im Buchteil »Neuroathletik-Übungen für einzelne neuronale Bereiche« (Seite 143).

Der Thalamus liegt zwischen diesen beiden Gehirnbereichen und wird oft als »Tor zum Bewusstsein« bezeichnet. Er filtert die eintreffenden Sinneseindrücke und entscheidet, welche Informationen in den Kortex weitergeleitet und somit bewusst wahrgenommen werden. Die Abbildung (Seite 18) verdeutlicht die Einteilung der Großhirnlappen und zeigt deren topografische Anordnung.

Rückenmark – Aufbau und Funktion

Das Rückenmark (Medulla spinalis) stellt die bilaterale Verbindung zwischen dem kranialen ZNS und der Peripherie dar und besteht aus einer dichten Ansammlung von Neuronen und ihren Axonen. Die auf- und absteigenden Faserbündel verlaufen gut geschützt im Spinalkanal der Wirbelsäule, eingebettet in Rückenmarkshäute und umgeben vom Liquor cerebrospinalis, der zusätzlich als Polster wirkt. Vom oberen Ende, wo es nahtlos in die Medulla oblongata des Hirnstamms übergeht, reicht das Rückenmark bis in den Bereich der Lendenwirbel. Die Abbildung (Seite 19) zeigt einen Überblick über das Rückenmark mit den wichtigsten anatomischen Strukturen.

Die 31 bis 32 Segmente des Rückenmarks bringen jeweils ein Paar Spinalnerven hervor. Jedes Segment bildet dabei eine Funktionseinheit, in der sensorische (afferente) und motorische (efferente) Signale gebündelt und verarbeitet werden. Ohne die sensorische Rückmeldung aus dem Rückenmark wäre eine koordinierte Bewegung oder das Halten des Gleichgewichts unmöglich.

Topografische Übersicht einzelner Gehirnbereiche.

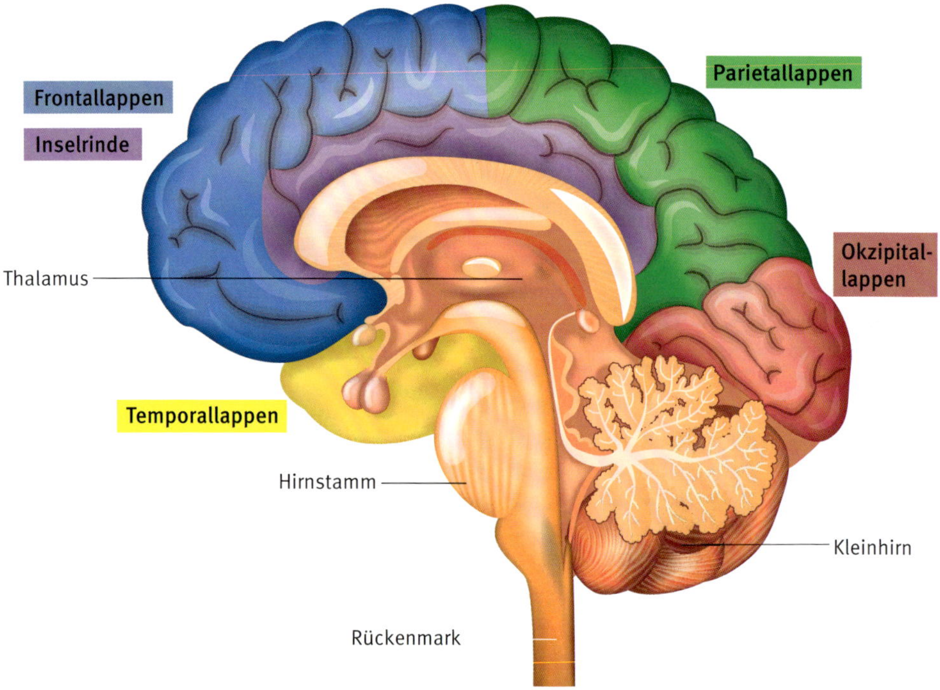

Ferner kann das Rückenmark über Reflexbögen eigenständig Reaktionen auslösen, ohne dass das Gehirn beteiligt ist. Diese Reflexe sichern schnelle Schutzreaktionen, die überlebenswichtig sein können.

Im Querschnitt ist das Rückenmark durch die schmetterlingsförmige graue Substanz geprägt, die von der weißen Substanz umgeben wird. Die graue Substanz enthält die Zellkörper von Nervenzellen und lässt sich über die gesamte Länge des Rückenmarks in drei Säulen abgrenzen, die Gruppen funktionell zusammengehöriger Neuronen widerspiegeln.

- Das Vorderhorn ist der motorische Bereich und enthält Motoneuronen, die Signale an die Skelettmuskulatur weitergeben.
- Das Hinterhorn dient der Verarbeitung sensorischer Informationen, die über die Hinterwurzeln eintreffen.
- Das Seitenhorn, das vor allem im thorakalen und lumbalen Bereich vorkommt, enthält Nervenzellen des vegetativen Nervensystems.

Die weiße Substanz besteht überwiegend aus Nervenfasern (Axonen), die in auf- und absteigenden Bahnen verlaufen. Sie wird in Vorderstrang, Seitenstrang und Hinterstrang unterteilt, in denen sensible und motorische Leitungsbahnen verlaufen. In den nächsten Abschnitten schauen wir uns die neuronalen Bahnen genauer an.

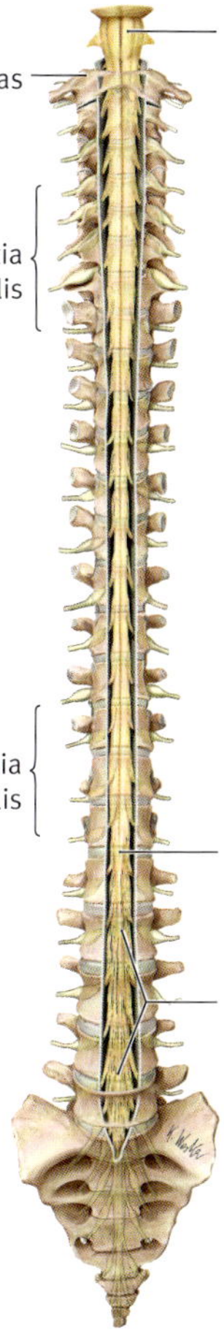

Übersicht des Rückenmarks. In den Bereichen der Hals- und Lendenwirbelsäule zeigt das fingerdicke Rückenmark deutliche Verdickungen (Intumescentiae cervicalis und lumbosacralis), die der dichten Innervation von Armen und Beinen dienen. Im Bereich der Lendenwirbelsäule des Conus medullaris ziehen Nervenfasern als sogenannte Cauda equina weiter in die Peripherie.

Neuronale Bahnen – Kommunikationswege im Nervensystem

Bewegung, Wahrnehmung und Regulation funktionieren nur, weil das Nervensystem in der Lage ist, Informationen effizient weiterzuleiten. Diese Kommunikation erfolgt über eine Vielzahl spezialisierter Bahnsysteme (sensorisch und motorisch), die den gesamten Körper mit dem zentralen Nervensystem verbinden. Dabei ist das System so aufgebaut, dass komplexe Reize gleichzeitig schnell und differenziert verarbeitet werden können. Dies ist ein entscheidender Vorteil in einem sich ständig verändernden Umfeld.

Eine gezielte Auseinandersetzung mit den Bahnsystemen und deren Funktionen ist wichtig, um zu verstehen, wie Trainingsimpulse aus dem neurozentrierten Ansatz wirken.

a) Querschnitt durch das Rückenmark und seine aufsteigenden Bahnen (afferenten), in denen sensorische Informationen von Rumpf und Extremitäten in das Gehirn gelangen.
b) Querschnitt durch das Rückenmark und seine absteigenden (efferenten) Bahnen, die der Motorik dienen. Sie leiten Informationen von höher gelegenen motorischen Zentren zu den Motoneuronen im Rückenmark.

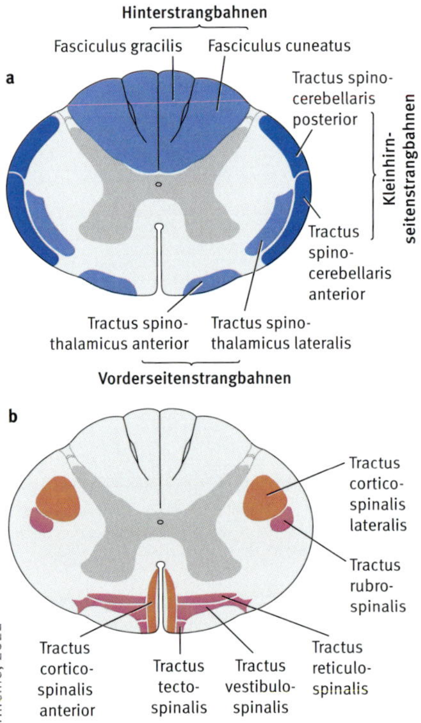

Schünke M, Schulte E, Schumacher U. PROMETHEUS LernAtlas, Grafiken: Voll M, Wesker K; Thieme; 2022

Es gibt drei aufsteigende (afferente) Bahnsysteme, die sensorische Signale übertragen:

Über die Hinterstrangbahnen werden sensorische Empfindungen wie Feinwahrnehmung und bewusste Tiefensensibilität weitergeleitet. Die Informationen steigen zunächst über den Hinterstrang bis zur Medulla oblongata auf, werden dort verschaltet und über den Thalamus weiter zum primär somatosensorischen Kortex geleitet. Hier werden sie kartiert und in Form des Homunkulus widergespiegelt.

Der Tractus spinothalamicus (Vorderseitenstrangbahn), der im Vorder- und Seitenstrang verläuft, ist dagegen für »Gefahr« bzw. die Grobwahrnehmung und Temperatur zuständig. Auch diese Signale gehen über den Thalamus zum sensiblen Kortex.

Über den Tractus spinocerebellaris (Kleinhirnseitenstrangbahn) laufen propriozeptive Informationen (insbesondere für automatische Bewegungsanpassungen) direkt an das Kleinhirn.

Die beiden absteigenden (efferenten) Bahnsysteme sind für Motorik verantwortlich und lassen sich in zwei große funktionelle Systeme unterteilen: pyramidale Bahnen (bewusste Bewegung) und extrapyramidale Bahnen (reflexive Stabilisierung). Sie sind für die Initiierung und Feinsteuerung willkürlicher Bewegungen ebenso zuständig wie für die Aufrechterhaltung von Haltung und Gleichgewicht.

Pyramidale Bahnen – Bahnen der bewussten Bewegung

Willkürliche Bewegungen sind das Ergebnis hochkomplexer, hierarchisch organisierter Prozesse innerhalb des zentralen Nervensystems. Dabei spielen vor allem die Bahnen des sogenannten pyramidalen Systems eine zentrale Rolle. Sie sorgen dafür, dass willentliche Bewegungen, wie das Anheben eines Arms, das Setzen eines Schritts oder das gezielte Greifen, präzise und koordiniert ablaufen.

Das pyramidale System bildet die direkte Verbindung zwischen dem motorischen Kortex und der Zielmuskulatur.

Es umfasst die beiden folgenden Bahnen:
- Pyramidenbahn (Tractus corticospinalis): leitet motorische Signale über das Rückenmark an die Muskulatur des Rumpfes und der Extremitäten weiter.
- Tractus corticonuclearis: sendet motorische Befehle an die Hirnnervenkerne und aktiviert neben Gesicht und Zunge auch andere kraniale Muskeln.

Beide Bahnen entspringen im primärmotorischen Kortex und kreuzen im Verlauf größtenteils auf die Gegenseite, um ihre Wirkung im kontralateralen Körperbereich zu entfalten. Die endgültige Ausführung der Bewegung erfolgt über α-Motoneurone im Vorderhorn des Rückenmarks oder über motorische Hirnnervenzellen im Hirnstamm. Wird eine dieser Bahnen etwa durch Schlaganfall oder Traumata gestört, resultieren motorische Defizite, die typischerweise auf der gegenüberliegenden Körperhälfte auftreten.

Cerebellare Bahnen

Das pyramidale System wird durch weitere Bahnen ergänzt, die ebenfalls eine gezielte Bewegungssteuerung unterstützen. Zu den cerebellaren Bahnen, die aus dem motorischen Kortex über Zwischenschaltungen Informationen an das Kleinhirn leiten, gehören u. a. die beiden folgenden Bahnen:

Neuro-Praxis

Eine Schädigung der Hinterstrangbahn geht mit der Unfähigkeit einher, die Lage der eigenen Gliedmaßen bestimmen zu können. Außerdem sind Stereognosie, Graphästhesie und die Zwei-Punkt-Diskrimination gestört. Wegen der fehlenden Weiterleitung von Impulsen aus Vibrationssensoren wird der Boden unter den Füßen nicht mehr gespürt, sodass der Gang unsicher (ataktisch) wirkt, obwohl das Kleinhirn und alle weiteren motorischen Areale intakt sind. Bei Dunkelheit oder Augenschluss wird die Gangunsicherheit noch verstärkt.

- Tractus pontocerebellaris: leitet einen Bewegungsplan zum kontralateralen Kleinhirn. Dort werden Signale der sich bewegenden Körperteile (gleichseitig) aufgenommen. Dies erlaubt eine Fehlerkorrektur der Bewegung.
- Tractus olivocerebellaris: Dient nicht der direkten Bewegungsausführung, sondern der präzisen Regulation, Feinabstimmung und zeitlichen Koordination von Bewegung.

Das Kleinhirn verarbeitet diese Informationen und moduliert sie über Rückkopplungsschleifen zurück an den Kortex oder den Hirnstamm. Diese Bahnen sind maßgeblich an der Koordination und Feinabstimmung von Bewegungen beteiligt und spiegeln die enge funktionelle Verbindung zwischen Kortex und Kleinhirn wider.

Neuro-Praxis

Eine funktionelle Überprüfung der cerebellaren Bahnen ist über die Kleinhirntests im Kapitel »Tests und Anamnese für spezifische Gehirnbereiche« (Seite 122) sowie die Durchführung der motorischen Kontrollübungen im Buchteil »Neuroathletik-Übungen für einzelne neuronale Bereiche« (Seite 143) möglich.
Wirken die Bewegungen unsymmetrisch, ungenau oder lassen sich nicht zielgerichtet steuern (z. B. ein Kreis ist kein Kreis), liefert dies Hinweise auf eine Beeinträchtigung des Tractus pontocerebellaris. Zeigen sich dabei nicht flüssige, ruckartige oder stotternde Bewegungen, kann dies auf eine Dysfunktion des Tractus olivocerebellaris hinweisen.
Wichtig: Die Tests und Übungen liefern keine exakte Lokalisierung, aber wertvolle funktionelle Hinweise darauf, ob cerebellare Bahnsysteme gestört sein könnten und ermöglichen somit eine gezielte, neurozentrierte Trainingsplanung.

Extrapyramidale Bahnen – Bahnen der reflexiven Stabilisierung

Bewegung ist mehr als bloßes Ausführen eines motorischen Plans. Damit gezielte Willkürbewegungen wie Greifen oder Gehen überhaupt möglich sind, bedarf es reflexhafter, automatisierter Prozesse, die unsere Körperhaltung, den Muskeltonus und die Gleichgewichtsreaktionen kontinuierlich anpassen. Diese Aufgabe übernimmt das extrapyramidale System, das für automatische, unwillkürliche Bewegungsmuster, wie die reaktive Rumpfspannung bei Balanceverlust oder die tonische Aktivierung der Streckmuskulatur zur Aufrechterhaltung des aufrechten Standes, zuständig ist. Diese Formen der Motorik entziehen sich weitgehend unserem Bewusstsein und laufen hoch effizient ab.

Funktionell betrachtet ist das extrapyramidale System eng mit den motorischen Zentren des Kortex und dem Kleinhirn (sowie oft mit Rückkopplungen daraus) verknüpft. Es umfasst unter anderem Kerngebiete wie den Nucleus ruber, die Vestibulariskerne, die Substantia nigra, Teile der Formatio reticularis sowie den unteren Olivenkomplex. Die durch diese Strukturen entspringenden Bahnen modulieren über Interneurone im Rückenmark die Aktivität der Motoneurone. Sie greifen nicht auf direktem Weg auf die α-Motoneurone zu.

Zu den wichtigsten extrapyramidalen Bahnen zählen:

- Tractus rubrospinalis: aktiviert die Flexoren und inhibiert die Extensoren in den distalen Abschnitten der oberen Extremität.
- Tractus vestibulospinalis: sorgt für die Haltungskontrolle von Oberkörper und Nacken durch die Ansteuerung der paravertebralen Muskulatur (sowie der Extensoren der Beine und der Halswirbelsäule). Über die Stimulation des Gleichgewichtsorgans ist er für die Ausrichtung des Körpers im Raum verantwortlich.
- Tractus tectospinalis: ist für die Aktivierung der Hals- und Nackenmuskulatur verantwortlich, wodurch er einen großen Einfluss auf deren Stabilität hat. Hierbei überträgt er Informationen von Augen-, Kopf- und Halsbewegungen.
- Tractus reticulospinalis: ist zentral für die Aufrichtung gegen die Schwerkraft und zur Regulation eines globalen Muskeltonus. Zusätzlich spielt er eine Rolle bei der Vorbereitung des Körpers auf Bewegung

(posturale Antizipation), bei reflektorischen Haltungsanpassungen (insbesondere in Rumpf und Schultern) und der Regulation des Gleichgewichts.

Eine präzise Kenntnis dieser Zusammenhänge spielt im neurozentrierten Training eine zentrale Rolle. Denn um Stabilität und Bewegungseffizienz zu verbessern, müssen auch diese reflexiv gesteuerten Systeme gezielt aktiviert und trainiert werden.

Willkürliche Bewegungen sind somit das Ergebnis einer präzise abgestimmten Abfolge von neuronalen Impulsen, die durch das pyramidale System, cerebellare Verbindungen und extrapyramidale Regelkreise moduliert werden. Die Planung beginnt oft im prämotorischen oder supplementärmotorischen Kortex, durchläuft verschiedene Stationen und endet schließlich an der Zielmuskulatur.

Peripheres Nervensystem

Das periphere Nervensystem ist das Netzwerk, das den Körper mit dem ZNS verbindet. Es umfasst neben Spinalnerven, die Gliedmaße und Organe versorgen, auch die Hirnnerven (Kranialnerven).

Nachdem Signale über einen Rezeptor eingegangen sind, leiten periphere Nerven (Spinal- und Hirnnerven) als hochspezialisierte Leitungsstrukturen diese weiter. Je nach Zusammensetzung werden periphere Nerven in sensible, rein motorische oder gemischte Nerven eingeteilt und können damit sowohl afferente als auch efferente Fasern enthalten.

Im Gegensatz zu Spinalnerven, die immer gemischt sind, können Hirnnerven rein motorisch, rein sensorisch oder gemischt sein.

Sensorische Fasern leiten Informationen aus der Peripherie (Haut, Gelenke und Muskeln) in Richtung Rückenmark und Gehirn. Motorische Fasern transportieren Impulse in entgegengesetzter Richtung, etwa zur Ansteuerung der Skelettmuskulatur. Bei einer bewusst kontrollierten Bewegung ist das PNS der Informationskanal, über den das Gehirn die Muskulatur ansteuert. Gleichzeitig fließen kontinuierlich sensorische Daten aus

Übersicht über die wichtigsten extrapyramidalen Bahnen zur reflexiven Stabilisierung.

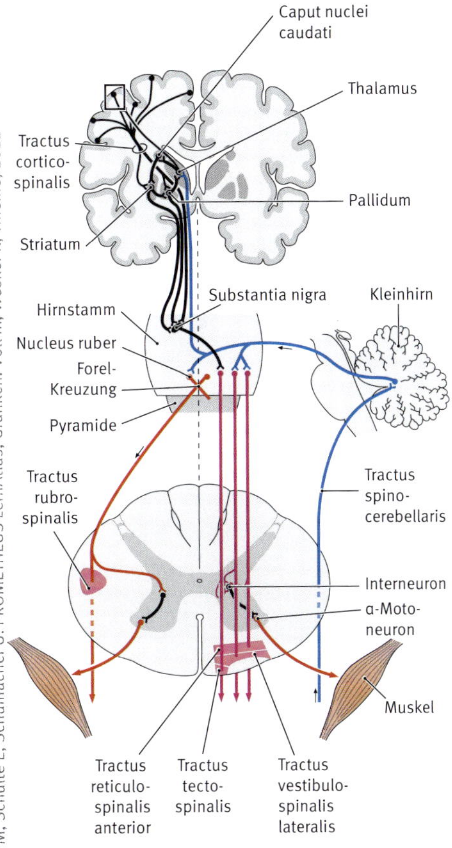

Muskeln, Gelenken und Haut zurück ins ZNS. Es ist ein dynamischer Kreislauf aus Befehl, Rückmeldung und Anpassung.

Nerven sind nicht starr, sondern gleiten bei Bewegung durch ihr umgebendes Gewebe. Die Beweglichkeit peripherer Nerven hat im neurozentrierten Kontext eine große Relevanz. Verklebungen oder funktionelle Engstellen können zu Reizungen oder Leitungsstörungen führen, was sich in Wahrnehmungsstörungen, Leistungseinschränkungen bis hin zu Schmerzen im innervierten Bereich äußern kann.

Neuro-Praxis

Die optimale Funktion peripherer Nerven ist wichtig für eine reibungslose Informationsverarbeitung und damit entscheidend für die motorische Steuerung, die sensorische Rückmeldung und die zerebrale Verarbeitung. Die Arbeit mit peripheren Nerven ist daher fester Bestandteil des neurozentrierten Trainings.
Techniken zur Nervenmobilisation, auch neurodynamische Mobilisation genannt, zielen darauf ab, die mechanischen und physiologischen Eigenschaften peripherer Nerven zu verbessern. Die Anwendung der Nervenmobilisation (Dehnung oder auch Entspannung) ist für die meisten peripheren Nerven sowie auch einige Hirnnerven möglich.
Aufgrund des strukturellen Aufbaus der Übungskapitel, der sich an einzelnen Gehirnregionen orientiert, wird auf Übungen zur Nervenmobilisation jedoch nicht weiter eingegangen.

Schauen wir uns nun die einzelnen Bereiche des peripheren Nervensystems etwas genauer an.

Rezeptoren

Rezeptoren sind spezialisierte Nervenzellen bzw. Zellstrukturen, die Reize aus der Umwelt oder dem Körperinneren registrieren und in elektrische Signale umwandeln. Diese Signale werden über sensorische Nervenfasern (periphere Nerven) an das zentrale Nervensystem weitergeleitet. Damit sind Rezeptoren der erste Schritt jeder sensorischen Verarbeitungskette und spielen eine entscheidende Rolle, äußere Einflüsse und innere Zustände für das Gehirn zugänglich zu machen (vgl. Kapitel »Funktion des Nervensystems«, Seite 11).

Jeder dieser Rezeptoren funktioniert wie ein spezialisierter Informationsfilter und reagiert nur auf ganz bestimmte Reizarten (siehe Tabelle Seite 25). Dies erlaubt eine differenzierte Reizverarbeitung. Für die komplexe Wahrnehmung (z. B. Körperhaltung) ist eine koordinierte Zusammenarbeit verschiedener Rezeptortypen notwendig.

Rezeptoren liefern die Basisinformationen für jede motorische Anpassung und kognitive Einschätzung. Daher können Rezeptorprobleme jeglicher Art, z. B. durch Überlastung, Bewegungsmangel oder Verletzungen, weitreichende Folgen für das Nervensystem haben. Sie führen zu Fehlwahrnehmungen und Fehlsteuerung, was sich in Bewegungseinschränkungen, Leistungseinbußen oder Schmerzen äußern kann. Vor allem chronische Schmerzsyndrome gehen häufig mit veränderter Rezeptorverarbeitung einher.

Übersicht über verschiedene Rezeptorarten sowie dazugehörige Stimuli und mögliche Aktivierung.

Rezeptorart	Nervenbahn	Reiztyp/Funktion
Nozizeptoren	Tractus spinothalamicus	Gewebeschädigung (scharf, spitz, brennend)
Mechanorezeptoren	Hinterstrangbahn	Druck, Dehnung, Vibration, leichte Berührungen
Thermorezeptoren	Tractus spinothalamicus	Temperaturveränderungen (warm/kalt)
Barorezeptoren	N. glossopharyngeus N. vagus	Blutruckregulation
Chemorezeptoren	Hinterstrangbahn	chemische Reize (pH-Wert, CO_2, Hormone, Geschmacksstoffe)
Photorezeptoren	N. opticus	Lichtreize im Auge (visuelle Wahrnehmung)

Spinalnerven

Es gibt 31 Spinalnerven, die paarig auf Höhe der Wirbelsäule aus den Zwischenwirbellöchern des Rückenmarks austreten. Sie bilden das Versorgungsnetz für den gesamten Körper, indem sie das Rückenmark mit der Peripherie verbinden. Ihre anatomische Organisation folgt dabei einem klaren Muster. Nach Verlassen des Rückenmarks teilen sich die Nerven in vordere und hintere Äste, die unterschiedliche Körperregionen innervieren. In den Extremitäten formieren sie sich zu Plexusstrukturen (z. B. Plexus brachialis), aus denen die großen peripheren Nerven hervorgehen, wie etwa N. medianus, N. ulnaris oder N. tibialis, die bestimmte Körperbereiche innervieren.

Hirnnerven

Die zwölf paarig angelegten Hirnnerven (Kranialnerven) entspringen direkt aus spezialisierten Nervenzellansammlungen im Gehirn, den Hirnnervenkernen, und verlassen das ZNS über verschiedene Schädelöffnungen. Ihre Kerne befinden sich mehrheitlich zwischen Mittelhirn und Medulla oblongata. Nur der N. olfactorius (I) und der N. opticus (II) sind Ausstülpungen des Tel- bzw. Diencephalons, gelten funktionell aber dennoch als Teil dieser

Neuro-Praxis

Im neurozentrierten Training steht nicht nur die Reizverarbeitung im ZNS im Fokus, sondern auch die Qualität der eingehenden Signale (Rezeptoraktivität). Über gezielte Reize (z. B. Druck, Temperatur, Vibration) lassen sich Rezeptoren stimulieren und ihre Funktionsfähigkeit gezielt verbessern. Einige Beispiele, wie die Übungen »Vibrationsstimulation an Narben« (Seite 158), »Kontraktion der Kaumuskulatur« (Seite 244) oder die sensorische Vorbereitung vor der aktiven Muskelkontraktion (Seite 170), werden später vorgestellt.

Gruppe. Auch der N. accessorius (XI) bildet eine Ausnahme, da er teilweise aus dem Rückenmark stammt. Trotzdem werden alle drei den Hirnnerven zugeordnet. Die Abbildung (Seite 27) verdeutlicht die Lage der Hirnnervenkerne. Je nach Nerv und dazugehöriger Funktion enthalten sie unterschiedliche Fasertypen: somatosensible, somatomotorische, viszeromotorische oder sensorische Anteile.

Verlauf der Spinalnerven und Hirnnerven. Schematische Darstellung der zwölf Hirnnervenpaare (I–XII) mit ihrem Ursprung am Hirnstamm sowie der segmentalen Austritte der Spinalnerven aus dem Rückenmark. Die gelb markierten Nerven zeigen die periphere Ausbreitung des Nervensystems.

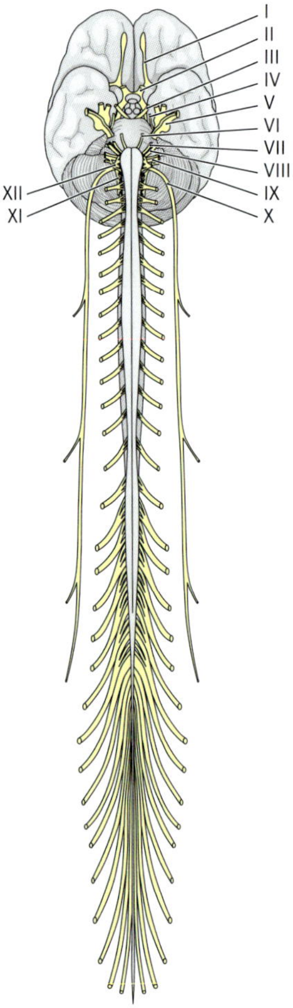

Die Hirnnerven übernehmen essenzielle Aufgaben in der sensorischen, motorischen und vegetativen Versorgung des Kopfes und Halses. Sie steuern komplexe Vorgänge wie Mimik, Augenbewegungen, Schlucken und Sprechen ebenso wie die Sinneswahrnehmungen Riechen, Sehen, Hören, Schmecken und Gleichgewicht. Nur einer von ihnen, der N. vagus (X), überschreitet den Kopf-Hals-Bereich und zieht weiter in den Thorax und das Abdomen, wo er eine zentrale Rolle in der Regulation der inneren Organe spielt. Die Abbildung (Seite 28) zeigt schematisch die Aufgaben der einzelnen Hirnnerven.

Obwohl die Hirnnerven funktionell dem peripheren Nervensystem zugeordnet werden, lie-

Neuro-Praxis

Die Verschaltung der Hirnnerven zu kennen, ist für die Planung und Steuerung gezielter Reize im neurozentrierten Training essenziell.
Wird beispielsweise der N. trigeminus oder der N. facialis auf der linken Seite aktiviert, stimuliert das zeitgleich den linken Hirnstamm und die dort zugehörigen Hirnnervenkerne. Darüber hinaus wird gleichzeitig über die aufsteigenden Bahnen der rechte Kortex aktiviert.
Ausnahme: Der N. olfactorius (I) und der N. opticus (II) verlaufen nicht über den Hirnstamm. Wobei der N. olfactorius immer ipsilateral zum gleichseitigen Kortex projiziert.

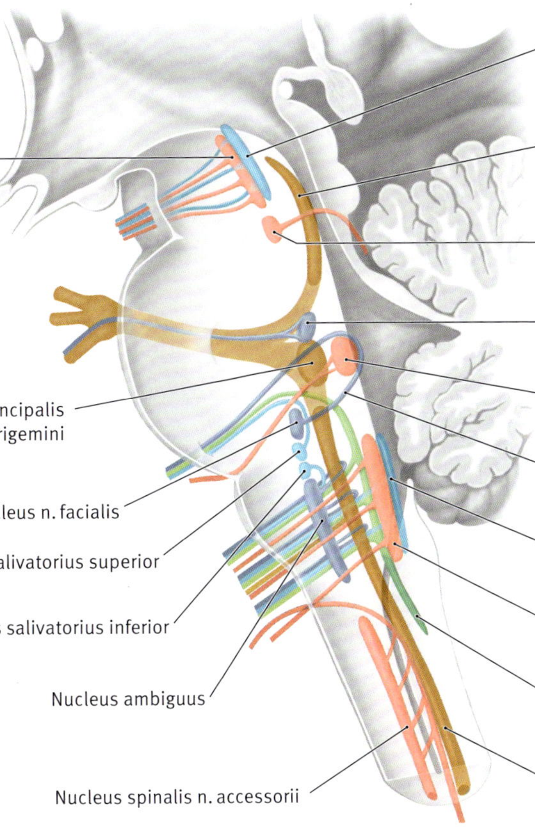

▲ Lage der Hirnnervenkerne und Austrittsstellen der Hirnnerven im Gehirn. Die numerische Bezeichnung (I–XII) der Hirnnerven folgt ihrer Austrittsreihenfolge aus dem Gehirn (rostral bis kaudal).

gen ihre Ursprungsstrukturen, die Hirnnervenkerne, im zentralen Nervensystem. Diese Anatomie verdeutlicht ihre vermittelnde Funktion: Sie übertragen Informationen aus der Umwelt zum Gehirn (afferente Fasern) und senden motorische oder vegetative Befehle an periphere Zielstrukturen (efferente Fasern). Die Wirkung der Hirnnerven entfaltet sich überwiegend ipsilateral, also auf derselben Körperseite, auf der sie den Schädel verlassen.

Eine intakte Funktion der Hirnnerven ist entscheidend für Kommunikation, Orientierung, Gefahreneinschätzung und die Steuerung lebenswichtiger Prozesse. Entsprechend können Störungen einzelner Nerven erhebliche Auswirkungen auf die sensorische Wahrnehmung, motorische Steuerung und vegetative Regulation haben.

In der Tabelle (Seite 29) sind die 12 Hirnnerven im Überblick dargestellt.

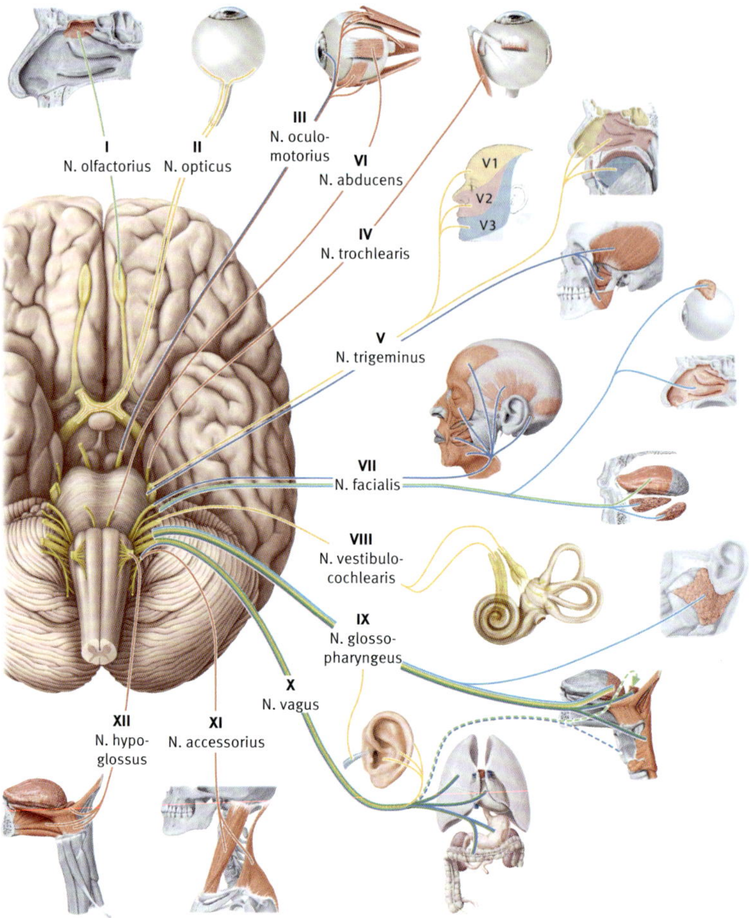

Schünke M, Schulte E, Schumacher U. PROMETHEUS LernAtlas, Grafiken: Voll M, Wesker K; Thieme; 2022

Schematische Übersicht über die Kranialnerven sowie deren Zielstruktur.

Funktionale Einteilung des peripheren Nervensystems

Neben der räumlichen Einteilung wird das periphere Nervensystem auch nach seiner Funktion unterschieden (Abbildung, Seite 16). Das somatische Nervensystem ist für bewusste Bewegungen und Sinneswahrnehmungen zuständig, wie z. B. die bewusste Wahrnehmung von Belastung und Muskelspannung. Das vegetative Nervensystem arbeitet parallel autonom und passt zentrale Körperfunktionen unbewusst an die jeweilige Situation an. Beim enterischen Nervensystem handelt es sich um ein eigenständiges Nervengeflecht in der Darmwand, das die Verdauung unabhängig regelt, mit dem Immunsystem interagiert und über den Vagusnerv eng mit dem Gehirn kommuniziert.

Funktion und Bedeutung des vegetativen Nervensystems

Im vegetativen Nervensystem übernehmen die beiden funktionell gegensätzlichen Sys-

Übersicht über die einzelnen Kranialnerven mit deren Kategorie, Ursprung und Hauptaufgaben.

Nummer	Name	Kategorie	Ursprung	Hauptaufgaben
I	N. olfactorius (Riechnerv)	sensorisch	Großhirn	Geruchsinformation
II	N. opticus (Sehnerv)	sensorisch	Großhirn	Sehinformationen
III	N. oculomotorius (Augenbewegungsnerv)	motorisch	Mittelhirn	Augenbewegung, Akkommodation, Pupillenverengung
IV	N. trochlearis (Abrollnerv)	motorisch	Mittelhirn	Augenbewegung
V	N. trigeminus (Drillingsnerv)	sensorisch/ motorisch	Pons	Sensibilität Gesicht, Kaumuskulatur
VI	N. abducens (Abziehnerv)	motorisch	Pons	Augenbewegung
VII	N. facialis (Gesichtsnerv)	sensorisch/ motorisch	Pons	Mimik, Geschmacksbildung
VIII	N. vestibulocochlearis (Hör- und Gleichgewichtsnerv)	sensorisch	Pons	Hör-, Gleichgewichtsinformation
IX	N. glossopharyngeus (Zungen-Rachen-Nerv)	sensorisch/ motorisch	Medulla	Schlucken, Geschmacksbildung
X	N. vagus (umherschweifender Nerv)	sensorisch/ motorisch	Medulla	Drüsensekretion, Peristaltik, Geschmacksbildung sowie viszerale und generelle Sensibilität
XI	N. accessorius (hinzutretender Nerv)	motorisch	Medulla	Bewegungen von Kopf und Schulter
XII	N. hypoglossus (Unterzungennerv)	motorisch	Medulla	Zungenbewegung

teme Sympathikus und Parasympathikus die Regulation der autonomen Körperfunktionen (Abbildung, Seite 30).

Das sympathische System ist evolutionär auf Kampf oder Flucht (fight or flight) ausgerichtet. Es sorgt für eine Aktivierung des Organismus in Belastungs- oder Stresssituationen. Hierzu erhöht es die Herzfrequenz, Atemtiefe, Muskeltonus und Energieversorgung steigen. Gleichzeitig werden nicht akut benötigte Funktionen wie Verdauung und Immunreaktion gehemmt.

Der Parasympathikus hingegen ist vor allem in Ruhephasen, nach Belastung und während des Schlafs aktiv. Er senkt den Muskeltonus, fördert Regeneration, Verdauung und Zellreparatur.

Eine entscheidende Fähigkeit des Körpers ist es, angepasst an Kontext und Belastung, flexibel zwischen beiden Systemen zu wechseln. Diese vegetative Adaptabilität ist ein wesentlicher Indikator für Gesundheit und Belastungsresilienz. Auch im sportlichen Kontext wäre eine intensive Anstrengung nicht ohne die automatische Anpassung des vegetativen Nervensystems möglich.

Beide Systeme lassen sich über verschiedene Übungen separat ansprechen, etwa um Spannung abzubauen, Leistungsfähigkeit zu steigern oder vegetative Dysbalancen auszugleichen.

Anatomischer Überblick über die sympathischen und parasympathischen Anteile des vegetativen Nervensystems. Links: thorakolumbaler Ursprung des Sympathikus mit Verschaltung über paravertebrale und prävertebrale Ganglien. Rechts: kraniosakraler Ursprung des Parasympathikus mit organnaher Verschaltung.

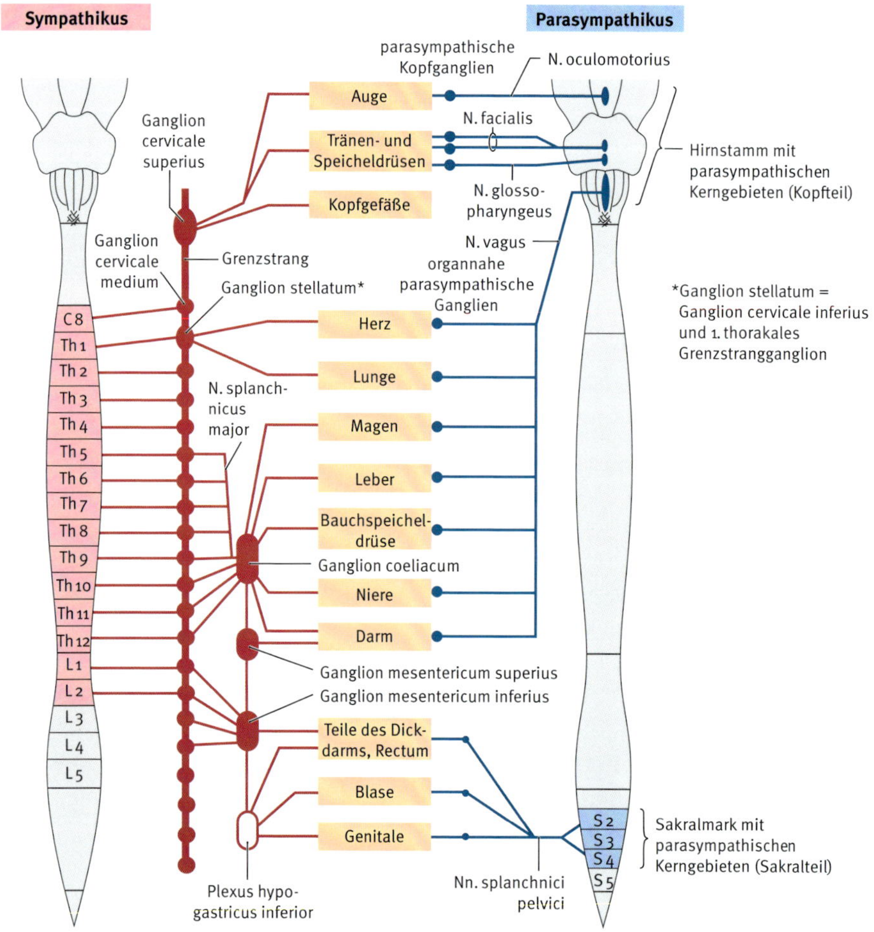

Schünke M, Schulte E, Schumacher U. PROMETHEUS LernAtlas, Grafiken: Voll M, Wesker K; Thieme; 2022

Energiebereitstellung für das Nervensystem

Neuronale Prozesse brauchen Energie. Dieses Kapitel zeigt, warum eine ausreichende Versorgung entscheidend ist und Leistung wie Schmerz beeinflusst.

Unser Nervensystem braucht nicht nur Bewegung zum Überleben, sondern auch Energie. Um komplexen Funktionen wie die Aufrechterhaltung von Ruhepotenzialen, die synaptische Signalübertragung sowie den Aufbau und Erhalt neuronaler Netzwerke zu gewährleisten, bedarf es viel Energie. Das Gehirn ist mit nur etwa 2% des Körpergewichts für rund 20% des täglichen Energieverbrauchs verantwortlich, das entspricht etwa 400 kcal pro Tag. Gleichzeitig benötigt es auch 20% des gesamten Sauerstoffs, der über die Atmung bereitgestellt wird.[6] Sauerstoff und Substrate wie Glukose oder Alternativen werden in den Mitochondrien der Zellen zu nutzbarer Energie (ATP) umgewandelt. Ohne kontinuierliche und stabile Versorgung von beidem bricht dieser Prozess zusammen, mit direkten Auswirkungen auf alle Körperfunktionen.[7]

Ein Mangel an Energieversorgung kann sich in unterschiedlichster Form äußern.

Typische Symptome sind:

- Müdigkeit, insbesondere am Vormittag oder nach minimaler Belastung
- Reizbarkeit oder Überempfindlichkeit gegenüber Sinnesreizen
- Schmerzen ohne klare Ursache, die über den Körper »wandern«.
- schnelle Erschöpfung bei alltäglichen Aktivitäten

Weitere Hinweise auf ein energetisches Defizit im Gehirn sind Konzentrationsschwierigkeiten, Gleichgewichtsstörungen, Koordinationsprobleme oder auch eine verminderte Reizverarbeitung.

Eine ausreichende Energieversorgung ist nicht nur eine wichtige Grundvoraussetzung für ein gesundes Nervensystem. Die energetische Ausgangslage ist auch ein zentraler Faktor für die Effektivität neurozentrierter Trainingsansätze, denn erst mit ausreichend Energie können neuroplastische Prozesse überhaupt stattfinden.

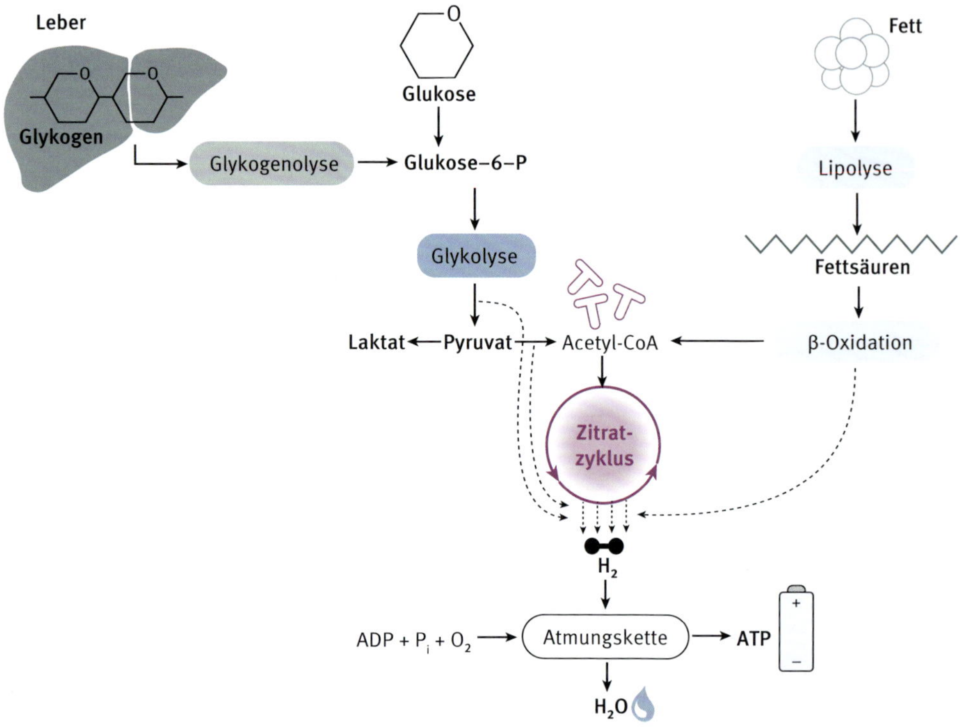

Schematische Darstellung der zellulären Energiegewinnung. Über verschiedene Stoffwechselwege werden Fette und Kohlenhydrate sowie Ketonkörper zu Acetyl-CoA abgebaut, das in den Zitratzyklus eingespeist wird. Die dabei entstehenden Wasserstoffäquivalente (H_2) treiben über die Atmungskette die ATP-Produktion an.

Atmung zur Sauerstoff- und CO_2-Versorgung des Gehirns

Das Gehirn ist in hohem Maße von einer konstanten und präzise regulierten Sauerstoffversorgung abhängig. Hierbei steht die aerobe Energiegewinnung im Zentrum der neuronalen Leistungsfähigkeit. Die Atmung, als komplexer Prozess mit mehreren Beteiligten (vgl. Abbildung, Seite 33), übernimmt hier die zentrale Aufgabe, den notwendigen Sauerstoff (O_2) bereitzustellen und gleichzeitig den Kohlendioxidgehalt (CO_2) im Blut zu regulieren, wobei beide Aspekte bei der Versorgung des Nervensystems wichtig sind.

Sauerstoff wird im Blut größtenteils an Hämoglobin gebunden transportiert. Die Bindungsstärke zwischen Hämoglobin und Sauerstoff ist jedoch nicht konstant, sondern hängt maßgeblich vom CO_2-Partialdruck und vom pH-Wert des Blutes ab. Dieser Zusammenhang wird als **Bohr-Effekt** bezeichnet. Er beschreibt, dass eine Erhöhung des CO_2-Gehalts und eine damit verbundene Absenkung des pH-Werts (Azidose) die Sauerstoffaffinität des Hämoglobins verringern. Dadurch wird mehr Sauerstoff an das umliegende Gewebe abgegeben.[8] Dieser Mechanismus ist besonders in stoffwechselaktiven Organen wie dem Gehirn von zentraler Bedeutung.

Ein zu niedriger CO_2-Gehalt (Hypokapnie), beispielsweise durch übermäßige Hyperventilation, kann dazu führen, dass Hämoglobin Sauerstoff zu fest bindet und dieser nicht ausreichend in die Zellen gelangt, obwohl genügend O_2 im Blut vorhanden ist. Trotz hoher Sauerstoffsättigung im Blut kann das Gewebe in einen relativen Sauerstoffmangel geraten. Daneben fungiert CO_2 als **Vasodilatator** der Blutgefäße und trägt so zur Feinregulation der zerebralen Durchblutung bei. Eine stabile CO_2-Konzentration ist daher nicht nur für die Gehirnleistung, sondern für das gesamte zentrale Nervensystem entscheidend. Bereits geringe Abweichungen können neuronale Erregbarkeit, Synapsenfunktion und kognitive Leistungsfähigkeit spürbar beeinflussen.

Die Nasenatmung ist dabei für eine optimale Sauerstoff- und CO_2-Balance von besonderer Bedeutung. Beim Atmen durch die Nase wird die Luft zusätzlich gefiltert, befeuchtet und angewärmt, bevor sie in die Lunge gelangt. Außerdem wird in den Nasennebenhöhlen Stickstoffmonoxid (NO) gebildet, das

Steuerung der Atmung durch zentrale und periphere Einflüsse. Das Atemzentrum in der Medulla oblongata und im Pons integriert Informationen aus kortikalen, limbischen, chemischen und mechanischen Quellen und steuert über inspiratorische und exspiratorische Motoneurone die beteiligte Atemmuskulatur.

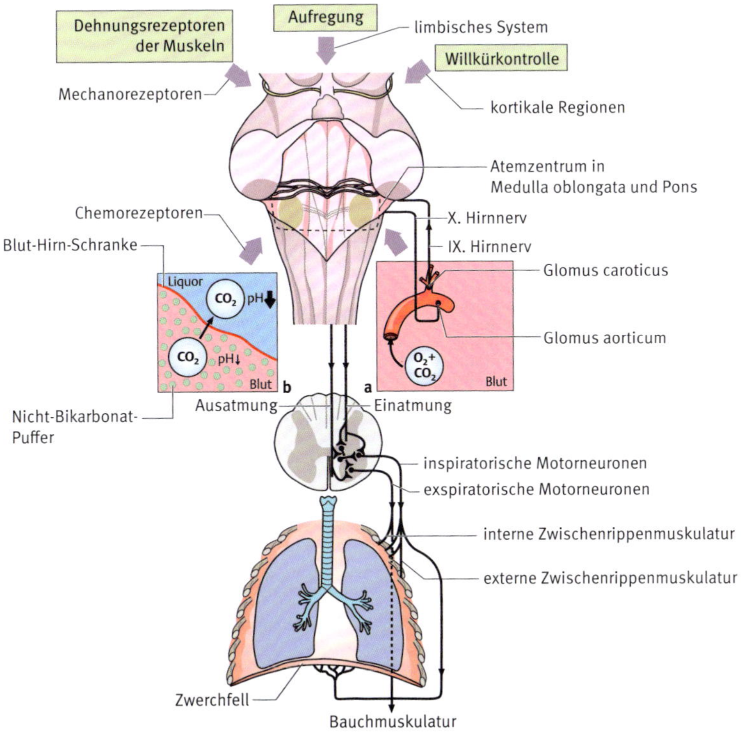

Schwegler J, Lucius R. CO2-Partialdruck. In: Schwegler J, Lucius R, Hrsg. Der Mensch – Anatomie und Physiologie. 7., überarbeitete Auflage. Stuttgart: Thieme; 2021

Neuro-Praxis

Eine hohe Reaktionsvariabilität auf Übungen (inkonsistente Re-Test-Ergebnisse), viele negative Testergebnisse oder gar keine Verbesserung durch die Übungen, können ein Hinweis auf eine instabile Energieversorgung sein. Wenn bei gleichen Rahmenbedingungen positive und negative Übungsergebnisse stark schwanken, sollte überprüft werden, ob ausreichend Schlaf, Flüssigkeit, Sauerstoff und Substratverfügbarkeit gegeben sind. Kurzfristig kann über Atemübungen zur Verbesserung der Sauerstoffversorgung oder Energienachschub in Form von Glukose oder Ketonen Abhilfe geschaffen werden. Langfristig gilt es, die metabolische Lage zu verbessern.

gefäßerweiternd wirkt und die Sauerstoffaufnahme in der Lunge verbessert. Die Nasenatmung führt zudem zu einer tieferen, langsameren Atemfrequenz, was den CO_2-Gehalt stabil hält und so den Bohr-Effekt unterstützt.

Ein weiterer wichtiger Bestandteil einer gut funktionierenden Atmung ist das Zwerchfell. Durch seine Kontraktion bei der Einatmung vergrößert sich der Brustraum und Luft strömt in die Lungen. Gleichzeitig entsteht ein Unterdruck, der den venösen Rückstrom zum Herzen fördert und den intraabdominalen Druck reguliert. Eine tiefe Zwerchfellatmung (Seite 194) sorgt nicht nur für eine effizientere Belüftung der unteren Lungenabschnitte, wo die Durchblutung am höchsten ist, sondern fördert auch eine gleichmäßige CO_2-Abgabe. Flache Brustatmung hingegen kann zu einer unausgewogenen Gasverteilung führen und die CO_2-Balance stören.

Für das zentrale Nervensystem bedeutet eine gut koordinierte Atmung, dass Sauerstoff und CO_2 in einem physiologischen Verhältnis vorliegen und somit die neuronale Energieversorgung bestmöglich gewährleistet ist. Eine dysfunktionale Atmung durch chronische Mundatmung, flache Brustatmung oder dauerhaft erhöhte Atemfrequenz kann hingegen die zerebrale Durchblutung, die Sauerstofffreisetzung und damit die neuronale Leistungsfähigkeit reduzieren.

Ein entscheidender Faktor des neurozentrierten Trainings sind daher Übungen, die das CO_2-Toleranzniveau steigern. In der Praxis lassen sich solche Anpassungen durch gezielte Atemtechniken, welche wir im Verlaufe des Buches noch vorstellen werden, erzielen.

Substratversorgung mit Glukose und Ketonen

Der primäre Energieträger im menschlichen Organismus ist unter physiologischen Bedingungen die Glukose. Ihre Verwertung erfolgt über die Glykolyse, den Zitratzyklus und die oxidative Phosphorylierung in den Mitochondrien (vgl. Abbildung, Seite 35), wobei pro Glukosemolekül unter optimalen Bedingungen 30–32 Moleküle Adenosintriphosphat (ATP) entstehen.

Der Glukosetransport ins Gehirn erfolgt passiv über GLUT1-Transporter an der Blut-Hirn-Schranke und ist insulinunabhängig. Dennoch zeigen sich insbesondere bei älteren Menschen, bei Vorliegen einer Insulinresistenz oder nach traumatischer Hirn-

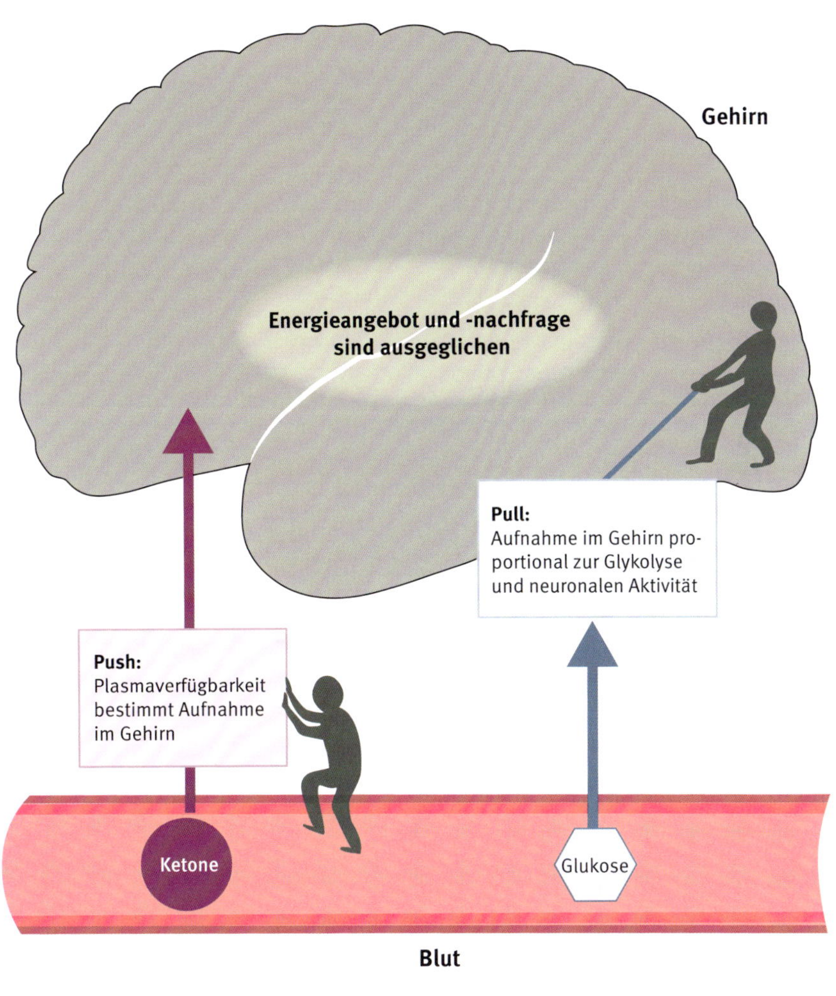

Basierend auf Cunnane SC, Courchesne-Loyer A, Vandenberghe C, St-Pierre V, Fortier M, Hennebelle M, Croteau E, Bocti C, Fulop T, Castellano CA. Can Ketones Help Rescue Brain Fuel Supply in Later Life?Implications for Cognitive Health during Aging and the Treatment of Alzheimer's Disease. Front Mol Neurosci. 2016 Jul 8;9:53.

Schematische Darstellung der Aufnahme von Glukose und Ketonen in das Gehirn.

verletzung häufig Einschränkungen in der Glukoseverwertung im ZNS. Studien belegen, dass bei neurodegenerativen Erkrankungen wie Alzheimer das Gehirn bereits Jahre vor Ausbruch der Symptome eine verminderte Fähigkeit zur Glukoseaufnahme zeigt.[9]

Eine potenzielle Lösung für dieses Energiedefizit bieten Ketonkörper. Diese entstehen bei reduzierter Kohlenhydratzufuhr endogen in der Leber aus Fettsäuren oder können exogen zugeführt werden. Zu den physiologisch relevanten Ketonkörpern zählen Acetoacetat, β-Hydroxybutyrat (BHB) und Aceton. Sie überqueren effizient die Blut-Hirn-Schranke und können in den Mitochondrien der Nervenzellen zur ATP-Gewinnung genutzt werden – und das unter Umständen sogar effizienter als Glukose. β-Hydroxybutyrat liefert pro Mol etwa 27 % mehr ATP als Glukose. Zudem erfordert seine Verstoffwechslung weniger Sauerstoff, was insbesondere unter Bedingungen limitierter Sauerstoffverfügbarkeit (z. B. Hypoxie, mitochondrialer Dysfunktion) ein relevanter Vorteil sein kann. Die Fähigkeit, auf Ketone zurückzugreifen, stellt somit eine metabolische Flexibilität dar, die nicht nur bei bestehenden Glukoseverwertungsstörungen von Bedeutung ist.

Ein wesentlicher Unterschied zwischen Glukose und Ketonkörpern zeigt sich auch in ihrer zellulären Aufnahme. Während die Aufnahme von Glukose in die Nervenzellen überwiegend durch zellulären Energiebedarf (neuronal demand) reguliert wird, erfolgt die Aufnahme von Ketonen abhängig von ihrer Konzentration im Blutplasma. Je mehr

Weitere Vorteile von Ketonkörpern in Bezug auf das Gehirn

Ketonkörper wie β-Hydroxybutyrat (BHB) sind weit mehr als bloße Energielieferanten. Sie entfalten im zentralen Nervensystem vielfältige neuroprotektive Effekte.

Zu den wichtigsten wissenschaftlich beschriebenen Wirkungen zählen:

- Reduktion neuroinflammatorischer Prozesse: Ketone hemmen proinflammatorische Signalwege (z. B. NLRP3-Inflammasom) und fördern ein entzündungsregulierendes Milieu im ZNS.
- Förderung von Neuroplastizität: BHB stimuliert die Ausschüttung des Brain-derived neurotrophic Factors (BDNF), der synaptische Plastizität und neuronale Regeneration unterstützt.
- Schutz vor exzitotoxischer Übererregung: Ketone fördern die Umwandlung des erregenden Glutamats hin zu GABA. Sie modulieren so die Erregbarkeit von Neuronen und bieten einen Schutz gegen neuronale Überlastung.
- Stabilisierung des neuronalen Membranpotenzials: BHB fungiert als Signalmolekül und beeinflusst spannungsabhängige Ionenkanäle wie Kalium- und Kalzium-Kanäle. Hierdurch beeinflusst es die Signalübertragung und kann die neuronale Erregbarkeit reduzieren.

Diese multifaktoriellen Effekte erklären, warum Ketonkörper in vielen neurologischen Kontexten zunehmend als therapeutisch wertvoll gelten.[10]

Ketone im Blut vorhanden sind, desto mehr stehen dem Gehirn unmittelbar zur Verfügung. Die neuronale Energieversorgung kann so unabhängig vom Insulinstoffwechsel und sogar bei eingeschränkter Glukosetoleranz oder Insulinresistenz stabil gehalten werden, was Ketone zu einer wertvollen Ergänzung macht.

Insbesondere exogene Ketone können eine sinnvolle Option darstellen, um den Energiebedarf des Gehirns zu sichern. Die praktische Anwendung exogener Ketone erfolgt z. B. in Form von β-Hydroxybutyrat-Salzen oder -Estern. Sie ermöglichen eine rasche Erhöhung des Ketonkörperspiegels im Blut, unabhängig von Fastenzuständen oder ketogener Ernährung, und zeigen insbesondere bei kognitiver Belastung, neurodegenerativen Erkrankungen, Stoffwechselentgleisungen oder im Leistungssport Potenzial zur Verbesserung der Energieverfügbarkeit.

Auch wenn Glukose für bestimmte Körperprozesse weiterhin obligatorisch ist, bieten Ketonkörper eine wertvolle Ergänzung für die Energiebereitstellung für das Gehirn. Die Nutzung beider Substrate stellt somit einen evolutionär etablierten und therapeutisch nutzbaren Mechanismus dar, um den hohen und dynamischen Energiebedarf des Nervensystems zu sichern.

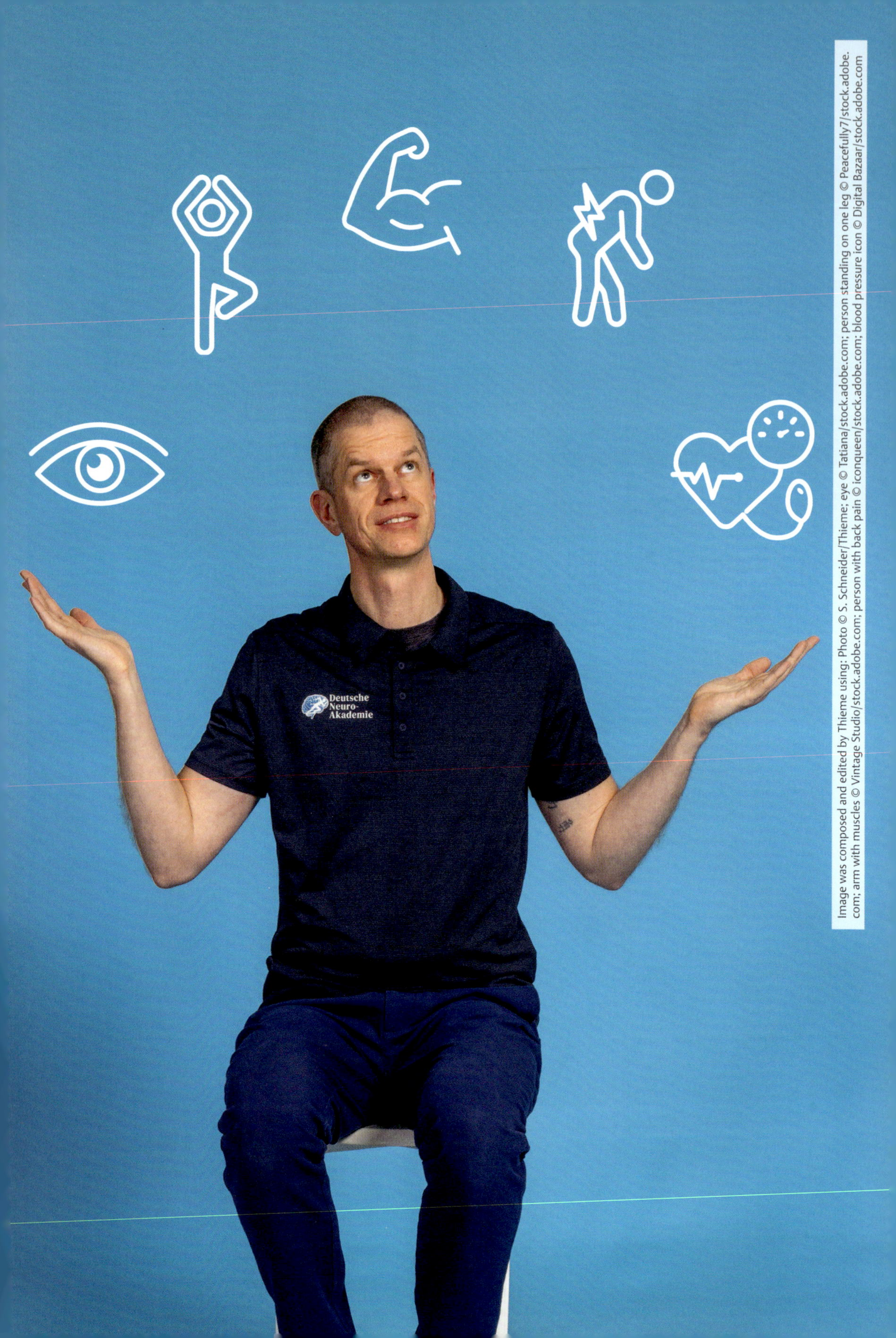
Deutsche
Neuro-
Akademie

Einsatzmöglichkeiten von neurozentriertem Training

Neurozentriertes Training wirkt vielseitig – weit über die Anwendung im Sportbereich hinaus. Dieser Buchteil zeigt Einsatzbereiche von Sehen über Stabilität bis Schmerz und autonomer Regulation.

Sehleistung verbessern

Sehen ist ein zentraler Einflussfaktor auf das Nervensystem. Dieses Kapitel erklärt, wie visuelle Defizite Bewegung und Leistung einschränken – und wie gezieltes Training hier ansetzen kann.

Sehen ist ein essenzieller Bestandteil unserer Wahrnehmung und eine zentrale Schnittstelle zwischen der Außenwelt und dem Gehirn. Ein Großteil der aufgenommenen Informationen entfällt auf das visuelle System. Je adäquater diese Informationen aufgenommen und verarbeitet werden, desto besser kann das Gehirn Situationen vorausberechnen, was maßgeblich zum Sicherheitsempfinden beiträgt. Dabei ist Sehen keine passive Funktion, sondern ein aktiver, lernbarer Prozess, der mehr als das reine Erfassen von Bildern durch die Augen bedeutet. Es ist ein komplexer, interaktiver Prozess motorischer und sensorischer Funktionen, bei dem visuelle Informationen im Gehirn verarbeitet und mit Haltung, Bewegung und räumlicher Orientierung verknüpft werden. Es hängt daher eng mit der Funktionalität und Plastizität des zentralen Nervensystems zusammen.

Die Fähigkeit, visuelle Reize effizient zu verarbeiten und in Bewegungen oder Entscheidungen umzusetzen, ist eine Schlüsselkompetenz. Diese enge Verbindung zwischen Augen und Gehirn bildet die Grundlage für das Augentraining im neurozentrierten Ansatz.

Die Bedeutung des Sehens und der Okulomotorik

Die Bedeutung des Sehens geht weit über die reine Wahrnehmung hinaus, denn ein gut funktionierendes visuelles System mit präzisen Augenbewegungen, die Fähigkeit zur Tiefenwahrnehmung und die Verarbeitung peripherer Reize ist für alle Lebensbereiche unverzichtbar.

Das Sehen spielt im Alltag eine tragende Rolle. Aktivitäten wie Lesen, Autofahren oder sichere Fortbewegung im Raum sind direkt von der Integrität des visuellen Systems abhängig. Einschränkungen in diesem Bereich können folglich weitreichende Auswirkungen auf Funktionalität und Lebensqualität haben.

In beruflichen Kontexten, insbesondere bei Tätigkeiten mit hoher Bildschirmexposition, ist das visuelle System einseitigen Belastung ausgesetzt, was nicht nur zu akuten Symptomen, sondern auch langfristigen Sehproblemen führen kann.

In sportlichen Settings wiederum ist die Fähigkeit, visuelle Reize rasch und exakt zu verarbeiten, essenziell für Reaktionsfähigkeit, Bewegungskoordination und Leistungsfähigkeit.[11] Im Leistungssport können gute visuelle Fähigkeiten den entscheidenden Vorteil bringen.

Auch im rehabilitativen Kontext, beispielsweise nach neurologischen Ereignissen, bildet das visuelle System eine zentrale Schnittstelle zur Re-Integration von Bewegungs- und Wahrnehmungsfunktionen.

Augentraining beeinflusst nicht nur die Augenmuskulatur, sondern vor allem die neuronalen Netzwerke, die für die Verarbeitung von visuellen Reizen verantwortlich sind.[12] Dies bedeutet, dass durch gezielte Übungen sowohl die Qualität des Sehens als auch die Fähigkeit, visuelle Informationen schnell und präzise zu nutzen, verbessert werden können.

Besonders die Okulomotorik, also die Fähigkeit der Augen, sich präzise und gezielt zu bewegen, ist entscheidend für die visuelle Wahrnehmung und die Steuerung von Bewegungen.

Sie umfasst verschiedene Mechanismen, wie:

- Blickstabilisierung
- Blicksprünge
- Blickverfolgung
- Vergenz

Eine gestörte Okulomotorik kann nicht nur zu Einschränkungen des Sehens, sondern auch zu Problemen in der Bewegungssteuerung und Wahrnehmung führen. Daher spielt das Training dieser Fähigkeiten eine zentrale Rolle im neurozentrierten Ansatz.

Augentraining bietet eine ganzheitliche Perspektive, um die visuelle Leistungsfähigkeit zu optimieren. Es zeigt, wie eng das Sehen mit der Funktion des Gehirns verknüpft ist und wie durch gezielte Übungen positive Veränderungen erzielt werden können, um sowohl im Alltag als auch in speziellen beruflichen oder sportlichen Kontexten die bestmögliche visuelle Leistungsfähigkeit zu erreichen.

Ein tieferes Verständnis des Aufbaus und der Funktionen des visuellen Systems ist der Schlüssel zur Optimierung der Sehfähigkeit und zur Entwicklung individueller Trainingsprogramme.

Aufbau und Funktion des visuellen Systems

Das visuelle System ist eines der komplexesten Systeme des menschlichen Körpers. Es ist darauf ausgelegt, optische Informationen aus der Umgebung aufzunehmen, zu verarbeiten und in eine verständliche Wahrnehmung umzuwandeln. Der Prozess, der vom Einfall des Lichts bis zur Interpretation im Gehirn reicht, beruht auf einem hochspezialisierten Zusammenspiel von anatomischen Strukturen und neurophysiologischen Mechanismen.

Das Auge, dargestellt in dieser Abbildung (Seite 42), besteht aus mehreren Schichten und spezialisierten Strukturen, die gemeinsam die Grundlage für das Sehen schaffen.

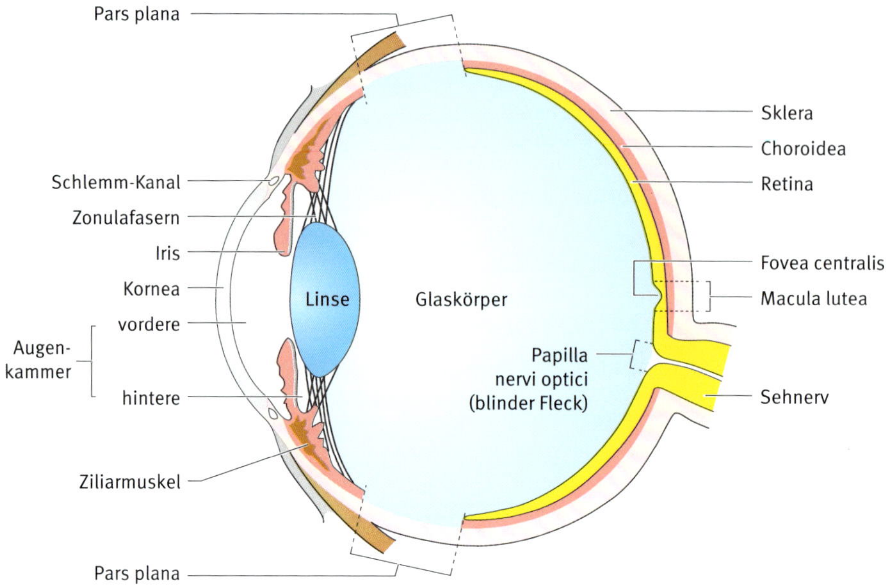

Schäffer J, Palmaers T. Chirurgische Anatomie. In: Zacharowski K, MarxG, Hrsg. Checkliste Anästhesie. 1. Auflage. Stuttgart: Thieme; 2021

Anatomischer Aufbau des Auges. Die Hornhaut (Kornea) übernimmt die erste Lichtbrechung und beeinflusst entscheidend die Schärfeneinstellung. Veränderungen der Hornhaut können die gesamte optische Leistung beeinträchtigen. Dahinter liegt die flexible Linse, die ihre Form mithilfe des Ziliarmuskels verändern kann, um Objekte in unterschiedlichen Entfernungen scharf zu sehen (Akkommodation). Die farbige Iris reguliert die Pupillenweite und damit den Lichteinfall. Bei schwachem Licht erweitert sich die Pupille, während sie sich bei starkem Licht zum Schutz der Netzhaut verengt. Die Netzhaut (Retina) als lichtempfindliche Schicht an der Rückwand des Auges, enthält Photorezeptoren, die Lichtenergie in elektrische Signale umwandeln. Im zentralen Bereich der Netzhaut (Fovea centralis) ist die Sehschärfe am höchsten.

Das visuelle System ist nicht nur ein sensorischer Eingang, sondern ein mehrstufiges Analysezentrum. Die aufgenommenen Lichtinformationen werden über mehrere Stationen des Zentralnervensystems weitergeleitet und verarbeitet. Ein zentrales Merkmal dieser Verschaltung ist die sogenannte **Kreuzung der Sehbahn** im Chiasma opticum (vgl. Abbildung, Seite 43).

An der weiteren Verarbeitung sind zwei separate Bereiche beteiligt:

- Unbewusste visuelle Informationen, insbesondere aus dem peripheren Gesichtsfeld, werden im Mittelhirn, in den Colliculi superiores der Vierhügelplatte, verarbeitet. Dort werden sie mit Signalen aus der Körperwahrnehmung (z. B. Propriozeption) abgeglichen und ermöglichen schnelle reflexartige Reaktionen, etwa auf Bewegungen

im Augenwinkel. In der Praxis zeigt sich dies z. B. bei Gleichgewichtseinbußen beim Gehen in unübersichtlicher Umgebung.
- Die bewusste visuelle Wahrnehmung erfolgt über die Leitungsbahn zum primären visuellen Kortex (V1) im Okzipitallappen. Die Verarbeitung erfolgt in hierarchisch organisierten Arealen, deren Informationen über Assoziationsnetzwerke mit anderen kortikalen und subkortikalen Strukturen geteilt werden.

Neuro-Praxis

Die Verarbeitung der Sehbahn lässt sich im Training gezielt nutzen. Zeigen sich etwa beim Test des peripheren Sehens (Seite 112) Einschränkungen in einem der beiden Gesichtsfelder, kann dies auf eine funktionelle Schwäche des kontralateralen Okzipitallappens hinweisen. Durch gezielte Stimulation des betroffenen Gesichtsfeldes lassen sich dann spezifische Areale der Sehrinde trainieren und aktivieren.

Sehprobleme und deren Verbesserung durch Training

Sehprobleme haben nicht nur Auswirkungen auf die visuelle Wahrnehmung, sondern oft auch auf andere Bereiche wie die Konzentration, die sportliche Leistungsfähigkeit oder die allgemeine Lebensqualität. Fehlsichtigkeiten wie Kurzsichtigkeit (Myopie), Weitsichtigkeit (Hyperopie) (vgl. Abbildung, Seite 44), Stabsichtigkeit (Astigmatismus) oder Schielen (Strabismus) führen häufig zu einer erhöhten Augenanstrengung, Kopfschmerzen oder einer Abhängigkeit von Brillen oder Kontaktlinsen.

Ein weiteres häufiges Problem ist das sogenannte **Computer Vision Syndrome (CVS)**, eine Form digitaler Augenbelastung durch lange Bildschirmzeiten, die durch eine reduzierte Lidschlagfrequenz, unzureichenden Augenabstand und schlechte Haltungsbedingungen verursacht wird. CVS kann nicht nur zu trockenen, gereizten Augen und verschwommenem Sehen führen, sondern auch mit Kopf-, Nacken- und Rückenschmerzen einhergehen.[13]

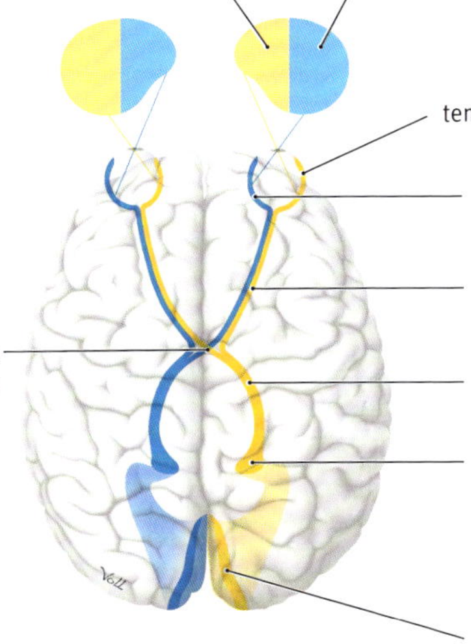

Schünke M, Schulte E, Schumacher U. PROMETHEUS LernAtlas, Grafiken: Voll M, Wesker K; Thieme; 2022

Kreuzung und Verarbeitung der Sehbahn. Das linke Gesichtsfeld wird im rechten Okzipitallappen verarbeitet und umgekehrt das rechte Gesichtsfeld im linken. Die nasale Retina leitet ihre Information über das Chiasma opticum zur kontralateral Hirnseite, die temporale Retina bleibt ipsilateral.

Im höheren Alter nimmt außerdem die **altersbedingte Makuladegeneration (AMD)** zu. Dabei wird die zentrale Netzhaut (Makula) geschädigt, was zu einem fortschreitenden Verlust der Sehschärfe im zentralen Gesichtsfeld führt, was z. B. Lesen, Schreiben oder Erkennen von Gesichtern erschwert. Obwohl AMD nicht heilbar ist, kann gezieltes Augentraining dazu beitragen, das **periphere Sehen zu stärken** und die verbliebene Sehfunktion möglichst effizient zu nutzen.

Schematische Darstellung der Lichtbrechung im Auge. Beim gesunden Auge treffen die einfallenden Lichtstrahlen genau auf der Netzhaut zusammen und ermöglichen scharfes Sehen. Bei Weitsichtigkeit liegt der Brennpunkt hinter der Netzhaut, während er bei Kurzsichtigkeit vor der Netzhaut entsteht. Entscheidend für die Lichtbrechung sind Hornhaut und Linse.

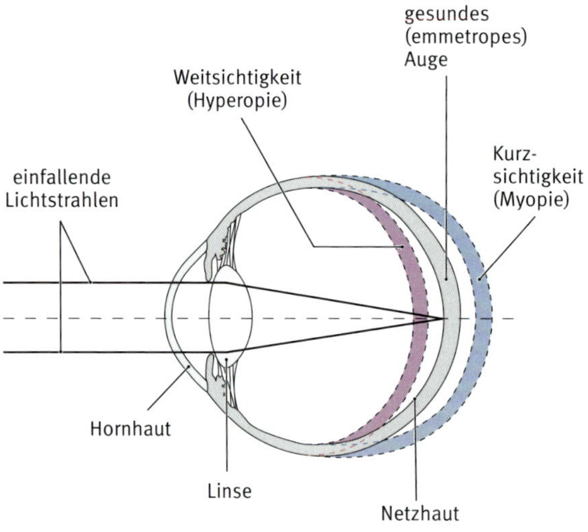

Schünke M, Schulte E, Schumacher U. PROMETHEUS LernAtlas, Grafiken: Voll M, Wesker K; Thieme; 2022

Visuelles Training spielt eine entscheidende Rolle bei der Prävention und Rehabilitation von Sehproblemen. Durch gezielte Übungen können die Augenmuskeln gestärkt, die neuronale Verarbeitung verbessert und die Belastung des visuellen Systems reduziert werden. Die Augenmuskulatur in unterschiedlichster Form zu trainieren, kann helfen, die Sehfähigkeit zu verbessern bzw. zu erhalten und die Belastung durch Sehfehler oder monotone Nutzung zu verringern.[14] Darüber hinaus fördert Augentraining die Anpassungsfähigkeit des Gehirns, sodass Sehprobleme besser kompensiert werden können.

Mögliche Ansatzpunkte sind:

- Verbesserung der Akkommodationsfähigkeit (Brock-Schnur-Training, Stiftliegestütz)
- Entspannung der Augenmuskulatur (Palmieren, Augenmassage, »20–20–20«-Prinzip: alle 20 Minuten für 20 Sekunden auf ein 20 Fuß entferntes Objekt schauen)
- Fokuswechsel nah–fern (Nah–fern-Blicksprünge), Anpassung der Zielentfernung in einen noch lesbaren Bereich
- Verbesserung der Augenbewegungen und Blickflexibilität (Blicksprünge, Augenfolgebewegungen)

Relevante neuronale Bereiche des visuellen Systems

Schauen wir uns nun verschiedene neuronale Bereiche an, die eng zusammenarbeiten und in Zusammenhang mit dem visuellen System gemeinsam die Wahrnehmung, Verarbeitung und Integration visueller Informationen ermöglichen. Ein Verständnis der aufgeführten Strukturen sowie deren Funktionen erleichtert die zielgerichtete Anwendung neurozentrierter Trainingsmaßnahmen.

Visuelle Bahnen

Die Verarbeitung visueller Informationen erfolgt über zwei zentrale Bahnen, die eng zusammenarbeiten, um eine umfassende visuelle Wahrnehmung zu ermöglichen. Ausgehend vom primären visuellen Kortex verlaufen sie in andere Hirnregionen.

Dorsaler Pfad (»Wo«-Pfad)
Verläuft vom Okzipitallappen zum Parietallappen und ist für die räumliche Verarbeitung und die Lokalisierung von Objekten verantwortlich. Dieser Pfad hilft, Bewegungen im Raum zu erkennen und visuell kontrollierte Blick-, Greif- und Körperbewegungen zu ermöglichen. Von hier läuft der Pfad weiter in den Frontallappen, wo die Bewegungen vorbereitet werden (»wohin?«)

Ventraler Pfad (»Was«-Pfad)
Verläuft vom Okzipitallappen zum Temporallappen und ermöglicht die detaillierte Verarbeitung visueller Merkmale, z. B. Identifikation und Kategorisierung von Objekten, Personen, Formen und Farben. Diese hochgradig integrierte Verarbeitung erklärt, warum visuelle Störungen nicht nur zu Seheinschränkungen, sondern auch zu Orientierungsproblemen, Gangunsicherheiten oder Koordinationsstörungen führen können, insbesondere dann, wenn subkortikale Strukturen wie die Colliculi oder kortikale Netzwerke gestört sind.

Kortex

Alle Bereiche des Kortex sind an der visuellen Verarbeitung beteiligt.

Der Okzipitallappen ist der Sitz des primären visuellen Kortex (V1) und auf die grundlegende Verarbeitung visueller Reize wie die Erkennung von Linien und Kontrasten spezialisiert. Die höheren visuellen Areale (V2, V3, V4, V5) im Okzipitallappen und angrenzenden Regionen verarbeiten komplexere visuelle Merkmale wie Farbwahrnehmung, dreidimensionale Formen, räumliche Tiefe und Bewegungsmuster.

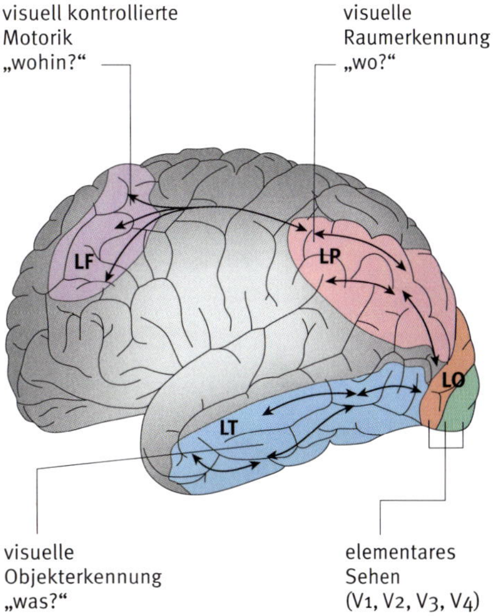

Frings S, Müller F. Sekundäre visuelle Kortexareale. In: Behrends J, Bischofberger J, Deutzmann R, Ehmke H, Frings S, Grissmer S, Hoth M, Kurtz A, Leipziger J et al., Hrsg. Duale Reihe Physiologie. 4., unveränderte Auflage. Stuttgart: Thieme; 2021

Darstellung des Verlaufs der visuellen Bahnen im Kortex. Okzipitallappen (LO), Temporallappen (LT), Parietallappen (LP), Frontallappen (LF)

Die Funktionen des Parietallappens im visuellen Kontext umfassen die Bestimmung der Position von Objekten relativ zur eigenen Person, die Integration visueller Informationen mit motorischen Signalen und die Fokussierung der visuellen Aufmerksamkeit auf bestimmte Bereiche des Sichtfeldes.

Der Temporallappen ist für die Identifikation von Objekten und Formen anhand visueller Merkmale sowie die Verbindung visueller Informationen mit gespeicherten Gedächtnisinhalten und das Erkennen von Gesichtern verantwortlich.

Der Frontallappen steuert die visuelle Aufmerksamkeit und die Modulation visueller Reize. Hier liegt auch das frontale Augenfeld, das insbesondere bei der Vorbereitung und Koordination von willkürlichen Augenbewegungen aktiv ist.

Steuerung der Blickrichtung durch die äußeren Augenmuskeln sowie deren Innervation durch die Hirnnerven. Der N. oculomotorius steuert neben den meisten äußeren Augenmuskeln auch den M. levator palpebrae superioris, der für das Heben des Oberlids zuständig ist, sowie die inneren Augenmuskeln, die die Pupillenweite (M. sphincter pupillae) und die Akkommodation (M. ciliaris) kontrollieren. Der N. trochlearis ermöglicht eine präzise Ausrichtung des Blicks, insbesondere bei schrägen Blickbewegungen nach innen unten. Der N. abducens ist für die Abduktion des Auges (Bewegung nach außen) verantwortlich.

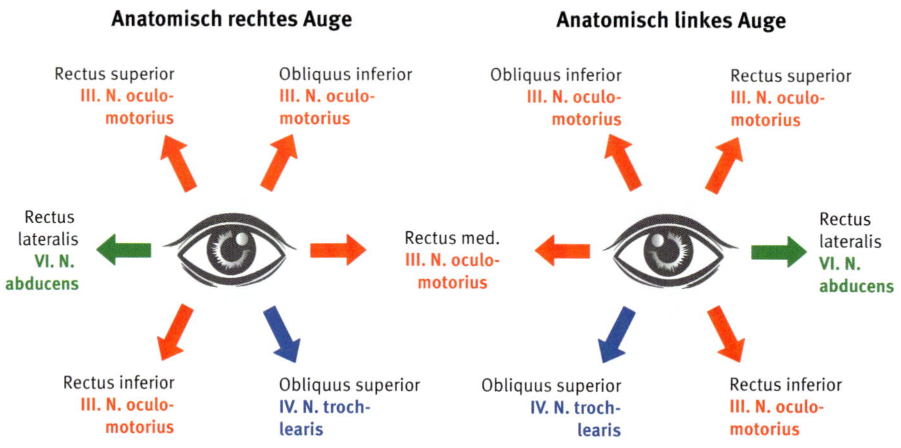

Grafen K. N. oculomotorius (III, Augenbewegungsnerv). In: Grafen K, Müller D, Schauenberg D, Suslik D, Hrsg. Neurozentriertes Training in der Sportphysiotherapie. 1. Aufl. Stuttgart: Thieme; 2024

Kleinhirn

Das Kleinhirn ist zentral für die Feinabstimmung und Präzision von Augenbewegungen wie Sakkaden und Folgebewegungen verantwortlich. Es sorgt dafür, dass Bewegungen der Augen mit der Position des Kopfes und des Körpers abgestimmt sind, und stabilisiert den Blick bei schnellen Kopfbewegungen. Ferner sorgt es langfristig für die Optimierung und Kalibrierung von Augenbewegungen.

Hirnstamm

Im Hirnstamm befinden sich wichtige Zentren für die Kontrolle von Augenbewegungen, z. B. Steuerung der Blickstabilität und Augenposition. Über den vestibulookulären Reflex (Seite 54) (VOR) werden die Augenbewegungen zur Stabilisierung des Blicks an Kopfbewegungen angepasst.

Hirnnerven

Der Sehnerv, N. opticus (Hirnnerv II), leitet die elektrischen Signale aus den Ganglienzellen in der Netzhaut ins Gehirn weiter. Er bildet die Grundlage für die visuelle Wahrnehmung und ist essenziell für die Signalweiterleitung. Neben ihm spielen noch die Hirnnerven N. oculomotorius (Hirnnerv III), N. trochlearis (Hirnnerv IV) und N. abducens (Hirnnerv VI) eine wesentliche Rolle im visuellen System, indem sie für die Steuerung der Augenmuskeln verantwortlich sind (vgl. Abbildung, Seite 46).

Indirekt am visuellen System beteiligt ist der N. vestibulocochlearis (Hirnnerv VIII). Er überträgt Signale vom Gleichgewichtsorgan im Innenohr, die zur Stabilisierung des Blicks während Kopfbewegungen (VOR) genutzt werden.

Allgemeine Hinweise für das Augentraining

Visuelles Training ist energetisch anspruchsvoll. Daher sind mehrere kurze Einheiten über den Tag verteilt zu bevorzugen und effektiver als lange Trainingseinheiten. Ein kleiner kohlenhydratreicher Snack vor dem Training kann helfen, Energie bereitzustellen.

Zur Durchführung sind die gleichen Aspekte zu beachten wie bei den Testungen des visuellen Systems (Seite 99).

Kurzfristige Effekte sind häufig direkt spürbar, z. B. in Form besserer visueller Kontrolle, verbesserter Testleistung oder erhöhter Stabilität. Für nachhaltige neuroplastische Veränderungen braucht es jedoch Kontinuität. Es zeigt sich, dass mehrwöchiges Training notwendig ist, um langfristige strukturelle Anpassungen im visuellen System zu erreichen.[15]

Für optimale Ergebnisse sollte das Training fordernd, aber nicht überfordernd sein. Das Training kann mit einer geringen Dosierung gestartet werden und sollte sich bei guter Verträglichkeit steigern. Entscheidend ist die individuelle Anpassung des Schwierigkeitsgrades, sowohl durch die Wahl der Übungen als auch durch die äußeren Rahmenbedingungen. Mögliche Pro- und Regressionsmöglichkeiten sind in der Tabelle (Seite 48) aufgeführt.

Pro- und Regressionsmöglichkeiten für das Augentraining

Regression (für Einsteiger, Senioren, Therapie)	Progression (für Fortgeschrittene, Sportler)
Training im Sitzen oder Liegen	Training im Stand, Einbeinstand, sportartspezifische Position
niedrige Trainingsdauer, viele Pausen, langsame Augenbewegungen	höhere Frequenz, schnellere Bewegungsausführung
größerer Fixpunkt	kleinerer Fixpunkt
Training mit geschlossenen Augen	beidäugiges Training mit peripheren Reizen
gutes Licht, wenig Ablenkung	Training mit visueller oder motorischer Dual-Task
keine zusätzlichen Bewegungen	integrierte Kopf- oder Körperbewegungen (nur bei ausreichender Kontrolle)

Neuro-Praxis

An der visuellen Verarbeitung ist eine Vielzahl neuronaler Bereiche beteiligt. Daher bedarf es für die Verbesserung visueller Fähigkeiten nicht nur Augenübungen. Auch Übungen für die beteiligten Areale können zu einem positiven Effekt/Ergebnis beitragen.

Stabilitätsverbesserung

Stabilität ist mehr als Kraft. Hier wird aufgezeigt, welche Rolle sensorische Informationen und neuronale Verarbeitung für Gleichgewicht, Haltung und Gelenkstabilität spielen.

Gleichgewicht und Stabilität sind wesentliche Fähigkeiten, die für alltägliche Bewegungen bis hin zu komplexen sportlichen Aktivitäten benötigt werden. Sie tragen maßgeblich zu Sicherheit und Bewegungsqualität bei. Eine differenzierte Betrachtung der zugrunde liegenden Prozesse und Systeme zeigt, dass Gleichgewicht und Stabilität mehr sind als eine rein muskuläre Aufgabe oder Körperkontrolle. Sie sind das Ergebnis eines hochkomplexen Zusammenspiels zwischen Sinnesorganen, Muskeln, Nerven und dem Gehirn, und müssen jederzeit verfügbar und reaktionsschnell abrufbar sein.

Das Gleichgewicht wird maßgeblich vom Gehirn gesteuert, das Informationen aus drei zentralen Systemen verarbeitet:

- **Vestibularsystem:** Das Gleichgewichtsorgan im Innenohr liefert Informationen über Beschleunigung, Drehrichtungen und Schwerkraft.
- **Visuelles System:** Die Augen liefern visuelle Reize, die für die Orientierung im Raum essenziell sind.
- **Propriozeption:** Die Wahrnehmung der Körperposition ergänzt die Informationen der anderen Systeme und hilft bei der Koordination von Bewegungen.

Das Gehirn integriert diese Informationen und trifft auf dieser Grundlage Entscheidungen, wie der Körper stabilisiert oder bewegt werden soll. Das Zusammenspiel dieser Systeme ist entscheidend für die Bewegungssteuerung und die Anpassungsfähigkeit an unterschiedliche Umgebungen. Ein besseres Gleichgewicht verbessert nicht nur die Bewegungssicherheit, sondern trägt auch zu einer besseren Körperhaltung und mehr Beweglichkeit bei. Schauen wir uns nun die zugrunde liegenden anatomischen und neuronalen Strukturen an.

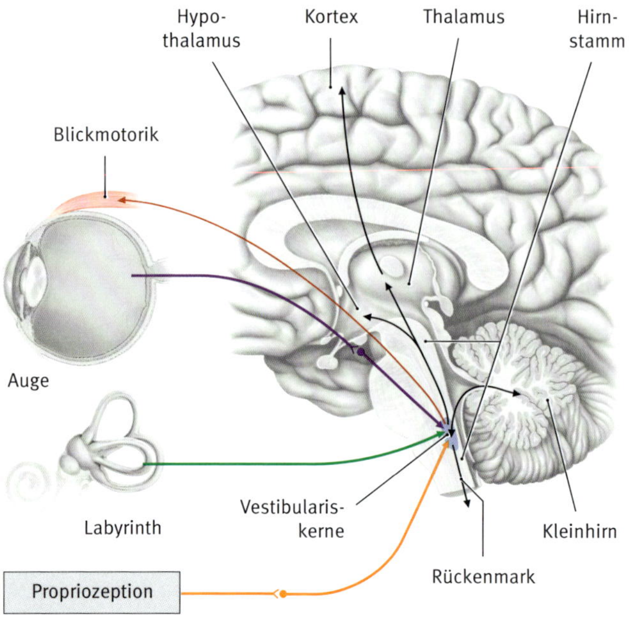

Schünke M, Schulte E, Schumacher U. PROMETHEUS LernAtlas, Grafiken: Voll M, Wesker K; Thieme; 2022

Schematische Darstellung der zentralen Verschaltung sensorischer Informationen über die Vestibularkerne mit Projektionen zu beteiligten neuronalen Strukturen im zentralen Nervensystem.

Aufbau und Funktion des vestibulären Systems

Das vestibuläre System ist ein essenzieller Bestandteil des menschlichen Gleichgewichtssinns und beantwortet die zwei fundamentalen Fragen:

1. Wo ist oben? – Orientierung in Bezug auf die Schwerkraft.
2. Wohin bewege ich mich? – Erfassung von Beschleunigungen und Bewegungsrichtungen.

Es besteht aus zwei Hauptkomponenten:

1. Die Bogengänge (Canales semicirculares) sind im Innenohr in unmittelbarer Nähe zur Kochlea lokalisiert und bilden eine dreidimensionale Struktur zur Erfassung von Rotationsbewegungen des Kopfes. Sie bestehen aus drei halbkreisförmigen, mit Endolymphe gefüllten Kanälen:
   - Horizontaler Bogengang: detektiert Drehbewegungen des Kopfes entlang der horizontalen Achse, z. B. Kopfschütteln.
   - Vorderer (anteriorer) Bogengang: erfasst Kopfbewegungen diagonal nach vorne-unten.
   - Hinterer (posteriorer) Bogengang: nimmt Bewegungen des Kopfes nach diagonal oben-hinten wahr.
2. Die Makulaorgane (Utriculus und Sacculus) sind zwei kleine, ebenfalls mit Flüssigkeit gefüllte Organe, die lineare Beschleunigungen und Kopfneigungen in

Funktionelle Kopplung der Bogengänge

Die Bogengänge arbeiten immer paarweise zusammen. Eine Kopfdrehung führt zu einer **gegenseitigen Hemmung und Aktivierung** der Bogengänge auf beiden Körperseiten. Beispielsweise führt eine Drehbewegung des Kopfes nach links zu einer Aktivierung des linken horizontalen Bogengangs und einer gleichzeitigen Hemmung des rechten horizontalen Bogengangs. Diese Signale werden kontinuierlich verarbeitet, um präzise Bewegungssteuerung und Gleichgewichtsanpassung zu ermöglichen.

Funktionelle Kopplung der Bogengänge im Ohr.

linke Bogengänge	rechte Bogengänge
linker horizontaler Bogengang	rechter horizontaler Bogengang
linker vorderer Bogengang	rechter hinterer Bogengang
linker hinterer Bogengang	rechter vorderer Bogengang

Anatomischer Aufbau des vestibulären Systems.

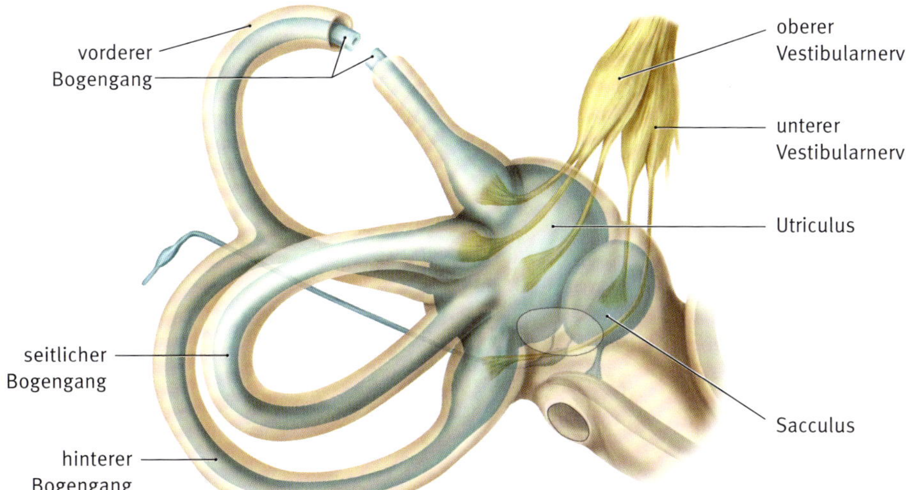

Schünke M, Schulte E, Schumacher U. PROMETHEUS LernAtlas, Grafiken: Voll M, Wesker K; Thieme; 2022

unterschiedlichen Ebenen wahrnehmen. Der Sacculus reagiert primär auf vertikale Bewegungen (z. B. Auf- und Abbewegungen), der Utriculus auf horizontale Veränderungen (z. B. Vorwärts- und Seitwärtsbewegungen).

Beide Strukturen enthalten spezialisierte Haarzellen, die durch die Bewegung der Endolymphe stimuliert werden und neuronale Signale generieren.

Diese Signale werden über den **N. vestibularis (Teil des VIII. Hirnnervs, N. vestibulocochlearis)** an die vestibulären Kerne im Hirnstamm weitergeleitet. Von dort verzweigen sich die Signale in verschiedene Richtungen:
- Kleinhirn
- Formatio reticularis
- Hirnnervenkerne der Augenmuskeln
- über die vestibulospinalen Bahnen zum Rückenmark
- über den Thalamus zum somatosensorischen Kortex

Schäden am N. vestibulocochlearis oder an den vestibulären Kernen können zusätzlich zu unwillkürlichen Augenbewegungen (Nystagmus), Hörverlust und vegetativen Beschwerden führen.

Das Gleichgewichtssystem ist zentral für eine Vielzahl von körperlichen Funktionen, darunter:
- Blickstabilisierung: Stabilisierung des Blicks in Bewegung, insbesondere durch den vestibulookulären Reflex (VOR)
- Orientierung im Raum: Wahrnehmung der Position des Körpers in Bezug auf die Gravitation
- Bewegungssicherheit: Wahrnehmung von Linearbeschleunigung wie beim Gehen, Laufen oder Fahren und Rotationsbewegungen
- Automatische Stabilisation: Anpassung von Körperhaltung und Muskelaktivität an wechselnde Bedingungen, indem es Informationen über Kopf- und Körperbewegungen mit motorischen Reflexen verknüpft.
- vegetative Regulation: von Atmung und Blutdruck bei verschiedenen körperlichen Positionen oder Belastungen

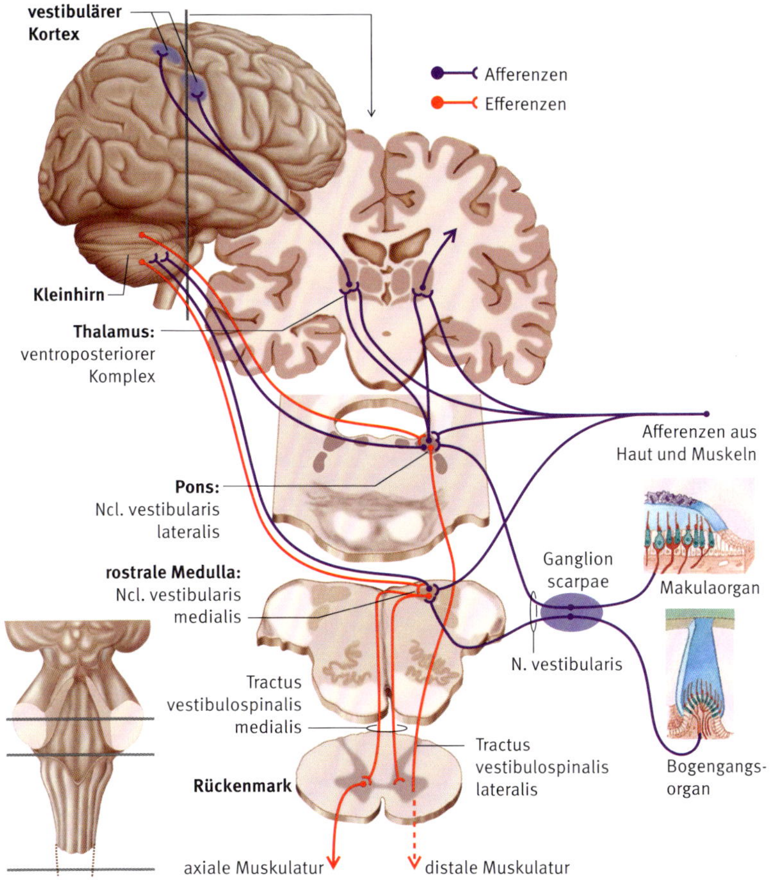

Darstellung der Verschaltung von Afferenzen aus Bogengangs- und Makulaorganen über den N. vestibularis zu Hirnstamm, Thalamus, Kleinhirn und Kortex sowie der Efferenzen über vestibulospinale Bahnen zur Muskulatur.

Geiger J. Eingänge der Vestibulariskerne. In: Pape H, Kurtz A, Silbernagl S, Hrsg. Physiologie. 8., unveränderte Aufl. Stuttgart: Thieme; 2018

Vestibulookulärer Reflex (VOR)

Der **vestibulookuläre Reflex (VOR)** sorgt für die reflexhafte Koordination zwischen Kopf- und Augenbewegung, um eine konstante Fixation eines Objekts zu gewährleisten. Wenn der Kopf beispielsweise nach rechts gedreht wird, bewegen sich die Augen automatisch nach links, um das fokussierte Objekt im Blick zu halten. Diese präzise Koordination ist unerlässlich für eine klare visuelle Wahrnehmung während der Bewegung.

Ein gestörter VOR kann dazu führen, dass sich die Augen nicht schnell genug anpassen, was sich in verschwommenem Sehen, Benommenheit bei schnellen Kopfbewegungen und Orientierungsproblemen äußern kann.

Schematische Darstellung der neuronalen Verschaltung des VOR.

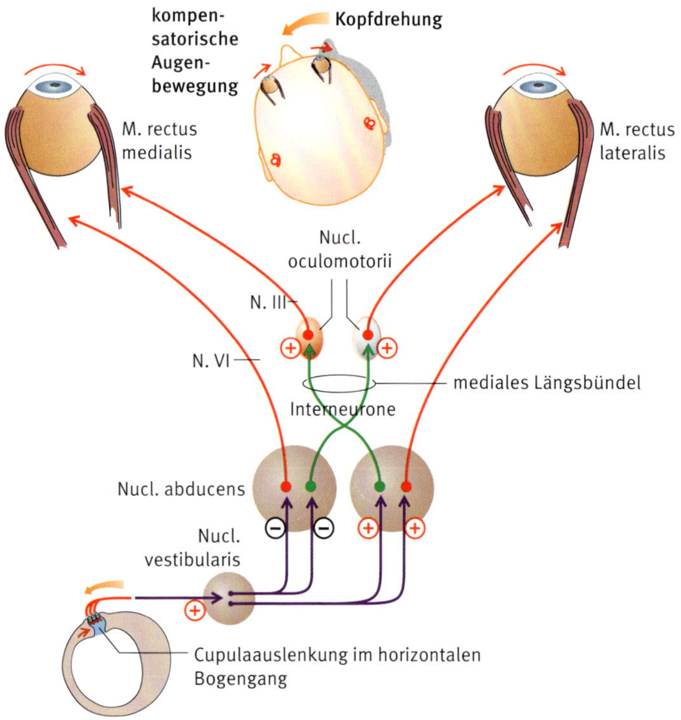

Geiger J. Die Stabilisierung des Gleichgewichtes. In: Pape H, Kurtz A, Silbernagl S, Hrsg. Physiologie. 10., vollständig überarbeitete Auflage. Stuttgart: Thieme; 2023

Zuordnung von Bogengängen, Kopfbewegungen, Blickrichtungen und beteiligten Hirn- sowie Augenmuskelarealen im Rahmen des VOR.

	linker horizontaler Bogengang	**linker vorderer Bogengang**	**linker hinterer Bogengang**
Kopfbewegungsrichtung	Kopf nach links drehen	Kopf nach unten rechts drehen	Kopf nach oben links drehen
Augenblickrichtung	Blickrichtung nach rechts	Blickrichtung nach oben links	Blickrichtung nach unten rechts
beteiligte Augenmuskeln	M. rectus medialis links M. rectus lateralis rechts	M. rectus superior links M. obliquus inferior rechts	M. obliquus superior links M. rectus inferior rechts
beteiligtes Kleinhirn	linkes Kleinhirn	linkes Kleinhirn	linkes Kleinhirn

	rechter horizontaler Bogengang	**rechter vorderer Bogengang**	**rechter hinterer Bogengang**
Kopfbewegungsrichtung	Kopf nach rechts drehen	Kopf nach unten links drehen	Kopf nach oben rechts drehen
Augenblickrichtung	Blickrichtung nach links	Blickrichtung nach oben rechts	Blickrichtung nach unten links
beteiligte Augenmuskeln	M. rectus lateralis links M. rectus medialis rechts	M. obliquus inferior links M. rectus superior rechts	M. rectus inferior links M. obliquus superior rechts
beteiligtes Kleinhirn	rechtes Kleinhirn	rechtes Kleinhirn	rechtes Kleinhirn

Sturzprophylaxe und Stabilität

Stabilität ist eine Schutzfunktion des Gehirns. Noch bevor wir bewusst eine Bewegung ausführen, initiiert das Gehirn über antizipatorische posturale Anpassungen eine automatische Stabilisierung. Diese autonomen Reaktionen sind überlebenswichtig, z. B. beim Treppensteigen, beim Aussteigen aus dem Auto oder wenn der Boden plötzlich rutschig ist. Für das Gehirn hat der Schutz vor Instabilität und möglichem Sturz stets Vorrang vor Geschwindigkeit, Präzision oder Kraft. Erst wenn Stabilität gewährleistet ist, gibt es den Weg frei für ökonomische Bewegung.

Stürze entstehen häufig, weil das Gehirn auf unerwartete Lageveränderungen nicht schnell genug reagieren kann. Reflexive Stabilität bedeutet, dass zentrale neuronale Bereiche wie unter anderem Formatio reticularis, Mittelhirn und Gleichgewichtssystem ständig Haltung, Lage und Umwelt analysieren und in Sekundenbruchteilen passende motorische Reaktionen auslösen. Diese Systeme arbeiten seitenspezifisch: Das rechte Hirnstammnetzwerk stabilisiert primär die rechte Körperhälfte, das linke die linke. Auffällige Asymmetrien im Gangbild, in der Haltung und Unsicherheiten bei Richtungswechseln können Ausdruck dieser lateralisierten Steuerung sein. Betroffene nehmen häufig eine breitere Standposition ein, richten den Blick vermehrt nach unten und bewegen sich instabil oder in Schlangenlinien. Auch kann es aufgrund eines chronisch gestörten Tonusmusters zu einer veränderten Körperhaltung wie Rundrücken, Hohlkreuz, Beckenschiefständen bis hin zu Skoliosen kommen.

Im Alltag sind es oft unscheinbare Situationen, ein unerwarteter Kontakt im Sport oder ein rutschiger Boden, die reflexive Stabilität fordern. Menschen mit intakter neuronaler Stabilitätssteuerung reagieren in diesen Momenten unbewusst richtig, indem sie die richtige Muskulatur anspannen oder die Körperhaltung korrigieren und so den Sturz vermeiden.

Besonders im höheren Lebensalter oder bei neurologischen Erkrankungen erhöht eine vestibuläre Dysfunktion das Sturzrisiko deutlich. Zusätzlich sei erwähnt, dass mit zunehmendem Alter die Funktionstüchtigkeit der vestibulären Organe sowie die Effizienz der zentralen Verarbeitung abnimmt, was die Gleichgewichtskontrolle erschwert.

Maßnahmen zur Sturzprophylaxe müssen das Gehirn als steuernde Instanz ins Zentrum der Intervention rücken. Ein rein muskulär orientiertes Training greift zu kurz, wenn nicht gleichzeitig die reflexiven Steuerungsmechanismen aktiviert und trainiert werden. Durch gezielte Reize über das vestibuläre System, visuelle Impulse oder propriozeptive Inputs kann das Gehirn lernen, schneller und effektiver auf Instabilitäten zu reagieren. Gleichzeitig werden durch diese Übungen auch Hirnareale angesprochen, die Einfluss auf Haltung, Muskeltonus und sogar Schmerzregulation haben.

Schwindel

Schwindel zählt zu den häufigsten neurologischen Symptomen und beschreibt das subjektive Empfinden gestörter räumlicher Orientierung. Betroffene erleben dabei oft eine scheinbare Bewegung ihrer Umgebung oder des eigenen Körpers, obwohl keine tatsäch-

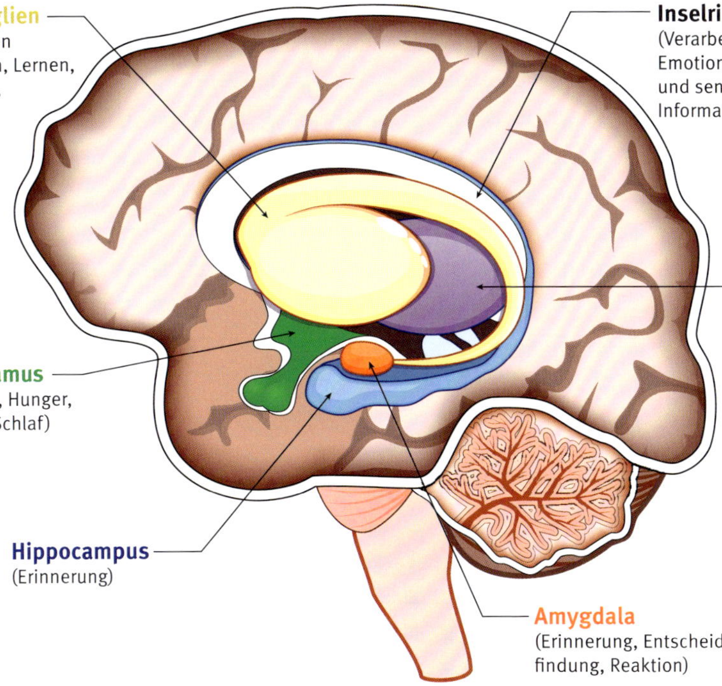

Schematische Darstellung der Strukturen des limbischen Systems.

liche Bewegung stattfindet. Dieses Symptom kann sich in Form von Dreh- oder Schwankschwindel, Benommenheit oder einem Gefühl von Unsicherheit äußern. Schwindel entsteht durch Dysfunktionen in einem komplexen Netzwerk von neuronalen Strukturen, die Lage- und Bewegungsinformationen integrieren.

Ein Ungleichgewicht oder fehlerhafte Informationen aus einem der informationsgebenden Systeme kann Schwindel hervorrufen. Die einzelnen Bereiche des vestibulären Systems, die vestibulären Kerne und Bahnen sowie der VOR wurden bereits erläutert. Hier besteht eine enge funktionelle Verknüpfung dieser Systeme mit den Mechanismen der Schwindelentstehung.[16]

Auch Störungen in Verarbeitungsprozessen führen zu fehlerhaften Interpretationen der Lageinformationen, worauf das Gehirn mit Schwindel reagiert. Besonders bedeutsam ist die Weiterleitung über den Thalamus an den somatosensorischen Kortex. Diese Verarbeitungsebene erklärt, warum Schwindel nicht nur als körperliches Symptom, sondern auch als kognitive und emotionale Belastung empfunden werden kann.

Hinzu kommt, dass bei Schwindel Hirnareale aktiviert werden, die auch für Angst- und Stressreaktionen verantwortlich sind. Die funktionelle Verbindung zu Amygdala und limbischem System erklärt, warum Schwindel oft mit Angstgefühlen einhergeht und zu einer Vermeidung alltäglicher Bewegungen führen kann. Ein weiterer bedeutender Zusammenhang besteht zum Hippocampus, der für räumliche Navigation und Gedächtnis zuständig ist. Chronischer Schwindel kann dessen Aktivität beeinträchtigen, was zu kognitiven Defiziten, Orientierungsschwierigkeiten und mentaler Erschöpfung führen kann. Diese kognitiven Begleiterscheinungen verdeutlichen die weitreichende Auswirkung eines gestörten Gleichgewichtssystems auf höhere Gehirnfunktionen.

Darüber hinaus ist bei Schwindel das vegetative Nervensystem eingebunden. Über die Formatio reticularis werden vestibuläre Reize in autonome Reaktionen übersetzt. Dies erklärt typische Begleitsymptome akuter Schwindelepisoden wie Übelkeit, Erbrechen, Schweißausbrüche oder Herzrasen, die die Lebensqualität und Mobilität deutlich einschränken können.

Schwindel ist somit weit mehr als ein vorübergehendes Gefühl der Unsicherheit und involviert viele neuronale Netzwerke. Eine präzise Unterscheidung ist entscheidend, da die Behandlung maßgeblich von der zugrunde liegenden Ursache abhängt.

Unterschiedliche Schwindelarten

Schwindel kann unterschiedliche Ursachen haben und wird in der klinischen Praxis häufig in **funktionellen** (zentral) und **strukturellen** (peripher) Schwindel unterteilt.

Funktioneller Schwindel ist in der Regel Ausdruck einer zentralen Verarbeitungsstö-

Gegenüberstellung einzelner Merkmale von funktionellem und strukturellem Schwindel.

Merkmal	funktioneller Schwindel (zentral)	struktureller Schwindel (peripher)
Ursache	Fehlfunktion der zentralen Verarbeitung, Integrationsprobleme sensorischer Informationen, Durchblutungsstörungen, Multiple Sklerose, Tumoren	organische Schädigung (z. B. Innenohr, Vestibularnerv)
Symptomatik	unspezifische Benommenheit, Schwanken, oft situationsabhängig	plötzlicher Dreh- oder Schwankschwindel, häufig lageabhängig
Begleitsymptome	Angst, Hyperventilation, Konzentrationsstörungen, Übelkeit, Erbrechen, Hörverlust, Tinnitus	
Dauer der Episoden	Minuten bis Monate, oft chronisch	Sekunden bis Stunden (je nach Ursache)
Behandlung	häufig unspezifisch und klassisch schwer behandelbar	klassische Behandlungsmethoden: Physiotherapie, Lagerungsmanöver
Prognose	kann ohne Behandlung chronifizieren	abhängig von Ursache, oft gute Besserung mit spezifischer Therapie
häufige Beispiele	phobischer Schwankschwindel, somatoforme Störung, funktionelle Gangunsicherheit	benigner paroxysmaler Lagerungsschwindel, Menière-Krankheit, Neuritis vestibularis

rung und wird oft diagnostiziert, wenn eine direkte Schädigung der beteiligten Organe nicht nachweisbar ist. Er ist in der Regel komplexer, hält länger an und wird oft von neurologischen Begleitsymptomen wie Doppelbildern, Sprech- oder Koordinationsstörungen begleitet.

Im Gegensatz dazu basiert struktureller Schwindel meist auf einer klaren organischen Ursache und ist häufig peripher bedingt, etwa durch Läsionen im Innenohr oder in den vestibulären Nerven.

Beide Formen können ähnliche Symptome hervorrufen, unterscheiden sich jedoch in ihrer Pathophysiologie, Symptomatik und Diagnostik und sollten für die Behandlungsstrategie korrekt differenziert werden.

Relevante neuronale Bereiche für Stabilität und Schwindel

Die Steuerung von Stabilität und Haltung ist ein komplexer Prozess, der auf der präzisen Zusammenarbeit verschiedener Gehirnregionen und dem Vestibularsystem basiert, die jeweils unterschiedliche, aber komplementäre Aufgaben in der posturalen Kontrolle und Bewegungskoordination übernehmen.

Kleinhirn, Hirnstamm und Kortex bilden das zentrale neuronale Netzwerk der reflexiven Stabilitätssteuerung. Ihre enge funktionelle Verflechtung erlaubt es dem Gehirn, in jeder Situation eine präzise, anforderungsgerechte Haltungskontrolle zu gewährleisten.

Bei der Stabilitätsverbesserung im Alltag, im Sport oder in der Therapie ist es daher essenziell, nicht nur muskuläre Strukturen, sondern vor allem diese neuronalen Schaltzentralen gezielt zu adressieren und das vestibuläre System zu trainieren, um deren Funktion zu verbessern. Nur so kann echte, reflexive Stabilität aufgebaut und langfristig erhalten werden. Übungen und weitere Informationen zu den jeweiligen Bereichen finden sich im Buchteil »Neuroathletik-Übungen für einzelne neuronale Bereiche« (Seite 143).

Kleinhirn

Das Kleinhirn spielt eine Schlüsselrolle in der Gleichgewichtskontrolle. Es integriert die sensorischen Informationen aus dem vestibulären System, der Propriozeption und der visuellen Wahrnehmung und errechnet daraus Korrektursignale in Echtzeit, die über motorische Bahnen zur Muskulatur gesendet werden. Bei jeder kleinen Abweichung sorgt es für Anpassungen.

Besonders relevant für die Haltungskontrolle sind hier der Lobus flocculonodularis, auch vestibulocerebellarer Anteil genannt, sowie der Vermis (vgl. Abbildung, Seite 201). Der flokkulonoduläre Lappen verarbeitet direkte vestibuläre Afferenzen und ist maßgeblich an der Koordination von Blickbewegungen und Körperhaltung beteiligt. Eine Schädigung dieses Bereichs kann zu Ataxie, Fallneigung und unkoordiniertem Gang sowie Schwindelsymptomen führen, die typische Zeichen cerebellarer Instabilität sind.

Darüber hinaus spielt das Kleinhirn eine zentrale Rolle bei der Feed-forward-Kontrolle.[17] Es antizipiert aufgrund vergangener Erfahrungen und aktueller sensorischer Informationen, welche Anpassungen notwendig sein werden, noch bevor eine sichtbare Bewegung stattfindet. Diese Fähigkeit ist essenziell, um Stabilität nicht nur reaktiv, sondern vorausschauend zu sichern. Besonders relevant ist das bei Bewegungen auf unsicherem Untergrund oder bei plötzlichen Lageveränderungen.

Hirnstamm

Die Formatio reticularis ist eine zentrale Schaltstelle für die Haltungskontrolle. Über retikulospinale Bahnen moduliert sie den Muskeltonus und ermöglicht automatisierte Stabilisierungsprozesse der Wirbelsäule oft noch bevor eine bewusste Bewegung eingeleitet wird. In enger Verschaltung mit den vestibulären Kernen im Hirnstamm beeinflusst sie tonische Halte- und Stellreflexe. Dieser Regelkreis sorgt dafür, dass selbst kleinste Lageveränderungen unmittelbar erkannt und durch gezielte muskuläre Anpassungen kompensiert werden.

Darüber hinaus besteht eine enge Verbindung zum vegetativen Nervensystem, was erklärt, warum Instabilitätsgefühle oder Sturzangst sowie Schwindel häufig mit vegetativen Symptomen wie Herzklopfen oder Schweißausbrüchen einhergehen. Der Hirnstamm ist somit nicht nur für die motorische Ausführung von Stabilität verantwortlich, sondern auch für deren emotionale und physiologische Begleitreaktionen.

Inselrinde

In Bezug auf Stabilität ist die Insula insbesondere bei der Wahrnehmung des eigenen Gleichgewichtszustands und der Einschätzung der Körperlage im Raum beteiligt.

Studien zeigen, dass die Inselrinde insbesondere bei chronischem Schwindel oder funktioneller Instabilität beeinträchtigt ist. Sie analysiert, wie sicher oder unsicher eine Situation subjektiv empfunden wird.[18] Diese subjektive Bewertung fließt wiederum in die motorischen Programme ein. Wird eine Situation als gefährlich eingeschätzt, kann dies zu einer erhöhten Muskelspannung, einer Fixierung der Blickachse oder einem vorsichtigeren Gang führen. Dies läuft unabhängig von der objektiven Bedrohungslage ab. Im Trainingskontext ist sie von besonderem Interesse, wenn es um funktionelle Instabilität oder angstbedingte Haltungsstörungen geht.

Leistungssteigerung

Mehr Leistung durch bessere Steuerung. Dieses Kapitel zeigt, wie neuronale Effizienz und reduzierte Schutzmechanismen Leistungsreserven freisetzen können.

Der Wunsch, die eigene körperliche Leistungsfähigkeit zu steigern, ist weit verbreitet. Doch trotz strukturierter Trainingspläne bleiben die Fortschritte oft hinter den Erwartungen zurück. Der Grund liegt nicht immer in der Methodik oder Genetik, sondern häufig im Nervensystem als bislang unterschätzte Stellschraube der Leistungsentwicklung.

Das zentrale Nervensystem steuert jede Bewegung, jede Anpassung, jede Regeneration. Es entscheidet, wie viel Kraft oder Bewegungsradius freigegeben wird, wie stabil ein Gelenk bleibt und wie koordiniert Bewegungen ablaufen. Gemäß dem eingangs erwähnten Sicherheitsprinzip, gibt das Nervensystem nur das volle Leistungspotenzial frei, wenn eine Bewegung als kontrollierbar und ungefährlich eingestuft wird. Fehlen hingegen klare, hochwertige Informationen über Körper und Umwelt, bremst es automatisch, unabhängig davon, wie groß die Motivation oder wie gut der Trainingsplan ist.

Diese Erkenntnis verändert den Blick auf Training grundlegend. Leistungsabruf oder -steigerung sind keine rein muskulären Prozesse, die auf mehr Wiederholungen oder höheren Gewichten beruhen. Sie entstehen im Nervensystem durch effiziente Informationsverarbeitung, sensomotorische Integration und gezielte Reizbewertung. Nur wenn diese Systeme optimal zusammenspielen, entstehen ökonomische, stabile und leistungsfähige Bewegungen. Schauen wir uns nun an, wie neurozentriertes Training spezifische Leistungsfaktoren wie Mobilität und Kraftentfaltung verbessern kann.

Mobilität – Beweglichkeit als Sicherheitsentscheidung

Beweglichkeit wird häufig rein strukturell als Ergebnis von Muskeldehnung faszialer Elastizität oder Gelenkmechanik verstanden. Dabei zeigt sich, dass Beweglichkeit in erster Linie eine zentralnervös regulierte Fähigkeit ist.[19]

Aktive vs. passive Beweglichkeit

Aus neurozentrierter Sicht ist vor allem die **aktive Beweglichkeit** entscheidend. Welche Bewegungsweite kann unter eigener Kontrolle erreicht werden? Im Gegensatz dazu ist die **passive Beweglichkeit** die durch externe Kräfte mögliche Gelenkreichweite.

Ein praktisches Beispiel: Ein Patient kann passiv mithilfe des Therapeuten den Arm bis zur 180°-Position über den Kopf bringen. Aktiv ist die Bewegung nur bis 150° möglich. Diese Differenz zeigt, das Potenzial ist vorhanden, aber das Gehirn erlaubt den vollen Bewegungsumfang nicht.

Je größer die Differenz zwischen aktiver und passiver Beweglichkeit, desto höher ist das Verletzungsrisiko und desto unsicherer ist die Bewegung für das Gehirn. Durch ein neuronales Training mit Integration von sensorischer Vorbereitung, reflektorischer Stabilisierung und motorischer Planung kann die aktive Beweglichkeit verbessert werden, ohne dass Dehnung im klassischen Sinn notwendig ist. So wird Beweglichkeit nicht nur verbessert, sondern in funktionelle Leistung überführt.

Es ist das Gehirn, das entscheidet, wie weit sich ein Gelenk bewegen darf. Diese Entscheidung basiert nicht nur auf anatomischen Grenzen, sondern auf der Bewertung sensorischer Informationen, der aktuellen Datenlage und der prognostizierten Sicherheit einer Bewegung. Diese Bewertung erfolgt durch eine Vielzahl sensorischer Informationen aus Gelenken, Haut, Muskulatur, visuellem System, Gleichgewichtssinn und Interozeption. Sie werden im Gehirn unter anderem in der Inselrinde, dem anterioren cingulären Kortex (ACC) oder dem dorsolateralen Präfrontalkortex (DLPFC) verarbeitet und in Echtzeit mit Erfahrungen, Kontext und Ziel der Bewegung abgeglichen. Daraus entsteht eine Vorhersage, ob eine bestimmte Bewegung kontrollierbar und ungefährlich ist.

Somit ist es die **Dehntoleranz** (die Bereitschaft des Gehirns, eine bestimmte Gelenkstellung freizugeben), die den Bewegungsumfang limitiert oder erweitert. Dieser Mechanismus ist ein Schutzreflex. Wird eine Bewegung als potenziell gefährlich oder unkontrollierbar eingeschätzt, greift das Nervensystem regulierend ein, noch bevor muskuläre oder strukturelle Grenzen tatsächlich erreicht werden.

Ein Beispiel: Viele Menschen spüren beim Versuch, eine tiefe Kniebeuge auszuführen, eine vermeintliche Blockade oder ein Ziehen, obwohl strukturell keine Einschränkung vorliegt. Die Ursache liegt oft in fehlender motorischer Kontrolle im unteren Bewegungsbereich. Das Gehirn bewertet die Position z. B. aufgrund mangelnder Fußaufrichtung, instabiler Rumpfanbindung oder fehlender Blickführung als riskant und reduziert reflexartig die Bewegungsfreigabe.

Für eine gezielte Beweglichkeitsverbesserung bedeutet dies, dass nicht das Gewebe, sondern die neuronale Steuerung trainiert werden muss, um so die zentralnervöse »Freigabe« zu erhöhen.

Kraftentfaltung – Kraft ist Koordination unter Last

Die Fähigkeit, wie viel Spannung ein Muskel erzeugt, wird im klassischen Training oft als rein muskuläre Eigenschaft verstanden, beeinflusst durch Muskelquerschnitt oder Faserverteilung. Analog zur Beweglichkeitsregulation ist Kraft jedoch das Ergebnis zentralnervöser Regulation. Kraft ist damit keine statische Größe, sondern eine dynamische Entscheidung des Nervensystems.

Das Gehirn als übergeordnete Instanz entscheidet abhängig von der Einschätzung, ob die Bewegung unter Belastung sicher, kontrollierbar und vorhersehbar ist, wie viel Spannung ein Muskel entfalten darf. Bei unklarer Datenlage hingegen greift das Gehirn regulierend ein: Es begrenzt die Kraftentfaltung, erhöht Schutzspannungen oder bremst Bewegungsimpulse ab. Diese Schutzmechanismen sind adaptiv. Sie sollen Verletzungen verhindern und energetisch effiziente Lösungen ermöglichen. Doch sie können auch übersteigert reagieren, insbesondere, wenn das Gehirn aus früheren Erfahrungen, unklaren Bewegungsmustern oder fehlender Integration sensorischer Reize die Bewegung als unsicher bewertet.

Ein Beispiel aus der therapeutischen Praxis: Eine Patientin berichtet über Kraftverlust beim Treppensteigen, obwohl muskulär keine Einschränkungen vorliegen. Erst vestibuläre Tests zeigen eine unzureichende Blickstabilität bei Kopfbewegungen. Ein gezieltes Training des vestibulookulären Refle-

Neuro-Praxis

Über die Blickrichtung lassen sich Spannung und Ansteuerung bestimmter Muskelgruppen reflexartig und unbewusst beeinflussen. Dieser Mechanismus wirkt über zentrale Verschaltungen im Hirnstamm und lässt sich sowohl zur Verbesserung der Beweglichkeit als auch zur Steigerung der Kraft nutzen. Welcher Muskeltonus über welche Blickrichtung verstärkt wird, zeigt folgende Übersicht.

Überblick über die Blickrichtung und dazugehörige Muskelaktivierung.

Blickrichtung	Verstärkte Muskelaktivität
oben	Extensoren beider Körperhälften (Streckmuskulatur)
unten	Flexoren beider Körperhälften (Beugemuskulatur)
rechts	Rotation nach rechts; Extensoren rechts – Flexoren links
links	Rotation nach links; Extensoren links – Flexoren rechts

Der Blick nach oben aktiviert reflexartig die Streckmuskulatur, was beim Aufstehen von einem Stuhl oder aus der Kniebeuge genutzt werden kann. In der Vorbeuge erleichtert ein Blick nach unten das Absenken durch erhöhten Flexor-Tonus.

xes verbessert die Kopfkontrolle und damit die Schutzspannung. Das Ergebnis ist eine bessere Kraftentfaltung über das betroffene Bein.

Ein zentraler Aspekt, der dabei häufig unterschätzt wird: **Kraft ist spezifisch.** Die Fähigkeit, muskuläre Spannung zu erzeugen, hängt immer von der jeweiligen Situation ab. Hierzu zählen Haltung, Position, Bewegungs-

Der neuronale Drive als Grundlage muskulärer Kraftentfaltung. Die Abbildung zeigt die summierte Entladungsrate (imp/s) motorischer Neuronen mehrerer Unterschenkelmuskeln in zwei Kraftniveaus (20 und 30 % der maximalen willkürlichen Kontraktion). Deutlich sichtbar: Die Intensität und das Timing der neuronalen Aktivierung unterscheiden sich je nach Muskel und Belastung. Grundlage ist die Ableitung kumulativer Spike-Trains (CST) über L4–S3 zur zielgerichteten Rekrutierung motorischer Einheiten – ein zentrales Prinzip der Kraftregulation über den Tractus corticospinalis.

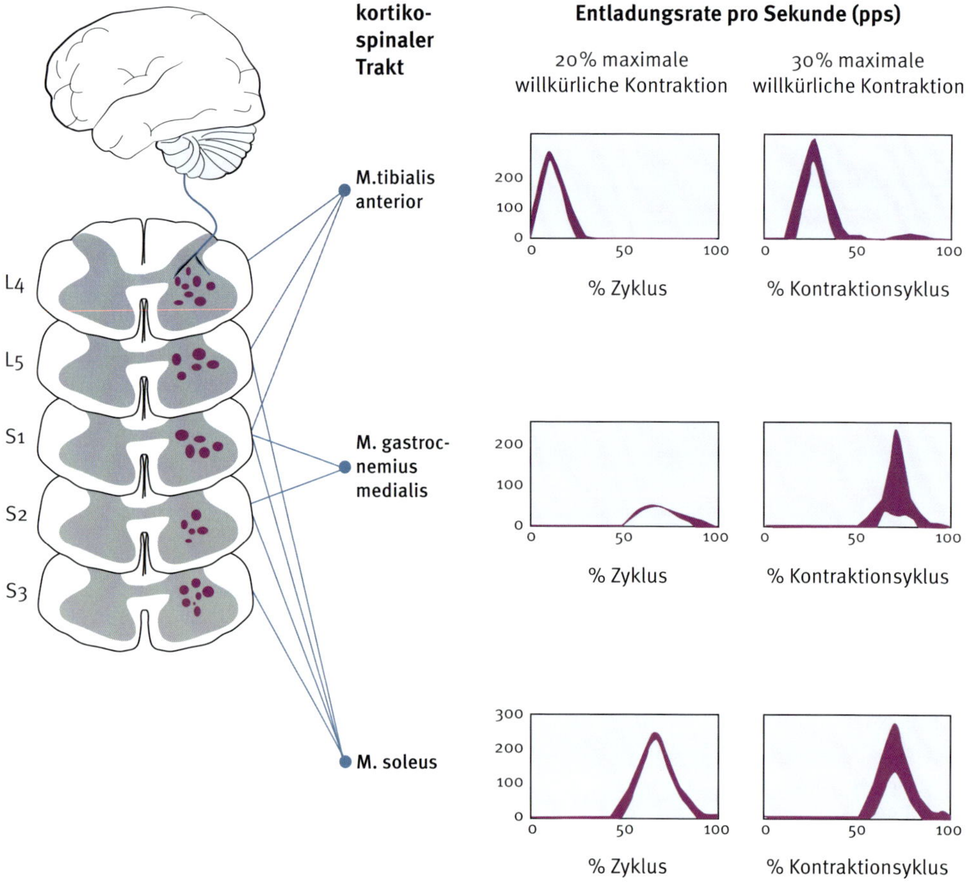

Reflexive und willkürliche Kraft

Die Fähigkeit, Kraft zu erzeugen, setzt sich aus zwei Komponenten zusammen: der **reflexiven** (autonomen) Stabilität und der **willkürlichen** (bewussten) Kontraktion.
Rund 90 % der neuronalen Kommunikation zwischen Gehirn und Körper dient der Regulation reflexiver Stabilitätsprozesse. Nur etwa 10 % betreffen die bewusste Bewegung. Deshalb ist es entscheidend, beide Ebenen zu adressieren – insbesondere die reflexive Basis. Sie ist verantwortlich für die Stabilität von Rumpf, Kopf und Augen während jeder Krafteinleitung.
Eine funktionierende reflexive Stabilität ermöglicht es dem Gehirn, Vertrauen in die Bewegung zu entwickeln. Je sicherer die automatische Stabilisierung abläuft, desto mehr Spannung lässt das Gehirn in der willkürlichen Kontraktion zu. Das Zusammenspiel dieser Systeme ist essenziell für maximale Kraftentfaltung.

Schematische Darstellung der kortikalen und subkortikalen Verschaltungen bei willkürlicher Bewegung und Haltungsstabilisierung.

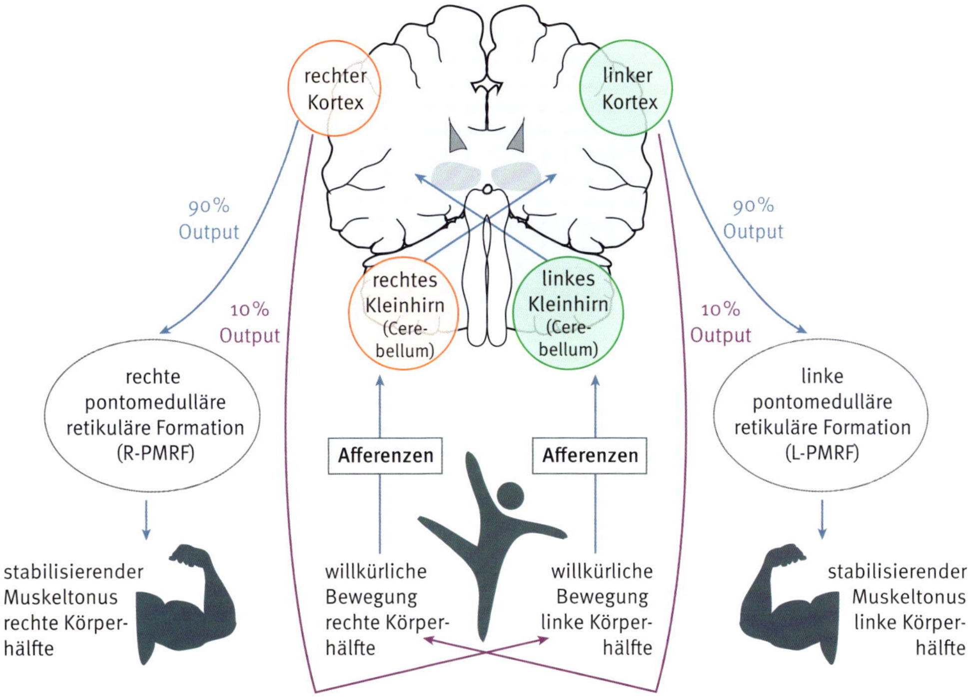

geschwindigkeit, verwendetes Equipment oder Umgebungsbedingungen. Jedes neue Bewegungsmuster oder Trainingsgerät verändert die sensorische Datenlage und damit auch die neuronalen Aktivitätsmuster, die zur Kraftregulation herangezogen werden. Kraft ist daher keine universelle Fähigkeit, sondern wird kontextabhängig vom Nervensystem neu bewertet und angepasst. Dies zeigt auch das Prinzip der neuroplastischen Spezifität: Neuronen, die zusammen feuern, verbinden sich und schaffen individuelle Anpassungen, die gezielt trainiert werden können.[20]

Die Entstehung von Kraft folgt dabei einem klaren neurologischen Pfad. Im Frontallappen wird das Bewegungsvorhaben geplant. Basalganglien und Thalamus erstellen einen präzisen Bewegungsplan, der an das Kleinhirn übermittelt und dort mit gespeicherten Programmen abgeglichen und über den Tractus corticospinalis zur Muskulatur gesendet wird. Gleichzeitig stimmen sich diese Prozesse mit Hirnstammreflexen, etwa über die vestibulospinalen und retikulospinalen Bahnen, ab, die für automatisierte Stabilität sorgen.

Die zentrale Verarbeitung entscheidet darüber, welche motorischen Einheiten aktiviert werden, wie stark sie kontrahieren und wie schnell die Anpassung erfolgt. Entscheidend ist dabei der sogenannte Neural Drive. Hierbei handelt es sich um die Fähigkeit, möglichst viele motorische Einheiten gleichzeitig, schnell und präzise anzusteuern (vgl. Abbildung, Seite 64). Auch dieser ist trainierbar und bildet die Grundlage für leistungsorientiertes Krafttraining.

Ziel eines neurozentrierten Krafttrainings ist daher nicht in erster Linie die Erhöhung der Trainingslast, sondern die Optimierung der zentralen Informationsverarbeitung als Grundlage für nachhaltige Leistungsentwicklung, bessere Koordination und ein geringeres Verletzungsrisiko.

Relevante neuronale Bereiche für Leistungsfähigkeit

In diesem Abschnitt fassen wir die zentralen Strukturen zusammen, die für Beweglichkeit und Kraft, wie auch die übergeordnete Leistungsentwicklung besonders relevant sind.

Frontallappen

Im Zentrum der willkürlichen Bewegungskontrolle steht der Frontallappen. Hier werden motorische Programme geplant, Entscheidungen getroffen und Bewegungsabsichten umgesetzt. In der Kraftentwicklung steuert er die Initialisierung von Kontraktionen, während er in der Mobilitätsentwicklung koordinativ anspruchsvolle Bewegungsstrategien organisiert. Übungen für den Frontallappen fördern die Entscheidungsfindung und die daraus folgende Bewegungsabsicht.

Parietallappen

Der primäre motorische Kortex (M1 im Frontallappen) sendet gezielte Bewegungsimpulse an die Muskulatur. Der somatosensorische Kortex (S1) verarbeitet taktile, propriozeptive und kinästhetische Rückmeldungen. Gemeinsam bilden sie ein bidirektionales System der Bewegungskontrolle. In beiden Bereichen finden bei eingeschränkter Beweglichkeit oder Schmerz häufig kortikale Reorganisationen statt. Taktile Stimulationen können hier direkt die Informationsqualität erhöhen und die kortikale Ansteuerung verbessern.

Aufmerksamkeitslenkung

Die Lenkung der Aufmerksamkeit lässt sich nicht nur gezielt nutzen, um die Leistungsfähigkeit und Bewegungsqualität zu beeinflussen, sondern kann auch im Schmerzkontext angewendet werden.
Es lassen sich zwei Formen der Aufmerksamkeitslenkung unterscheiden, die jeweils unterschiedliche neuronale Netzwerke aktivieren.

Externer Fokus
Hierbei richtet sich die Aufmerksamkeit auf ein äußeres Ziel wie z. B. der Boden beim Sprung, die Wand bei der Mobilisationsübung. Ein externer Fokus ist in vielen Kontexten mit besserer Bewegungsökonomie, höherer Präzision und geringerer muskulärer Anstrengung verbunden. Das gilt vor allem bei komplexen Bewegungen oder Leistungssituationen. Hier kann ein Fokus auf das Bewegungsergebnis (z. B. »Drücke dich vom Boden ab«) helfen, automatische Bewegungsmuster zu fördern.

Interner Fokus
Beim inneren Fokus richtet sich die Aufmerksamkeit nach innen. Dies kann sich auf Muskelspannung, Gelenkstellung oder Atemrhythmus beziehen. Ein interner Fokus kann bei Anfängern, Menschen mit Bewegungseinschränkungen, nach Verletzungen oder fehlender Körperwahrnehmung hilfreich sein. Er ermöglicht eine genauere sensorische Differenzierung, fördert interozeptives Bewusstsein und unterstützt den gezielten Aufbau von kortikalen Repräsentationen. Gerade im Schmerzkontext kann dies die Voraussetzung für nachhaltige Veränderung sein. Hierbei ist wichtig, dass sich der Fokus nicht auf den Schmerz selbst richtet, sondern auf andere interne Bereiche wie z. B. Muskelspannung oder Atmung.
Die Aufmerksamkeitslenkung sollte entsprechend je nach Ziel und Kontext variieren.

Kleinhirn

Bei der Mobilitätsverbesserung stabilisiert das Kleinhirn aktive Endpositionen. Im Kraftkontext ermöglicht es eine gleichmäßige, koordinierte Kraftverteilung und schützt vor unkoordinierten Bewegungen unter Last. Die Integration vestibulärer Reize spricht das Kleinhirn direkt an und verstärkt die zentrale Integration. Dies verbessert die automatische Bewegungsstabilisierung und macht neue Bewegungserfahrungen »sicher«.

Die Durchführung von motorischen Kontrollübungen mit leichtem elastischem Widerstand (Loaded Mobility) sorgt für Spannungsaufbau in Endpositionen. Dies trainiert Sicherheit und Kontrolle in verletzungsanfälligen Positionen.

Hirnstamm

Über die **Formatio reticularis** und vestibulo-/retikulospinale Bahnen ist der Hirnstamm an der automatischen Stabilisierung des Körpers beteiligt. Seine Aktivität entscheidet darüber, wie viel Kraft oder Bewegungsamplitude freigegeben wird. Die Regulation des Muskeltonus, der Atemfrequenz, der Haltung und der Blickstabilität erfolgt reflexiv und ist bei allen Leistungsfaktoren entscheidend. Reflexive Stabilität lässt sich gezielt trainieren, indem vestibuläre Reize (z. B. Kopfneigungen oder Blickwechsel), Atemübungen oder sogar Zungenaktivierungen integriert werden.

Inselrinde

Bei der **Dehntoleranz** entscheidet die Insula über die Freigabe oder Begrenzung von Bewegungsamplituden. Tiefe, rhythmische Atemzüge in Kombination mit langsamer Bewegung senken den vagalen Grundtonus und können so mehr Bewegung ermöglichen. Besonders in der Mobilisation von Endpositionen werden durch die bewusste Atemlenkung das Vertrauen in die Bewegung erhöht und die Bewegungsamplitude vergrößert.

Aber auch im Krafttraining ist ihre Rolle zentral. Sie registriert Spannung, Atemverhalten und emotionale Begleitreaktionen und beeinflusst so unbewusst, ob das System Kraft zulässt oder in Schutzspannung verharrt. Aktive Muskelkontraktionen in kritischen Positionen dienen dem Aufbau einer neuronaler Kontraktionskarte.

Schmerzprävention und Behandlung

Schmerz ist ein Signal des Nervensystems. Dieses Kapitel beleuchtet, wie neurozentriertes Training zur Prävention beitragen und bestehende Schmerzen positiv beeinflussen kann.

Schmerzen beeinflussen nicht nur Bewegung und Leistungsfähigkeit, sondern oft auch die Psyche, das Sozialverhalten und das gesamte Körpergefühl. Dabei können Schmerzen aufgrund vieler verschiedener Ursachen auftreten. Wer Schmerzen auf einen rein linearen Reiz-Reaktions-Mechanismus, z. B. ein bloßes Signal aus verletztem Gewebe (nozizeptiver Schmerz), reduziert, übersieht die entscheidenden Mechanismen, die im Gehirn ablaufen, und damit auch die größten Hebel in der Therapie.

Um Schmerzen umfänglich zu verstehen und langfristig wirksam zu behandeln, braucht es daher einen Perspektivwechsel: Weg von der Suche nach dem einen Auslöser, hin zur Betrachtung des Systems.

Schmerz ist, wie schon besprochen, ein Ergebnis, kein Input. Er ist das Ergebnis komplexer, zentralnervös gesteuerter Prozesse im Nervensystem. Hierbei filtert, priorisiert, bewertet und entscheidet das Gehirn, ob ein Reiz als potenziell bedrohlich eingestuft wird. Nur dann entsteht Schmerz als Schutzreaktion.[21] Diese Einschätzung wird von unzähligen sowohl bewussten als auch unbewussten Faktoren wie Kontext, Vorerfahrungen, innere Bewertungen und Umweltfaktoren beeinflusst, wobei es oftmals ein Zusammenspiel vieler ist (vgl. Abbildung, Seite 70).

Jeder Einflussfaktor, von Nozizeption über Stress bis zu Bewegungsverhalten, kann einen Beitrag zur Schmerzerfahrung leisten oder auch dabei helfen, sie zu verändern.

Das bedeutet auch: Schmerz kann entstehen, obwohl keine strukturelle Schädigung vorliegt. Und umgekehrt kann Gewebe geschädigt sein, ohne dass Schmerzen auftreten. Lediglich die Gefahreneinschätzung des Gehirns entscheidet.

So kann z. B. eine anhaltende Überlastung oder eine alte Verletzung zwar nozizeptive Signale erzeugen, aber erst durch unsichere Bewegungserfahrungen, emotionale Belas-

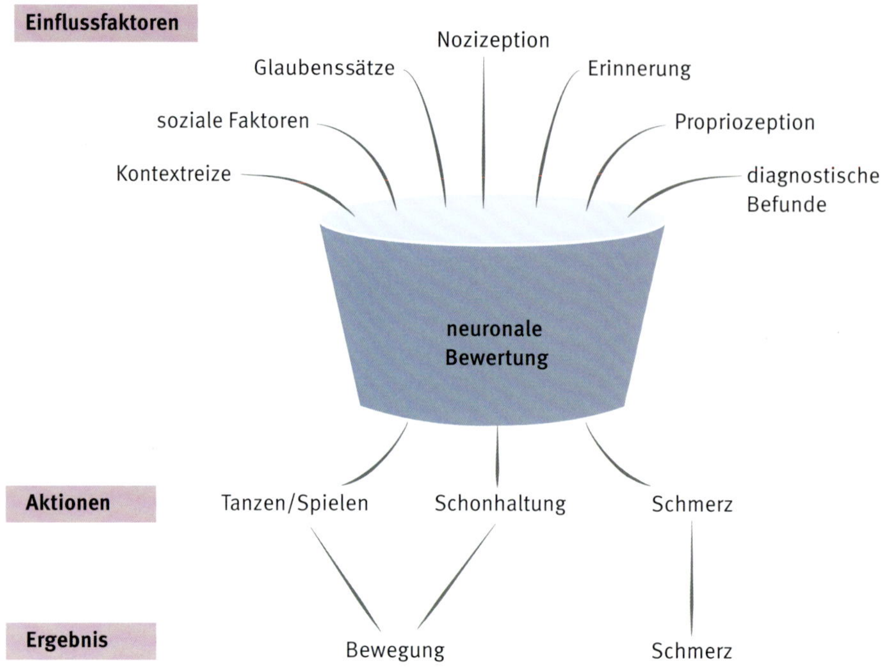

Neurotags als Grundlage für Schmerzerleben. Schmerz entsteht durch die Aktivierung spezifischer neuronaler Netzwerke im Gehirn. Diese »Neurotags« integrieren sowohl biologische als auch psychologische und soziale Informationen. Entscheidend ist nicht der Input allein, sondern das Zusammenspiel vieler Faktoren, das zur Auslösung einer Schutzreaktion führt.

tung, negative Erwartungen oder soziale Isolation wird daraus eine chronische Schmerzgeschichte. Je mehr solcher Einflussfaktoren zusammentreffen, desto wahrscheinlicher ist es, dass das Gehirn Schutzprogramme aktiviert, etwa durch Spannung, Schonhaltung oder Schmerz.

Diese **Schutzprogramme** sind zunächst sinnvoll. Sie entstehen aus der biologischen Intelligenz des Körpers, Gefahren zu erkennen und entsprechend zu reagieren. Problematisch wird es nur dann, wenn diese Muster zu lange bestehen bleiben oder sich verselbstständigen. Besonders bei chronischen Schmerzen zeigen sich Veränderungen in der Reizverarbeitung, in der kortikalen Repräsentation und in der Reizhemmung. Das Gehirn wird sensibler, die sogenannte »Schmerzhandbremse«, die Fähigkeit, nicht bedrohliche Reize auszublenden, verliert an Wirkung. Dann kann es passieren, dass selbst harmlose Reize als unangenehm oder schmerzhaft empfunden werden oder das Gehirn weiterhin Schmerzempfindung erzeugt, selbst wenn die ursprüngliche Ursache längst abgeheilt ist.

Diese zentrale Rolle des Gehirns macht deutlich, warum klassische, lokal fokussierte Schmerzbehandlung allein oft nicht ausreicht. Schmerzprävention und -therapie müssen neuronale Mechanismen integrieren und die Bedingungen verändern, unter denen das Gehirn Schmerz erzeugt. Dazu gehört es, Sicherheitserleben aufzubauen, Bewegung neu zu verschalten, negative Vorerfahrungen zu überschreiben und das System zu entlasten.

Schmerz ist ein lernbares Phänomen und damit auch verlernbar. Neuroplastizität bedeutet nicht nur, dass sich Schmerz festsetzen kann, sondern vor allem, dass wir ihn beeinflussen können.

In den folgenden Abschnitten betrachten wir typische Schmerzbilder im neurozentrierten Kontext. Dabei steht weniger die rein strukturelle Betrachtung im Vordergrund, sondern die involvierten neuronalen Systeme und wie sie sich gezielt trainieren lassen.

Gelenkschmerzen

Gelenkschmerzen, wie in Schulter, Knie, Hüfte oder Ellenbogen, zählen zu den häufigsten Beschwerdebildern. Sie schränken nicht nur die Bewegungsfreiheit und Lebensqualität stark ein, sondern können langfristig auch zu Schonhaltungen, Kompensationsmustern und weiteren Beschwerden führen.

Auch bei Gelenkschmerzen lohnt sich der Blick über die rein strukturelle Ebene hinaus. So spielen zentrale neuronale Prozesse eine entscheidende Rolle bei der Entstehung, Aufrechterhaltung und Lösung von Schmerzen. Gerade bei chronischen oder wiederkehrenden Gelenkschmerzen ist häufig keine eindeutige Gewebeschädigung mehr nachweisbar und doch halten die Schmerzen an. Ein Grund ist die veränderte Schmerzverarbeitung auf zentraler Ebene. Das Gehirn hat gelernt, bestimmte Gelenk-

Neurozentrierte Prinzipien im Umgang mit Schmerz

- Verstehen, dass Schmerz nicht gleich Schaden ist: Schmerzen bedeuten nicht automatisch einen strukturellen Schaden. Sie zeigen, dass das Gehirn Schutz für notwendig hält.
- Lernen, was Schmerz beeinflusst: Stress, Schlafmangel, emotionale Konflikte oder eine reduzierte sensorische Integration können Schmerz verstärken – unabhängig von strukturellen Gegebenheiten.
- Erleben, dass Veränderung möglich ist: Schon kleine, gezielte Reize, z. B. durch Augenbewegungen, Atemtraining oder vestibuläre Stimulation, können die Bewertung im Nervensystem verschieben.
- Anerkennen, dass Bewegung nicht gefährlich ist: Gerade bei chronischen Schmerzen braucht es neue, positive Bewegungserfahrungen, ohne Angst, ohne Überforderung, aber mit Relevanz für das Gehirn. Zum Beispiel eine schmerzfreie Wiederholung.
- Aufdecken und regulieren unbewusster Muster: Viele Schutzmechanismen laufen implizit ab: Schutzspannung, Vermeidungsverhalten, Katastrophisierung. Sie können durch gezielte Reize und bewusstes Training beeinflusst werden.

stellungen, Bewegungen oder sogar nur die Vorstellung davon als potenziell gefährlich zu bewerten. Die übersteigerte Schutzreaktion Schmerz wird ausgelöst, obwohl objektiv keine Bedrohung besteht.

Diese ist Ausdruck einer sensiblen zentralen Verarbeitung und gestörten sensorisch-motorischen Integration, was sich über gezieltes Training wieder regulieren lässt. Ziel ist es, die relevanten Gehirnareale über neue, sichere Reize zu »reorganisieren«. Dabei spielen unter anderem der motorische Kortex, das Kleinhirn, die sensorischen Repräsentationen, aber auch propriozeptive Bahnen und visuelle oder vestibuläre Informationen eine Rolle. Denn jeder Reiz, der hilft, die Körperselbstwahrnehmung zu verbessern, kann einen Beitrag zur Schmerzreduktion leisten.

In den folgenden Abschnitten schauen wir uns die Gelenkregionen Schulter und Knie exemplarisch an und welche neuronalen Mechanismen hinter den Schmerzbildern stecken.

Pacing und allmähliche Belastung vor und nach einer Verletzung. Vor der Verletzung lagen die Belastungsgrenzen deutlich höher (OGS = obere Gesundheitsschwelle, OSS = obere Schmerzschwelle). Nach der Verletzung sind die Schwellen abgesenkt (NGT = neue Gesundheitsschwelle, SS = Schmerzschwelle, AWS = Aktivitätswarnschwelle, NSS = neue Schmerzschwelle), sodass schon geringe Anstrengungen Beschwerden auslösen können.

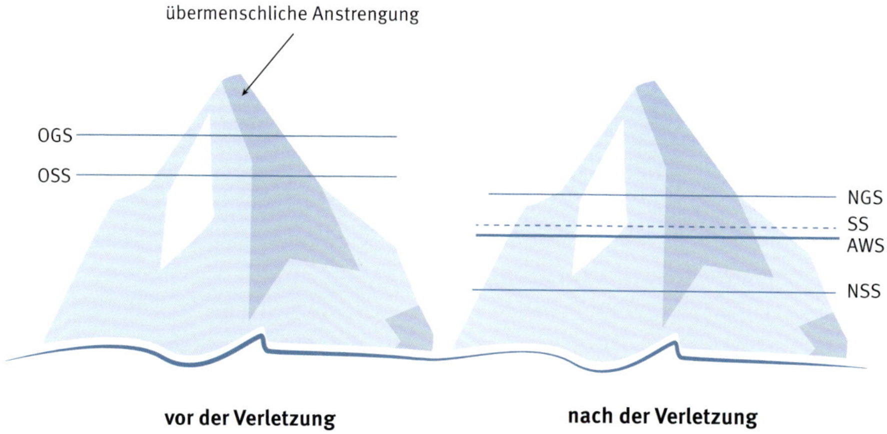

Basierend auf Moseley GL, Butler DS. Explain Pain Supercharged: The Clinician's Manual. Noigroup Publications; 2017

Schulterschmerzen

Die Schulter besteht aus einem komplexen Zusammenspiel mehrerer Gelenke: dem Glenohumeralgelenk, dem Akromioklavikulargelenk, dem Sternoklavikulargelenk sowie dem funktionellen Skapulothorakalgelenk. Nur etwa 25–33 % der Humeruskopfoberfläche stehen bei Bewegung in direktem Kontakt mit der Gelenkpfanne, was neben einer großen Bewegungsfreiheit auch zu einer hohen Instabilität und Verletzungsanfälligkeit der Schulter führt. Insbesondere die oberen Bewegungsradien gehen mit einem relativ geringen strukturellen Schutz einher.

Diese hohe Instabilität kann nur durch eine präzise neuromuskuläre Kontrolle kompensiert werden. Entscheidend für diese Kontrolle ist die Funktion der Rotatorenmanschette, bestehend aus Supraspinatus, Infraspinatus, Subscapularis und Teres minor. Diese Muskeln zentrieren den Humeruskopf aktiv in der Pfanne. Schon kleine Veränderungen in der neuronalen Aktivierung dieser Muskeln können zu Dezentrierung, Reibung, Kompression und Schmerzen führen.

Relevante neuronale Bereiche und Trainingsansätze bei Schulterbeschwerden

Einschränkungen und Schmerzen in der Schulter entstehen nur selten durch rein strukturelle Läsionen. Viel häufiger liegt ihnen ein Zusammenspiel einer veränderten sensorischer Reizverarbeitung, inadäquater Schutzreflexe oder eine gestörte motorische Ansteuerung zugrunde.

Impingement, Rotatorenmanschettensyndrom oder eine »Frozen Shoulder« sind klassische Beispiele, bei denen neben mechanischen Ursachen auch kortikale Repräsentationen, somatosensorische Veränderungen und gestörte Feed-forward-Kontrolle eine zentrale Rolle spielen. Auch die Fähigkeit zur motorischen Vorstellung (Motor Imagery) ist reduziert, was ein Hinweis auf maladaptive neuroplastische Veränderungen ist. Solche zentralen Ursachen gilt es zu beeinflussen, um chronische Verläufe zu durchbrechen.

Im Folgenden werden besonders relevanten neuronalen Areale und ihre jeweilige Rolle bei Schulterbeschwerden dargestellt. Die entsprechenden praktischen Übungen zur gezielten Stimulation dieser Strukturen finden sich im Buchteil »Neuroathletik-Übungen für einzelne neuronale Bereiche« (Seite 143).

Frontallappen

Die Repräsentation der Schulter liegt im oberen Anteil des Motorkortex (motorischer Homunkulus,) eng angrenzend zur Hand- und Ellenbogenregion. Bei Schulterschmerzen zeigen sich hier häufig funktionelle Veränderungen, z. B. in Form von kortikaler Reorganisation oder verminderter Aktivierbarkeit der betroffenen Seite.[22]

Typischerweise zeigen Betroffene eine reduzierte kortikale Repräsentationsfläche sowie eine veränderte Bewegungsplanung, was zu kompensatorischen Ausweichmustern führen kann. Relevant ist dieser Bereich insbesondere für die initiale Bewegungseinleitung sowie für die Präzision rotatorischer Bewegungen. Über die Stimulation motorischer Areale durch Bewegungen benachbarter Regionen lassen sich auch Schulterareale aktivieren.

Ebenfalls spielt bei Schulterbewegungen der prämotorische Kortex eine größere Rolle als bei Bewegungen der distalen Extremität. Insbesondere bei visuell geführten Zielbewegungen wie lasergeführten Bewegungen (Seite 216) oder Reaktionen auf externe Reize wird dieser Bereich stark aktiviert. Veränderungen im prämotorischen Kortex können zu verlangsamten Reaktionszeiten, inkohärenter Bewegungsausführung und unklaren Zielbewegungen führen. Dies ist besonders bei Überkopfsportarten oder visuell geführten Bewegungsaufgaben relevant. Bei einer »Frozen Shoulder« oder funktionellen Schulterschmerzen zeigt sich oft eine reduzierte Aktivität in diesem Areal, was auf eine mangelnde Bewegungsplanung oder antizipatorische Steuerung hinweist.

Parietallappen

Schmerzen und die damit einhergehende Schonhaltung und Inaktivität führen häufig zu einer ungenauen sensorischen Repräsentation im somatosensorischen Kortex, was sich besonders in einer gestörten Diskriminationsfähigkeit in der Schulterregion äußert. Es zeigt sich, dass diese Veränderungen mit chronischen Schmerzen und einer verlängerten Rehabilitationsdauer korrelieren. Studien zur »Frozen Shoulder« zeigen kortikale Veränderungen in S1 und Probleme in der Rechts-links-Differenzierung der Körperhälften und geben damit Hinweise auf die zentrale Mitbeteiligung bei dieser Diagnose.[23]

Darstellung multipler somatosensorischer Homunkuli im menschlichen Kortex. Die Abbildung veranschaulicht die Organisation verschiedener Körperrepräsentationen in unterschiedlichen kortikalen Arealen.

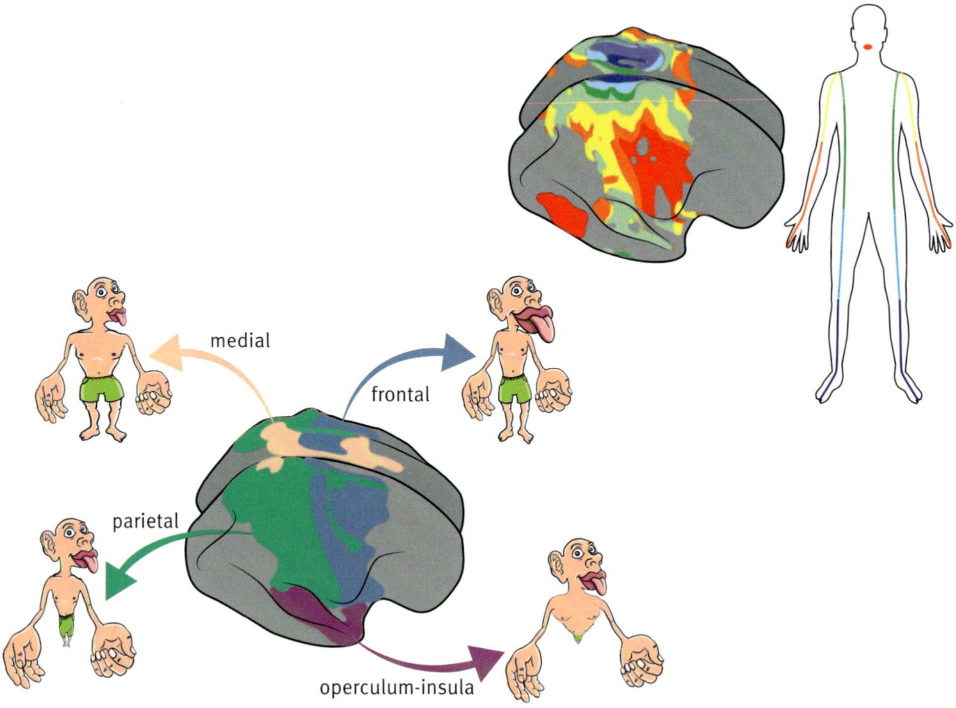

Für differenzierte motorische Schulterbewegungen ist jedoch eine präzise sensorische Rückmeldung notwendig. Sensorisches Training mit Übungen zur Verbesserung der taktilen Wahrnehmung, Diskrimination und Lokalisationsfähigkeit sind daher hilfreich.

Kleinhirn

Bei mehrgelenkigen Aufgaben wie Schulterbewegungen spielt das Kleinhirn eine Schlüsselrolle für Koordination, Timing und Anpassung von Bewegungen. Bei cerebellaren Defiziten kommt es zu Koordinationsstörungen und unsicherer Bewegungsausführung.

Studien belegen, dass bei chronischen Schulterbeschwerden oft Defizite in der Feedforward-Kontrolle vorliegen.[24] Die Fähigkeit, Bewegungsanforderungen im Voraus zu antizipieren ist eingeschränkt.[25] Besonders betroffen ist die Steuerung komplexer Bewegungen wie Werfen, Fangen oder schnellen Reaktionen auf Reize. Das Kleinhirn sollte bei der Behandlung von Unsicherheit und Instabilität in der Schulter adressiert werden. **Cerebellares Training** mit komplexen, nicht linearen Bewegungsformen, schnelles Reagieren auf Zielreize, Bewegungen mit Hindernisvermeidung oder Perturbation trainieren die vorausschauende Steuerung durch das Kleinhirn.

Hirnstamm

Sowohl die Kopfhaltung als auch das Gleichgewichtssystem beeinflussen die Funktion der Schulter über retikulospinale und vestibulospinale Bahnen. Diese Bahnen regulieren unbewusst den Tonus im Schulter-Nacken-Bereich und entscheiden darüber, wie stabil und frei eine Bewegung ausgeführt werden kann. Besonders bei unspezifischen Schulterbeschwerden oder begleitendem Schwindel sollte daher der Hirnstamm mitbetrachtet werden. Auch Schutzspannungen in der Rotatorenmanschette können hier ihren Ursprung haben.

Diaphragma und viszerale Einflüsse

Die Schulter steht über myofasziale Ketten und neurale Verschaltungen in enger Beziehung zum Zwerchfell, den oberen thorakalen Organen und dem N. phrenicus. Ein dysfunktionales Atemmuster oder eingeschränkte viszerale Beweglichkeit kann sich über reflektorische Spannungsmuster auf die Schulterfunktion auswirken. Die betrifft vor allem die Stabilität der Rotatorenmanschette und die Ansteuerung tief liegender Schultermuskeln. Die Integration von Atemübungen oder viszeralen Mobilisationstechniken kann daher ein wertvoller ergänzender Ansatz in der Behandlung von Schulterbeschwerden sein.[26]

Knieschmerzen

Das Kniegelenk ist nicht nur das größte, sondern auch eines der funktionell anspruchsvollsten und verletzungsanfälligsten Gelenke des menschlichen Körpers. Es besteht aus zwei Hauptgelenken, dem tibiofemoralen und dem patellofemoralen Gelenk. Aufgrund der flachen Gelenkflächen zwischen Femur und Tibia ist das Knie in sich instabil und auf eine präzise neuromuskuläre Steuerung angewiesen. Die Menisken, der Ligamentapparat (v. a. Kreuz- und Kollateralbänder) sowie die umgebende Muskulatur sichern diese Gelenkfunktion.

Neben der enormen mechanischen Belastung spielt vor allem die neuronale Steuerung eine zentrale Rolle in der Schmerzentstehung, bei Funktionsstörung und in der Rehabilitation. Vor allem bei dynamischen Bewegungen, z. B. bei Landungen, Richtungswechseln oder Rotationen, ist das Zusammenspiel aus propriozeptiver Rückmeldung und motorischer Ansteuerung essenziell. Vordere Kreuzbandverletzungen (ACL), selbst nach erfolgreicher OP und Reha, sind häufig mit langfristigen motorischen Defiziten verbunden. Diese lassen sich nur unzureichend über muskuläre Schwächen erklären und verweisen auf zentrale Veränderungen im Gehirn.[27] Entscheidend für eine schmerzfreie und leistungsfähige Funktion ist daher weniger die isolierte Muskelkraft, sondern die Qualität der zentralen Koordination.

Relevante neuronale Bereiche bei Kniebeschwerden

Die Bewegungen des Knies (Flexion, Extension, Rotation) sind eng mit komplexen neuronalen Verschaltungen verbunden, die unter anderem über die spinocerebellaren Bahnen, den motorischen Kortex, das Kleinhirn, die supplementär-motorischen Areale (SMA) und subkortikale Strukturen vermittelt werden.

Ähnlich den Schulterbeschwerden entstehen Knieprobleme nur selten durch rein strukturelle Läsionen. Auch ihnen liegt ein Zusammenspiel aus gestörter sensorischer Integration, veränderten Schutzreflexen und zentralnervöser Reorganisation zugrunde.

Neben der klassischen motorischen Ansteuerung spielen visuelle, vestibuläre und interozeptive Systeme eine entscheidende Rolle für die Stabilität, Präzision und Bewegungsökonomie im Knie. Studien zeigen, dass Personen mit vormaliger ACL-Verletzung vermehrt visuelle Reize nutzen müssen, um das Knie präzise zu kontrollieren.[28]

Im Folgenden werden besonders relevante neuronale Areale und ihre jeweilige Rolle bei Kniebeschwerden dargestellt. Die entsprechenden praktischen Übungen zur gezielten Stimulation dieser Strukturen finden sich im Buchteil »Neuroathletik-Übungen für einzelne neuronale Bereiche« (Seite 143).

Frontallappen

Der motorische Kortex ist wesentlich an der Ansteuerung des Quadrizeps beteiligt. Nach ACL-Rupturen oder patellofemoralen Schmerzsyndromen zeigen sich häufig Veränderungen in der kortikalen Repräsentation und eine veränderte kortikospinale Erregbarkeit, was zu verzögerter Muskelaktivierung, unvollständigem Rekrutierungsmuster und kompensatorischen Strategien führen kann.[29] Die Folge ist eine ineffizientere Ansteuerung und Koordination, häufig begleitet von einem Verlust inter- und intramuskulärer Steuerung. Diese Defizite lassen sich auch Jahre nach dem Trauma nachweisen und korrelieren mit einem erhöhten Risiko für eine erneute Ruptur. Durch Bewegungen benachbarter Regionen, wie Hüfte und Sprunggelenk, kommt es zu einer Aktivierung motorischer Areale im motorischen Kortex, die auch Knieareale aktivieren.

Kleinhirn

In reaktiven, schnell ablaufenden Bewegungen wie Sprüngen, Abbremsen oder Richtungswechseln sorgt das Kleinhirn für die Feinabstimmung der Bewegungen, die Gleichgewichtsregulation und die vorausschauende Kontrolle bei instabilen Bewegungsumgebungen. Nach Knieverletzungen, insbesondere mit sensorischem Informationsverlust, zeigen viele Betroffene Defizite in der vorausschauenden Kontrolle (feed forward). Zielgerichtetes cerebellares Training (vgl. Abschnitt Schulter, Seite 73) kann hier unterstützend eingesetzt werden.

Hirnstamm

Die Grundspannung und Stabilitätsbereitschaft der unteren Extremität werden durch den Hirnstamm über die vestibulospinalen und retikulospinalen Bahnen beeinflusst. Bei Kniebeschwerden, die vor allem mit einem unsicheren Gangbild oder latentem Schwindel einhergehen, sollte die vestibuläre Integration überprüft und ggf. trainiert werden. Gerade in der postoperativen Phase bietet dies einen unterschätzten Hebel zur Tonusregulation.

Inselrinde

Bei chronischen Knieschmerzen zeigt die Insula eine erhöhte Aktivität.[30] Dies ist ein Hinweis auf verstärkte interozeptive Verarbeitung, emotionale Bewertung und kognitive Beanspruchung. Diese zentrale Beteiligung beeinflusst nicht nur die Schmerzverarbeitung, sondern auch die Bewegungsqualität. Ein übermäßiger interner Fokus, etwa durch Schmerzvermeidung, kann die motorische Effizienz verringern. Ein gezielter Wechsel hin zu externen Reizen, wie lasergestützter Bewegung, kann motorische Effizienz wiederherstellen und das Bewegungsverhalten normalisieren. Durch visuell-kognitive Aufgaben (Reaktionsbälle, Lichtsignale) wird die Steuerung weg von schmerz- oder körperzentrierter Aufmerksamkeit hin zu handlungsorientierten Mustern verlagert.

Rückenschmerzen

Rückenschmerzen zählen zu den häufigsten Schmerzbildern und können in den unterschiedlichen Wirbelsäulenabschnitten Hals-, Brust- oder Lendenwirbelsäule auftreten. Betroffen sind Menschen aller Altersgruppen, die durch Rückenbeschwerden in der Lebensqualität erheblich eingeschränkt sind. Zudem sind sie auch eine der Hauptursachen für Arbeitsunfähigkeit.

In vielen Fällen ist die strukturelle Bildgebung unauffällig oder zeigt altersübliche Veränderungen, die nicht zwangsläufig mit den empfundenen Schmerzen korrelieren.[31] Das legt nahe, dass Rückenschmerzen weit mehr als ein lokales Gewebeproblem sind. Sie sind Ausdruck einer gestörten zentralen Steuerung, einer veränderten Reizverarbeitung und häufig auch das Ergebnis eines gestörten Gleichgewichts zwischen sensorischen Eingangssystemen, motorischer Kontrolle und emotionaler Bewertung. Diese zentralen Mechanismen unterscheiden sich je nach betroffenem Abschnitt (HWS, BWS, LWS), weisen jedoch auch übergreifende Gemeinsamkeiten auf. Werfen wir einen tieferen Blick auf die drei Regionen und deren typische funktionelle Probleme.

Halswirbelsäule (HWS)

Die Halswirbelsäule ist der beweglichste, zugleich aber auch der sensibelste Abschnitt der Wirbelsäule. Sie trägt nicht nur den Kopf, sondern beherbergt auch hochsensible neuronale Verschaltungen, die unmittelbar mit der Steuerung von Gleichgewicht, Blickstabilität, Reflexverhalten und Schmerzverarbeitung verknüpft sind. Probleme im Bereich der HWS reichen von lokalen Schmerzen über Bewegungseinschränkungen bis hin zu komplexen Symptomen wie Schwindel, Tinnitus, visuellem Unwohlsein oder diffuser Reizüberflutung.[32] Schmerzen im HWS-Bereich entstehen selten rein mechanisch, sondern sind Ausdruck fehlerhafter Integration aus visuellen, vestibulären und propriozeptiven Systemen.

Auch die subokzipitalen Muskeln, darunter die Mm. recti capites posteriores minor und major oder der M. obliquus capitis inferior, spielen eine besondere Rolle. Sie enthalten eine hohe Dichte an Muskelspindeln und liefern detaillierte Informationen über die Kopfposition. Über ihre Verbindung zur Dura mater, über das sogenannte myodurale Band, beeinflussen sie möglicherweise direkt das zentrale Spannungsempfinden im Schädelbereich. Ist ihre Aktivität gestört, kann dies zu Schmerzen, eingeschränkter Blickstabilität und Beeinträchtigung der posturalen Kontrolle führen.[33]

Brustwirbelsäule (BWS)

Das zentrale Bindeglied zwischen Hals- und Lendenwirbelsäule stellt die Brustwirbelsäule dar. Trotz ihrer vergleichsweisen geringen Beweglichkeit ist sie für die Gesamtstabilität des Rumpfes, die Atemmechanik, viszerale Funktionen und die Verbindung zur Schulterregion von zentraler Bedeutung. Aus neurozentrierter Sicht ist die BWS ein hochsensibles Areal, in dem viszerale, vestibuläre, somatosensorische und emotionale Informationen zusammenlaufen.

Die BWS ist über zahlreiche Mechanorezeptoren in den Rippen- und Wirbelgelenken sowie über interkostale Afferenzen eng mit dem zentralen Nervensystem verknüpft. Ihre Beziehung zum Zwerchfell, zum viszeralen System (z. B. Magen, Herz, Lunge) sowie zur Brustkorbatmung hat unmittelbaren Einfluss auf die posturale Stabilität und das Spannungsempfinden. Eine reduzierte Beweglichkeit in der BWS geht häufig mit einer veränderten Aktivität des Zwerchfells, einer verminderten Brustkorbbewegung und einem erhöhten Tonus im Schulter-Nacken-Bereich einher.[34]

Ein weiterer Aspekt bei BWS-Problemen ist die sensomotorische Integration. Die Fähigkeit, zwischen den vorderen, seitlichen und hinteren Rumpfregionen differenziert zu koordinieren, ist bei Betroffenen mit chronischen BWS-Beschwerden häufig eingeschränkt. Dies äußert sich in asymmetrischer Haltung, flacher Atmung, eingeschränkter Rotationsfähigkeit und kompensatorischer Hyperaktivität der oberen Trapezmuskulatur oder der vorderen Brustmuskulatur.

Beschwerden in der BWS werden häufig übersehen oder mit unspezifischen Symptomen wie Engegefühl, Einschränkungen der Atemtiefe oder Spannung im oberen Rücken assoziiert. Dabei sind Schmerzen und Bewegungseinschränkungen in diesem Bereich häufig Ausdruck fehlgeleiteter Regulation auf zentraler Ebene.

Lendenwirbelsäule (LWS)

Die Lendenwirbelsäule ist ein zentrales Steuerungszentrum für aufrechte Haltung, funktionelle Kraftübertragung zwischen Ober- und Unterkörper und sensomotorische Integration. Gleichzeitig ist sie insbesondere bei rotatorischen Bewegungen, beim Heben, Bücken oder längeren statischen Positionen enormen Belastungen ausgesetzt. Rückenschmerzen im LWS-Bereich sind daher besonders häufig und zeigen sich oft in Form von Bewegungseinschränkungen, Instabilitätsgefühl, Ausstrahlung in Gesäß oder Beine sowie tonischer Muskelverspannung.

Die LWS steht in enger Verbindung mit der tiefen Rumpfmuskulatur und hier insbesondere mit dem M. multifidus, dem M. transversus abdominis und dem Zwerchfell, die der segmentalen Stabilität dienen.

Diese Muskeln werden reflexiv über Hirnstamm- und cerebellare Verschaltungen aktiviert und stehen unter dem Einfluss sensomotorischer Rückmeldeschleifen. Schmerzen, Bewegungsmangel oder Dysfunktionen im LWS-Bereich führen häufig zu einer Abschwächung oder Verzögerung dieser automatischen Ansteuerung, was eine kompensatorische Überaktivierung oberflächlicher, willkürlich steuerbarer Muskelgruppen wie dem M. erector spinae zur Folge hat. Es entsteht ein Teufelskreis aus Schutzspannung, Kompensationen, einer chronischen Reizung der passiven Strukturen, eingeschränkter Bewegung und anhaltender Schmerzreaktion.

Ein isolierter Blick auf die muskuläre oder strukturelle Ebene greift jedoch zu kurz. Die LWS ist in ein fein abgestimmtes Netzwerk zentralnervöser Steuerung eingebunden, das sensomotorische, vegetative und emotionale Faktoren miteinander verknüpft. Rückenschmerzen in diesem Bereich spiegeln daher häufig eine Dysbalance zwischen zentraler Steuerung und peripherer Umsetzung wider.

Relevante neuronale Bereiche bei Rückenschmerzen

Wir bereits erwähnt, liegen der Schmerzverarbeitung und Bewegungseinschränkung bei Rückenschmerzen oft Veränderungen auf zentralnervöser Ebene zugrunde. Hierzu gehören Störungen in der sensomotorischen Integration, kortikale Reorganisationen, gestörte Atem- oder Schutzmuster sowie eine übermäßige affektive Bewertung von Bewegung.

Auch das visuelle und vestibuläre System beeinflussen die Steuerung der Rumpfstabilität unmittelbar. Eine instabile Blicksteuerung, reduzierte okuläre Reflexe oder ein fehlerhafter Gleichgewichtssinn können die Haltungsregulation so weit beeinflussen, dass der Rücken in einen dauerhaften Regulationsstress gerät.

Hinzu kommt die emotionale Dimension. Die Inselrinde, das limbische System und präfrontale Areale bewerten körperliche Signale in einem emotionalen Kontext.[35] Anhaltender Schmerz verändert nicht nur die Wahrnehmung, sondern auch die Erwartungshaltung des Gehirns. Eine erhöhte Aufmerksamkeit gegenüber der schmerzhaften Region, gepaart mit Bewegungskontrollverlust und erhöhter Schutzspannung, tragen zur Chronifizierung bei.

In der Folge kommt es häufig zu Veränderungen im motorischen Verhalten. Bewegungen werden vorsichtiger, vermeidender oder gar nicht mehr ausgeführt, was langfristig zu einer Verarmung der sensorischen Rückmeldung und einer Verstärkung des Schmerzgeschehens führt.

Ein neurozentrierter Therapieansatz, der motorische Kontrolle, sensorische Rückmeldung und emotionale Bewertung gleichermaßen adressiert, bietet ein effektives Instrument zur nachhaltigen Funktionsverbesserung und Schmerzreduktion im Rückenbereich. Im Folgenden werden die wichtigsten beteiligten Hirnregionen mit ihrer spezifischen Rolle bei Rückenschmerzen dargestellt. Die entsprechenden Übungen zu den jeweiligen Bereichen finden sich im

Buchteil »Neuroathletik-Übungen für einzelne neuronale Bereiche« (Seite 143).

Frontallappen

Der primäre motorische Kortex ist auch im Bereich der Wirbelsäule zentral an der Planung und Initiierung gezielter Bewegungen wie z. B. Rotations- und Atembewegungen beteiligt. Studien zeigen, dass bei chronischen Rückenschmerzen (insbesondere der LWS) die kortikale Repräsentation betroffener Muskelgruppen, wie des M. multifidus, verändert ist. Dies führt zu einer fehlerhaften Voraktivierung und eingeschränkten Bewegungskontrolle.[36] Auch im Bereich der HWS lassen sich Reorganisationsprozesse im Kortex nachweisen, etwa bei funktionellen Nackenschmerzen oder nach Schleudertrauma, wobei insbesondere die Repräsentationen tiefer Nackenmuskeln betroffen sind.[37]

Ergänzend dazu übernimmt das supplementär-motorische Areal (SMA) eine entscheidende Rolle bei der vorausschauenden Bewegungsplanung. Dies gilt insbesondere bei komplexen, mehrgelenkigen oder bilateralen Bewegungen. Bei Beschwerden im LWS-Bereich zeigt sich eine reduzierte Aktivität der SMA während vorbereitender Bewegungsphasen wie Heben, Aufrichten oder Rotationen. Auch bei HWS-Beschwerden ist das SMA bei stabilisierenden Strategien aktiv beteiligt, etwa bei antizipierten Kopfbewegungen im Raum. Eine eingeschränkte SMA-Aktivität führt häufig zu verlangsamten oder unsicheren Bewegungsmustern. Über bilaterale Übungen lässt sich das SMA adressieren.

Parietallappen

Chronische Rückenschmerzen gehen häufig mit einer veränderten Repräsentation der betroffenen Körperregion im somatosensorischen Kortex einher.[38] Die Folgen sind eine gestörte Wahrnehmung der Rumpfposition, eine reduzierte Diskriminationsfähigkeit, eine eingeschränkte Fähigkeit, Bewegungen gezielt und fein abgestimmt auszuführen, sowie eine eingeschränkte Fähigkeit zur stabilisierenden Voraktivierung. Besonders bei BWS-Beschwerden zeigt sich, dass sensorische Unsicherheit in den Rumpfbereichen zur Überaktivität der Schultermuskulatur führen kann. Bei LWS-Schmerzen korreliert die veränderte sensorische Kartierung mit Bewegungseinschränkungen und einem erhöhten Risiko der Chronifizierung.

Ein sensorisches Training im Rückenbereich mit gezielter Mobilisation, Vibration oder über taktile Reize kann die Afferenzqualität verbessern. Hierbei eignet sich auch eine Seitendifferenzierung mit dem Ziel der Verbesserung der Rechts-links-Körperwahrnehmung zur kortikalen Reorganisation.

Kleinhirn

Bei Beschwerden der BWS und LWS ist das Kleinhirn vor allem an der Kontrolle von Gleichgewicht, Bewegungskorrektur und Anpassung bei wechselnder Belastung wie z. B. beim Gehen, Heben oder Balancieren beteiligt. Es reguliert die Steuerung und Feinabstimmung rotatorischer Bewegungen und sorgt für Stabilität der Rumpfaufrichtung.

Bei HWS-Beschwerden (z. B. zervikogener Schwindel) ist das Kleinhirn wesentlich in die Steuerung und Koordination von Kopf- und Augenbewegungen sowie Rumpfbewegungen integriert. Bei chronischen und unspezifischen Rückenschmerzen zeigen Studien Defizite in der Feed-forward-Kontrolle, was zu kompensatorischen Ausweichbewegungen führt.[39]

Zervikale Mobilisation wie langsame Rotationen oder auch Rotationstraining in thorakaler Extension zur gezielten Aktivierung der Rippen- und Wirbelgelenke setzen hier an.

Hirnstamm

Über retikulospinale Bahnen steuert der Hirnstamm die Grundspannung der Rumpfmuskulatur. Die oberen Segmente C0 bis C3 der Halswirbelsäule stehen in enger Verbindung mit dem trigeminozervikalen Komplex im Hirnstamm, der eine zentrale Schaltstelle zwischen Kopfschmerz, Nackenschmerz und vegetativer Reaktion darstellt (vgl. Abbildung, Seite 84). Über dieselben Bahnen, die auch Informationen aus dem Trigeminusgebiet verarbeiten, gelangen hier Afferenzen aus den tiefen Nackenmuskeln und der Haut in das zentrale Nervensystem. Eine Dysfunktion in diesem Bereich, etwa durch muskuläre Inaktivität, fehlende Rotation oder visuelle Überlastung, kann zu einer Übererregung dieses Zentrums führen und eine ganze Kaskade unspezifischer Symptome auslösen.

Bei LWS-Schmerz spielt die Formatio reticularis eine wichtige Rolle für die automatische Haltemuskulatur, insbesondere im Bereich der tiefen Lendenmuskulatur wie M. multifidus oder M. transversus abdominis. Dysregulationen können zu Schutzspannungen oder instabilen Bewegungsmustern führen.

Inselrinde

Bei Rückenschmerzpatienten, insbesondere mit chronischem Verlauf, zeigt sich eine erhöhte Aktivität in der Insula, die mit Schmerzintensität, Aufmerksamkeitsfokus und Angst vor Bewegung korreliert.[40] Diese übersteigerte Fokussierung auf den schmerzhaften Bereich kann zu maladaptiven Bewegungsmustern führen. Ein Training mit bewusster Reizverlagerung (z. B. externer Fokus) kann hier regulierend wirken.

Mögliche Ansatzpunkte sind Übungen zur Verbesserung der Atemmechanik und reflektorischen Stabilität über tonusregulierende Reize, atembasierte Übungen zur vagalen Aktivierung, viszerale Mobilisation sowie segmentale Muskelaktivierung in den betroffenen Regionen mit taktiler Führung.

Kopfschmerzen

Kopfschmerzen gehören zu den häufigsten Beschwerden in der neurologischen und therapeutischen Praxis. Weltweit leiden über 50 % der Erwachsenen regelmäßig daran, wobei Spannungskopfschmerzen und Migräne die verbreitetsten Formen darstellen. Obwohl längst bekannt ist, dass neuronale Mechanismen eine zentrale Rolle bei Kopfschmerzen spielen, werden sie in vielen Fällen noch immer primär strukturell oder medikamentös behandelt.

Wie eingangs erwähnt, entsteht Schmerz und auch Kopfschmerz nicht im Gewebe, sondern wird im Gehirn erzeugt. Studien zeigen, dass insbesondere bei Migräne, aber auch bei chronischen Spannungskopfschmerzen, spezifische Gehirnareale überaktiv oder dysfunktional sind.[41] Bei Kopfschmerzen ist diese Schmerzverarbeitung besonders eng mit der Aktivität des Trigeminussystems, den Hirnstammkernen, der Inselrinde sowie subkortikalen Strukturen wie der Amygdala verknüpft. Gleichzeitig zeigen sich bei chronischen oder häufig wiederkehrenden Kopfschmerzen oft Hinweise auf eine zentrale Sensitivierung. Das Gehirn reagiert verstärkt auf grundsätzlich harmlose Reize und befindet sich in einer Art neuronalem Alarmzustand.

Diese neurobiologischen Zusammenhänge machen deutlich, warum rein symptomorientierte Behandlungen oft nicht ausreichen. Kopfschmerzen, ob als Spannungskopfschmerz oder Migräne, entstehen selten durch eine isolierte Überlastung oder rein periphere Trigger. Vielmehr braucht es einen differenzierten Ansatz, der sowohl sensorische Integration als auch emotionale Bewertung, vegetative Regulation und motorische Komponenten berücksichtigt.

Spannungskopfschmerzen

Spannungskopfschmerzen sind vor allem durch einen beidseitig drückenden, dumpfen Schmerz gekennzeichnet. Sie treten häufig im Bereich von Stirn, Schläfen oder Hinterkopf auf und gehen oft mit muskulären Verspannungen im Nacken- oder Schulterbereich einher.

Im Unterschied zur Migräne verschlechtern sie sich in der Regel nicht durch körperliche Aktivität. Zu den häufigsten Auslösern zählen Stress, mentale Überlastung, monotone visuelle Aufgaben (z. B. Bildschirmarbeit), schlechte Haltung oder muskuläre Dysbalancen. Besonders relevant ist dabei der Verlust an sensorischer Variabilität und die damit verbundene übermäßige Aktivierung bestimmter motorischer Programme, insbesondere im Bereich des Kiefer- und Nackenapparats. Aus neurozentrierter Sicht sind Spannungskopfschmerzen Ausdruck einer gestörten zentralnervösen Reizverarbeitung.[42]

Migräne

Bei Migräne handelt es sich um eine komplexe neurologische Erkrankung, die weit über klassische Kopfschmerzen hinausgeht. Charakteristisch sind anfallsartige, meist einseitige Kopfschmerzen, begleitet von Symptomen wie Übelkeit, Licht- und Geräuschempfindlichkeit, Sehstörungen und vegetativer Dysregulation. Häufig geht der eigentlichen Schmerzphase eine sogenannte Aura voraus, in der es zu visuellen, sensorischen oder kognitiven Veränderungen kommt.

Migräneattacken entstehen häufig durch eine Überforderung der zentralen Reizverarbeitung und einer Fehlregulation sensorischer Netzwerke im Gehirn. Visuelle Reize (Licht, Bildschirmarbeit), akustische Belastung, hormonelle Schwankungen, Nahrungsmittel, Schlafmangel, aber auch emotionale Stressoren gelten als häufige Auslöser. Dabei ist nicht der einzelne Reiz ursächlich, sondern die fehlende Flexibilität der zentralen Netzwerke, mit diesen Reizen adäquat umzugehen. Migräne ist damit in erster Linie Ausdruck einer eingeschränkten zentralen Reizregulation und Stressverarbeitung.

Relevante neuronale Bereiche bei Kopfschmerzen

Besonders betroffen sind Strukturen, die Schmerzen modulieren, multisensorische Informationen verarbeiten oder vegetative Funktionen regulieren. Auffällig ist dabei nicht nur die veränderte Reizverarbeitung, sondern auch eine verminderte Schmerzhemmung, eine gesteigerte Grundanspannung und eine dysfunktionale Ansteuerung peripherer Muskeln, etwa im Nacken- oder Gesichtsbereich.

Ein neurozentrierter Ansatz zielt nicht auf das Vermeiden einzelner Trigger, sondern auf Normalisierung der Reizverarbeitung, Regulation des Systems und Stärkung zentraler Hemmmechanismen ab. Über spezifische Reize, koordinative Aufgaben und vegetative Einflussnahme lässt sich das Nervensystem stabilisieren, mit dem Ziel, Kopfschmerzen und Migräneanfälle zu reduzieren und dem Gehirn wieder mehr Reizflexibilität zu ermöglichen.

Im Folgenden werden die wichtigsten neuronalen Bereiche dargestellt, die im Zusammenhang mit Kopfschmerzen eine Rolle spielen. Die zugehörigen Übungen und weitere Informationen zu den Bereichen finden sich im Buchteil »Neuroathletik-Übungen für einzelne neuronale Bereiche« (Seite 143).

Hirnstamm

Eine zentrale Schaltstelle der Kopfschmerzverarbeitung mit vielen Facetten ist der Hirnstamm. Hier befindet sich der Trigeminuskernkomplex, über den die meisten sensorischen Informationen aus Gesicht, Schädel, Kiefer und oberen Nackenbereichen verarbeitet werden. Eine chronische Überaktivierung dieses Systems, etwa durch visuelle Überlastung, Kieferpressen oder andauernde Muskelspannung, führt zu einer gesteigerten Empfindlichkeit zentraler Strukturen. Dies kann sich in einer dauerhaft erhöhten Grundspannung, einer verminderten sensorischen Differenzierung und einer reduzierten Schmerzhemmung äußern.

Über kortikale und subkortikale Projektionen ist der Trigeminuskomplex mit Strukturen verbunden, die emotionale Bewertung, Aufmerksamkeit, vegetative Regulation und motorische Kontrolle beeinflussen. Bei Migräne z. B. ist dieser Komplex häufig überaktiviert, was unter anderem zu Reizempfindlichkeit gegenüber Licht, Geräuschen oder Gerüchen führt.[43]

Bei Spannungskopfschmerzen zeigt sich oft eine chronische Übererregung im trigeminozervikalen Komplex, was die enge funktionale Verbindung zwischen Nackenverspannungen und Spannungskopfschmerzen erklärt (vgl. Abschnitt HWS-Beschwerden, Seite 77).

In diesem Zusammenhang sei noch erwähnt, dass der Trigeminusnerv bei Migräne eine neurovaskuläre Entzündung in den Hirnhäuten aktiviert, was zur Freisetzung von Entzündungsmediatoren führt. Diese sensibilisieren periphere und zentrale Strukturen und verstärken die Schmerzwahrnehmung.[44]

Zudem sind Hirnstammkerne wie der N. tractus solitarii, der Locus coeruleus und die Raphe-Kerne beteiligt.[45] Sie sind bei vielen Betroffenen überaktiviert und regulieren Schlaf, Atmung, Schmerzhemmung und vegetative Regulation. Genau diese Prozesse sind bei Migränepatienten häufig gestört.

Der N. occipitalis major (Okzipitalnerv), der aus den oberen zervikalen Segmenten entspringt, kann als peripherer Trigger in das zentrale System eingreifen. Seine Stimulation oder Irritation wird häufig mit Hinterhauptschmerzen oder migräneartigen Beschwerden in Verbindung gebracht.[46]

Abschließend sei noch auf die Beteiligung des Vagusnervs (Hirnnerv X) hingewiesen. Als wichtigster parasympathischer Nerv beeinflusst er Entzündungsreaktionen, Atmung, Schmerzverarbeitung und emotionale Regulation. Seine gezielte Aktivierung, z. B. durch langsame, auf die Ausatmung fokussierte Atmung, tVNS oder Zungenstimulation, kann die parasympathische Regulation verbessern, die neuronale Übererregung dämpfen sowie »beruhigend« im Hirnstamm wirken.[47]

Ein weiterer Ansatzpunkt ist die Stimulation des Trigeminussystems. Hierzu zählen Kiefertraining (Isometrie und Mobilisation) und sensorische Reize im Gesicht, um Schutzreflexe abzuschwächen und Schmerzprozesse zu modulieren.

Kleinhirn

Durch die Regulation der Koordination von Kopf-, Augen- und Körperbewegungen ist das Kleinhirn unmittelbar in Prozesse involviert, die bei Kopfschmerzen eine Rolle spielen. Eine fehlerhafte Integration von vestibulären Informationen (z. B. durch Schwindel,

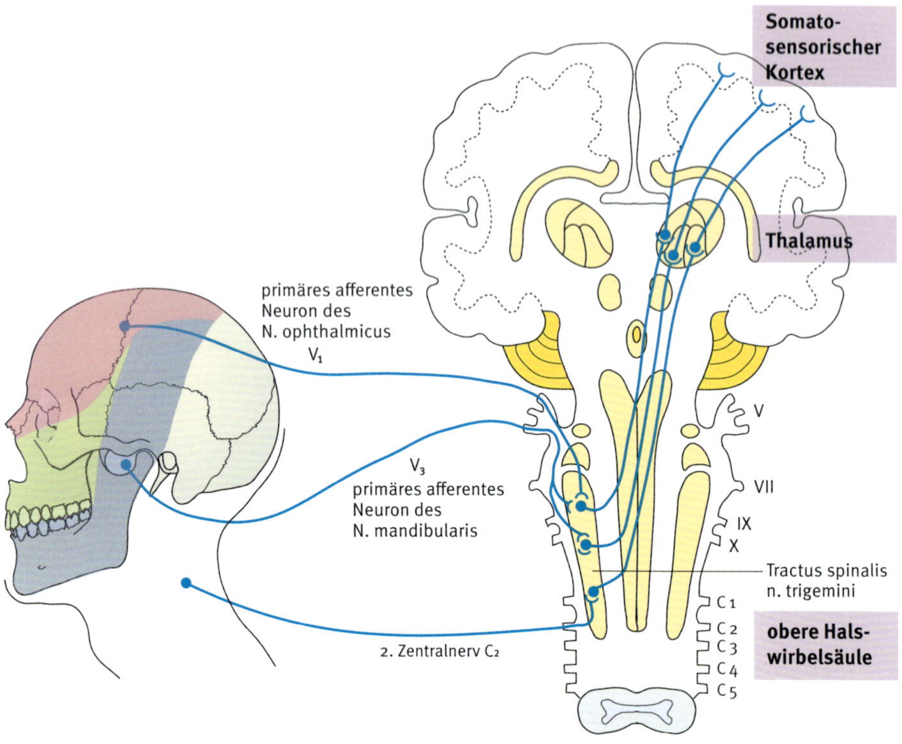

Schematische Darstellung der an Kopfschmerzen beteiligten Strukturen und deren Beziehung zueinander, z. B. die obere HWS, der Trigeminus sowie der Hirnstamm und höhere Hirnareale.

Schäfer B. Trigeminozervikaler Komplex. In: Lüdtke K, Schäfer B, Gaul C, Liesering-Latta E, May A, von Piekartz H, Hrsg. Physiotherapie bei Kopfschmerzen und Migräne. 1. Aufl. Stuttgart: Thieme; 2019

Augenbewegungsprobleme oder gestörte Gleichgewichtsverarbeitung) kann zu einer verstärkten Schutzspannung im Nackenbereich und zu einer Reizung des trigeminozervikalen Systems führen.

Gerade bei Migräne ist das vestibulocerebellare System auffällig häufig betroffen.[48] Viele Betroffene berichten über migräneassoziierten Schwindel oder Unsicherheiten bei visueller Belastung. Das Kleinhirn ist hierbei nicht nur motorisch regulierend, sondern auch sensorisch vorfilternd tätig, insbesondere, wenn es um die Integration visueller, propriozeptiver und vestibulärer Reize geht.

Inselrinde

Die Insula ist bei Kopfschmerzbetroffenen, insbesondere bei Migräne, häufig gestört, was mit einer erhöhten Reizsensibilität und emotionalen Bewertung der Schmerzerfahrung und anderen körpereigenen Erfahrungen wie Übelkeit einhergeht. Zusätzlich ist die funktionelle Konnektivität der Insula zu limbischen Strukturen wie Amygdala oder anteriorem cingulärem Kortex oftmals verändert.[49]

Bei Spannungskopfschmerzen zeigt sich zusätzlich eine stärkere Repräsentation interner Spannungszustände, die die Schmerzverarbeitung zusätzlich negativ beeinflusst. Bewusstes Interozeptionstraining kann helfen, diese Überaktivierung zu relativieren.

Okzipitallappen

Der visuelle Kortex ist bei Migräne besonders auffällig. Hier zeigen sich häufig eine kortikale Übererregbarkeit sowie eine verringerte Reizschwelle gegenüber visuellen Stimuli. Dies erklärt unter anderem Symptome wie Flimmersehen, Lichtempfindlichkeit oder visuelle Auren. Diese Reizüberflutung kann zur Auslösung einer Spreading Depression führen. Dabei breitet sich eine Welle neuronaler Inaktivität über den Kortex aus, was viele der typischen Aura-Symptome erklären kann.

Auch bei Spannungskopfschmerzen wird eine Überlastung des visuellen Systems als Trigger diskutiert, etwa durch fixierte Blickhaltungen, monotone Bildschirmarbeit oder mangelnde Blickstabilität. Eine übermäßige visuelle Beanspruchung kann dabei reflektorisch die Aktivität im Trigeminuskern verstärken, und damit zur Schmerzsymptomatik beitragen.

Augenmotorisches Training mit gesteuerten Augenbewegungen in unterschiedlichen Ebenen kann helfen, die kortikale Erregbarkeit zu modulieren und die visuelle Reizverarbeitung zu trainieren.

Autonome Dysregulationen

Bei Stress und Erschöpfung ist das vegetative Nervensystem aus dem Takt. Hier wird erklärt, wie autonome Dysregulationen entstehen und welche Ansatzpunkte neurozentriertes Training bietet.

Die Aufgabe des vegetativen Nervensystems besteht darin, das innere Gleichgewicht (Homöostase) des Körpers aufrechtzuerhalten. Störungen in diesem hochkomplexen System führen nicht nur zu vegetativen Symptomen, sondern haben oft tiefgreifende Auswirkungen auf das emotionale, kognitive und physische Befinden. Bluthochdruck, chronische Erschöpfung oder Schlafstörungen sind nur einige Beispiele autonomer Dysregulationen.

Dabei ist das vegetative Nervensystem nicht nur Regulator innerer Zustände, sondern auch eng mit Wahrnehmung, Bewegung und Reizverarbeitung verbunden.

Die folgende Betrachtung konzentriert sich exemplarisch auf zwei häufige klinische Erscheinungsformen autonomer Dysregulation: Bluthochdruck und chronische Erschöpfung (CFS/ME) und wie die zugrunde liegenden neuronalen Muster gezielt adressiert werden können.

Blutdruckregulation

Bluthochdruck (arterielle Hypertonie) zählt nicht nur zu den häufigsten chronischen Erkrankungen weltweit, sondern ist auch ein bedeutender Risikofaktor für langfristige Gehirngesundheit. Ein dauerhaft erhöhter Blutdruck kann die Funktion und Struktur der feinen Blutgefäße im Gehirn schädigen, was sich in kleinen und großen Gefäßveränderungen, weißen Substanzveränderungen (»white matter hyperintensities«) und reduzierter vaskulärer Reservekapazität manifestiert.[50] Die vaskulären Veränderungen erhöhen das Risiko für ischämische Insulte, Mikroinfarkte und hämorrhagische Ereignisse. Darüber hinaus sind sie mit einer erhöhten Wahrscheinlichkeit verbunden, im Alter eine kognitive Verschlechterung bis hin zu Demenz zu entwickeln, da Blutfluss, Sauerstoffversorgung und Nährstoffversorgung von Neuronen gestört werden.

Zusätzlich ist anzumerken, dass auch ein dauerhaft zu niedriger Blutdruck (Hypo-

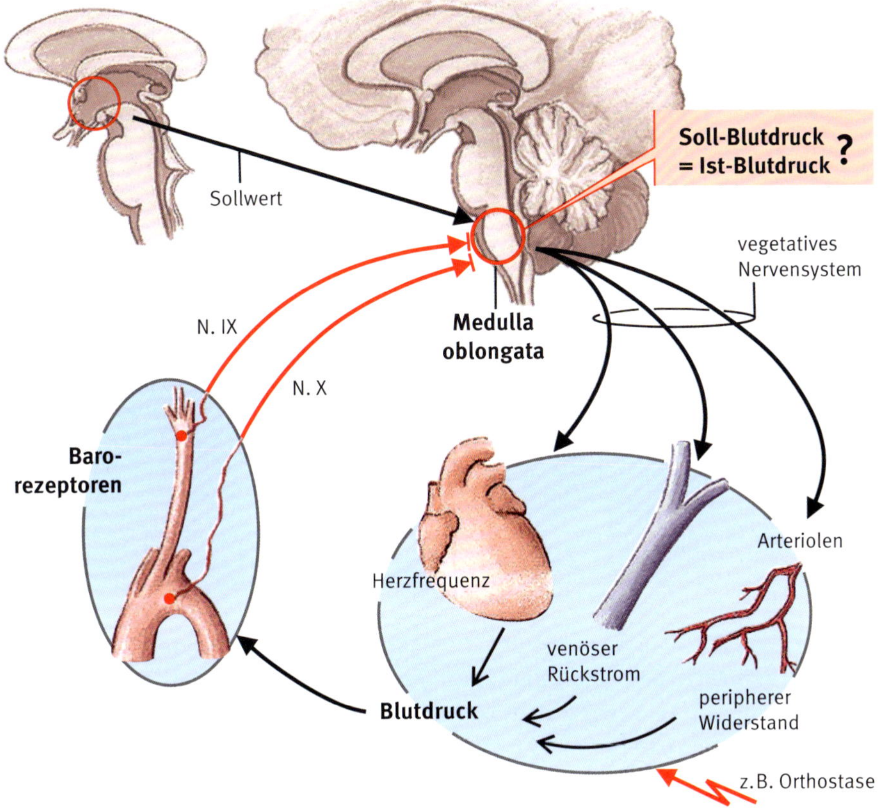

Übersicht des Barorezeptorreflexes als zentraler Mechanismus zur Regulation des Blutdrucks.

tonie) suboptimal für das Gehirn ist und Symptome wie Schwindel, Benommenheit, Konzentrationsschwierigkeiten oder Müdigkeit hervorrufen kann. Hypotonie kann zu einer Minderdurchblutung des Gehirns führen, was mit einer eingeschränkten Sauerstoff- und Nährstoffversorgung einhergeht.

Dabei ist die Regulation des Blutdrucks in erster Linie eine neuronale Aufgabe. Der Blutdruck wird nicht mechanisch oder ausschließlich lokal gesteuert, sondern zentral über komplexe neuronale Regelkreise im Hirnstamm, in der Inselrinde und über das autonome Nervensystem. Das Gehirn entscheidet in jedem Moment darüber, wie eng oder weit Gefäße gestellt werden, wie hoch die Herzfrequenz ist oder wie viel Noradrenalin über sympathische Bahnen ausgeschüttet wird. Dabei wirkt der sogenannte Baroreflex als ein zentrales Regelkreissystem. Sensoren in der Aortenwand und der Arteria carotis erfassen laufend den Druck in

Neuro-Praxis

Große Blutdruckdifferenzen zwischen rechter und linker Körperhälfte können auf eine asymmetrische Verarbeitung im Hirnstamm hinweisen und mit funktionellen Tests (Seite 140) erkannt werden. Auch bei starken Blutdruckschwankungen sollte die neuronale Steuerung in den Fokus rücken. Bluthochdruck darf also nicht nur als »peripheres Gefäßproblem« verstanden werden, sondern als Ergebnis eines neurophysiologischen Regulationssystems. Über die Beeinflussung vegetativer Muster lässt sich der Blutdruck oft mit sofort messbarem Effekt positiv verändern.

den Gefäßen. Diese Informationen werden über afferente Bahnen in den Hirnstamm geleitet, vor allem in den Nucleus tractus solitarii (NTS), der als zentrales Integrationszentrum für viszerale Signale gilt. Von dort aus werden über Einfluss auf den Sympathikus (z. B. Gefäßverengung, Herzfrequenzsteigerung) oder den Parasympathikus (z. B. Herzfrequenzsenkung) Reaktionen koordiniert, die den Blutdruck stabilisieren.

Dabei greift das Gehirn auf ein enormes Repertoire an Informationen zurück. Bewegung, Atmung, visuelle Reize, emotionale Zustände, kognitive Prozesse, körperliche Haltung, und interozeptive Signale fließen in die Regulation des Blutdrucks ein. Studien zeigen, dass chronischer Stress, Angst oder traumatische Erfahrungen langfristig zu einer Fehlanpassung dieser Regulationssysteme führen können, mit dauerhafter Aktivierung des Sympathikus als Folge. Die Stressachse wird kontinuierlich befeuert und das System fährt in einem gefährlich hohen Grundaktivierungslevel mit erhöhtem Blutdruck als Symptom.[51]

Chronische Erschöpfung

Chronische Erschöpfung, auch Fatigue-Syndrom oder Chronic Fatigue Syndrome/myalgische Enzephalomyelitis (CFS/ME) genannt, bezeichnet einen Zustand anhaltender, tiefgreifender körperlicher und geistiger Energielosigkeit, der sich auch durch längere Ruhephasen nicht ausreichend beheben lässt.

Sie unterscheidet sich damit deutlich von normaler Müdigkeit nach Belastung. Betroffene erleben eine permanente Einschränkung ihrer Leistungsfähigkeit, die häufig mit Konzentrationsproblemen, erhöhter Ablenkbarkeit, kognitiven Verlangsamungen und einer verminderten Stressresistenz einhergeht. Hierbei handelt es sich nicht allein um ein »Energieproblem« auf muskulärer oder metabolischer Ebene, sondern um eine komplexe neurophysiologische Dysregulation, die zahlreiche Systeme des Gehirns betrifft, insbesondere solche, die an Aktivierung, Motivation, autonomer Regulation und Aufmerksamkeitssteuerung beteiligt sind.

Unter anderem ist das retikuläre Aktivierungssystem (RAS) betroffen (vgl. Abbildung, Seite 89). Ist dieses System in seiner Funktion beeinträchtigt, fällt das Gehirn leichter in Zustände reduzierter Aktivierung, vergleichbar mit einem »Dauermodus niedriger Energie«.

Auch bildgebende Verfahren stützen diese Sichtweise. So konnten strukturelle und

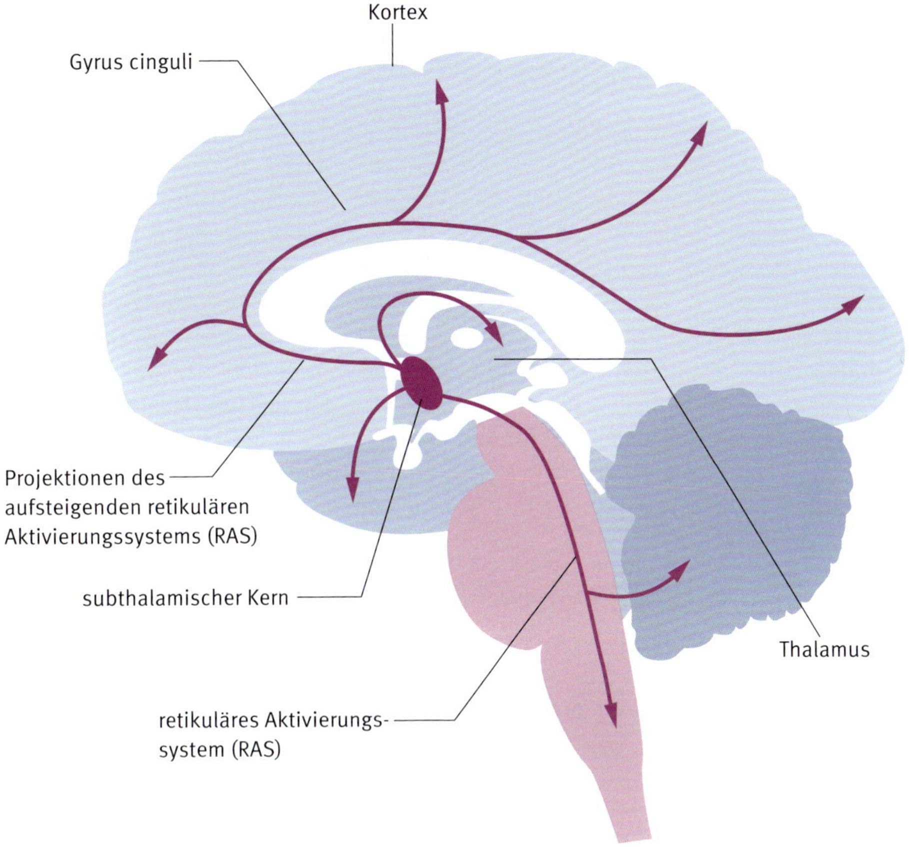

Schematische Darstellung des retikulären Aktivierungssystems. Das retikuläre Aktivierungssystem (RAS) besteht aus neuronalen Netzwerken, die im Hirnstamm ihren Ursprung haben und von dort über den Subthalamus zu verschiedenen kortikalen und subkortikalen Hirnregionen verlaufen. Das RAS ist für die Aufrechterhaltung des Bewusstseinszustands verantwortlich und reguliert die Wachheit, den Antrieb und die Grundspannung des Organismus.

funktionelle Veränderungen in Thalamus, Inselrinde und präfrontalem Kortex nachgewiesen werden, die mit dem Schweregrad der Symptome korrelieren. Diese Veränderungen sprechen für eine zentrale Fehlanpassung von Aufmerksamkeits- und Interozeptionsnetzwerken.

Hinzu kommt eine fehlangepasste Aktivität des autonomen Nervensystems, die auf beiden Seiten vorliegen kann. Einerseits zeigen viele Betroffene eine Überaktivierung des Sympathikus und eine verminderte vagale Regulation. Dies führt zu erhöhter Herzfrequenz, Blutdruckschwankungen oder Schlafstörungen, die alle den Erschöpfungszustand weiter verstärken. Andererseits kann ein überaktiver Vagusnerv zu einer anhaltenden Dämpfung zentraler Erregung führen, was weitreichende Auswirkungen auf Motivation, Aktivität und Körperenergie hat.

Im neurozentrierten Training stehen daher Reize im Vordergrund, die das RAS modulieren sowie Inselrinde und Vagusfunktion harmonisieren. Entscheidender als die Reizintensität ist dabei die Reizdosierung und -abstimmung. Ziel ist nicht kurzfristige Aktivierung, sondern eine **nachhaltige Reorganisation zentraler Energiekreisläufe** und das Vertrauen des Nervensystems in die eigene Belastbarkeit.

Relevante neuronale Bereiche autonomer Dysregulationen

Die Regulation von Blutdruck und Energieniveau ist eng an zentrale Netzwerke des Gehirns gebunden. Nicht nur periphere Faktoren wie Gefäßelastizität oder muskuläre Ermüdung spielen eine Rolle, sondern auch eine gestörte Verarbeitung in spezifischen Hirnregionen. Diese Areale steuern unbewusst vegetative Muster, modulieren die Wahrnehmung innerer Zustände und beeinflussen emotionale wie kognitive Prozesse.

Eine gezielte Ansprache der nachfolgend aufgeführten Strukturen eröffnet die Möglichkeit, vegetative Dysbalancen positiv zu beeinflussen. Die entsprechenden praktischen Übungen sowie weitere Informationen zu den einzelnen Bereichen finden sich im Buchteil »Neuroathletik-Übungen für einzelne neuronale Bereiche« (Seite 143).

Hirnstamm

Die Formatio reticularis ist ein zentraler Knotenpunkt für vegetative Anpassung. Sie beeinflusst reflektorisch über sympathische und parasympathische Bahnen sowohl die Herzaktivität als auch die Weitstellung der Gefäße. Bei einem Reiz, z. B. Stress, Schmerz oder Bewegung, reguliert sie, ob der Blutdruck steigt oder fällt, ob der Vagusnerv gehemmt oder aktiviert wird, und ob eine kompensatorische Kreislaufanpassung erfolgt. Eine chronische Überaktivität dieses Systems führt zu erhöhter Sympathikusaktivität, was eng mit Hypertonie verknüpft ist. Vestibuläre und okulomotorische Reize oder Atemtraining können diese Strukturen modulieren und damit den Blutdruck stabilisieren.

Bei chronischer Erschöpfung ist vor allem das retikuläre Aktivierungssystem (RAS) entscheidend. Es bestimmt das Grundniveau von Wachheit und Antrieb und wirkt wie ein Filter, der den Energiehaushalt steuert. Ist es unteraktiv, fällt das System leichter in einen »Sparmodus«. Rhythmische Atemtechniken oder gezielte Gleichgewichtsbelastungen sprechen das RAS an und helfen, Wachheit und Belastbarkeit schrittweise zu steigern.

Inselrinde

Bei der Anpassung des Blutdrucks an die Belastungsintensität spielt die Inselrinde eine wesentliche Rolle. Sie ist verantwortlich dafür, dass der Blutdruck bei körperlicher Aktivität steigt und nach der Belastung wieder absinkt. Bei Hypertonie reagiert die Insula oft mit übersteigerter Aktivität, wodurch selbst alltägliche Belastungen eine überproportionale kardiovaskuläre Antwort auslösen. Bei niedrigem Blutdruck oder

Schwächezuständen zeigt sich häufig eine mangelhafte Aktivierung oder Bewertung dieser Signale. Die Inselrinde kann in solchen Fällen unteraktiv sein, wodurch kompensatorische Blutdruckanstiege bei Belastung ausbleiben.

Bei Fatigue zeigt sich häufig eine Über- oder fehlerhafte Interpretation innerer Signale wie Puls, Atemtiefe oder Energiezustand, was zu einer Verstärkung des subjektiven Erschöpfungserlebens führen kann.

Wenn die Insula durch Atemfokussierung, Balanceübungen oder bewusste Körperwahrnehmung stimuliert wird, verbessert sich die Fähigkeit des Nervensystems, innere Zustände realistischer einzuordnen, was eine Voraussetzung für stabile vegetative Regulation ist.

Frontallappen

Besonders der präfrontale Bereich beeinflusst, wie Stressreaktionen kontrolliert und Energiereserven gesteuert werden.

Eine reduzierte präfrontale Kontrolle bewirkt, dass Blutdruckspitzen schlechter abgefangen werden.[52] Bei Fatigue sind die Einschränkungen in Motivation und Belastungssteuerung eng mit funktionellen Defiziten in diesem Areal verknüpft.

Kognitive Zusatzaufgaben während motorischer Aktivität oder komplexe Planungsaufgaben aktivieren diese Regionen gezielt und stärken so die Fähigkeit, vegetative Reaktionen zu regulieren und Energie effizienter einzusetzen. Bei Erschöpfung sollten diese Übungen jedoch nur sehr dosiert eingesetzt werden.

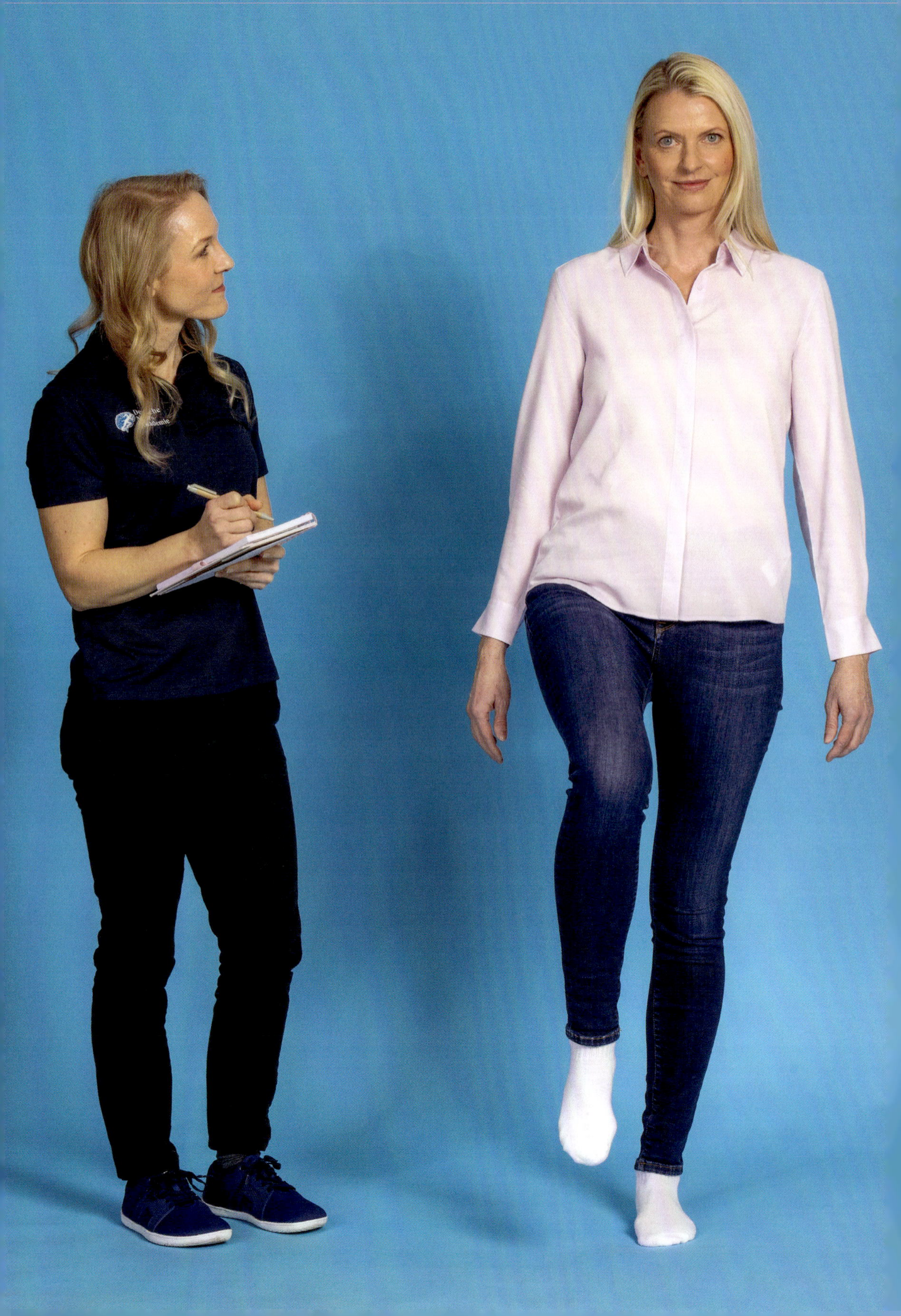

Neuronale Assessments

Ohne Testung kein zielgerichtetes Training. Dieser Buchteil zeigt, warum Assessments im neurozentrierten Ansatz unverzichtbar sind und wie sie helfen, individuelle Schwachstellen im Nervensystem sichtbar zu machen.

Das Testprinzip – Säule des neurozentrierten Trainings

Neurozentriertes Training basiert auf Rückmeldung des Nervensystems, nicht auf Vermutung. Dieses Kapitel erklärt das Test-Re-Test-Prinzip und seine zentrale Bedeutung für Sicherheit und Effektivität.

Jede Übung oder Intervention hat eine unmittelbare Auswirkung, auf die das Nervensystem binnen Sekunden reagiert. Nervensignale werden je nach Fasertyp mit einer Geschwindigkeit von ½–12 Meter pro Sekunde übertragen.

Testprinzip.

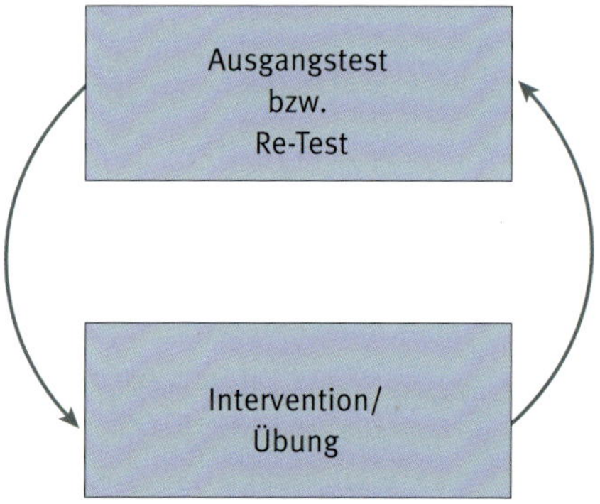

Diese Fähigkeit kann zur Überprüfung von Auswirkungen genutzt werden und daher ist Testen ein zentraler Bestandteil im neurozentrierten Training. Mithilfe des Testprinzips ist es möglich, jegliche Intervention, das kann eine Übung aber auch eine therapeutische Behandlungsmaßnahme sein, auf ihre individuelle Wirksamkeit hin zu überprüfen. Basierend auf den Ergebnissen kann ein individueller Trainingsplan entwickelt werden.

Der Grundgedanke hinter dem Testprinzip ist wieder das Sicherheitsbedürfnis des Gehirns, das bereits angesprochen wurde. Ziel ist es, dem Nervensystem durch einen entsprechend positiven Impuls mehr Sicherheit zu geben, sodass der Output verbessert wird (vgl. Abbildung, Seite 12).

Der Ablauf des Testprinzips ist in der Abbildung links erläutert.

Die Testung kann allgemein oder auch spezifisch für einzelne Gehirnbereiche erfolgen, wobei die Auswahl gemäß der Problemstellung, Auffälligkeiten in der Anamnese oder individuellen Relevanz zu wählen ist. Wo hast du Einschränkungen? In welchem Bereich möchtest du dich verbessern? Ziel des Tests ist es, den aktuellen Ausgangswert zu ermitteln oder neuronale Problemstellungen zu identifizieren.

Nach der Testung erfolgt die Intervention bzw. die Gabe eines Stimulus. In unmittelbarem Anschluss an die Übung wird der gleiche Re-Test durchgeführt.

Die Bewertungen durch das Nervensystem können auf drei unterschiedliche Weisen erfolgen: positiv, neutral, negativ. Entsprechend lässt sich hieraus eine Kategorisierung der Übung ableiten.

Wie in der Abbildung unten dargestellt, sind verschiedene Assessments möglich. In den nachfolgenden Abschnitten werden einige Testmöglichkeiten genauer vorgestellt. Das Assessment »Schmerz« ist dabei jedoch nur eingeschränkt zu empfehlen, da die Testung die Aufmerksamkeit bewusst auf den Schmerz lenkt und dies zu einer Schmerzverschlimmerung führen kann.

Bei den Tests gilt es zu bedenken, dass es sich jeweils nur um eine Momentaufnahme handelt. Das Nervensystem ist einer Vielzahl von Einflüssen ausgesetzt und dementsprechend verändert sich die Tagesform stetig. Dies hat zur Folge, dass Assessments

Assessmentalternativen und mögliche Re-Test-Ergebnisse.

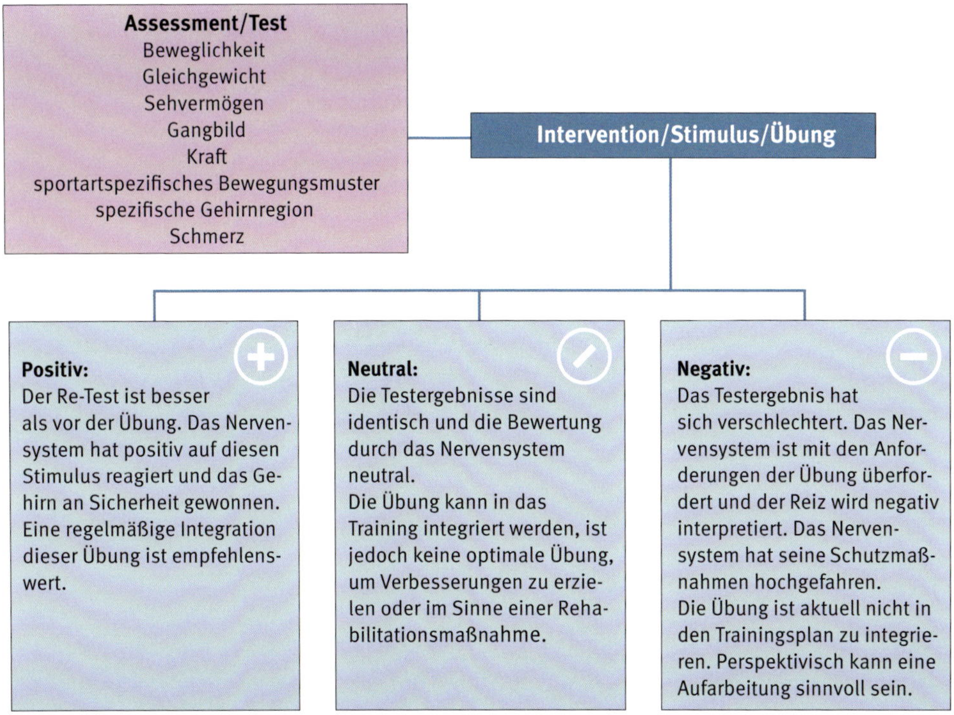

unterschiedlich ausfallen können. Aus einer positiven Übung kann beispielsweise eine neutrale Übung werden, oder aus einer neutralen eine negative. Es gilt daher, die Wirkung der Übung kontinuierliches zu überprüfen und das Training an die individuellen Ergebnisse anzupassen. Dies geschieht optimalerweise in der jeweiligen Trainingseinheit, spätestens jedoch nach 30 Tagen sollte die Intervention erneut auf ihre Wirksamkeit hin getestet werden. Erstes Ziel ist, ein oder mehrere positive Übungen zu ermitteln und kontinuierlich durchzuführen. Hängen diese mit den Symptomen zusammen, sollte im Anschluss eine Symptombesserung eintreten.

In Bezug auf die durchgeführte Übung und deren Effektivität kann die gewählte Dosierung eine Rolle spielen. Folgende Faktoren können das Testergebnis beeinflussen:

Wiederholungsanzahl und Intensität: Auf der einen Seite kann eine zu hohe Wiederholungsanzahl oder Intensität das Nervensystem überfordern und entsprechend ein negatives Testergebnis bewirken. Auf der anderen Seite können zu weniger Wiederholungen oder zu schwache Intensität einen zu geringen Reiz für das Nervensystem darstellen, wodurch sich keine Wirkung einstellt.

Übungskombination: Um mehr neuronale Aktivität zu erreichen, kann es zielführend sein, mehrere Übungen bzw. Stimuli miteinander zu kombinieren und gleichzeitig auszuführen (stacking). Also z. B. einen motorischen und sensorischen Stimulus zu kombinieren, um eine Veränderung im Nervensystem zu bewirken. Optimalerweise sollten die Stimuli benachbarte bzw. dieselben Gehirnareale aktivieren.

Es gilt also neben der Übungsauswahl an sich auch immer, die gewählte Dosierung zu beachten bzw. individuell zu ermitteln und bei Bedarf zu variieren.

Allgemeine Tests

Einfache Tests liefern wertvolle Informationen. Hier werden grundlegende Assessments vorgestellt, die zur Übungsevaluierung eingesetzt werden können.

Wie bereits erwähnt, kann die Reaktion des Nervensystems auf unterschiedliche Weisen evaluiert werden. In den folgenden Abschnitten konzentrieren wir uns auf die Testungen von Beweglichkeit, Sehvermögen und Gleichgewicht, da diese einfach und überall durchführbar sind. Diese allgemeinen Testungen sind hervorragend geeignet, um die Reaktion des Nervensystems zu ermitteln und die individuelle Wirkung der Übung zu überprüfen.

Um ein valides Ergebnis zu erhalten, gilt es, einige generelle Hinweise zu berücksichtigen:

- Suche dir ein bis maximal zwei Tests aus und wähle immer dieselbe Übung als Test und Re-Test. Nur so lässt sich die Übungswirkung sinnvoll ermitteln.
- Führe den Test und Re-Test unter denselben Bedingungen durch, da jede Veränderung das Testergebnis verzerren kann.
- Absolviere den Re-Test zügig maximal 30 Sekunden nach der Übung. Der Übungseffekt – sowohl positiv als auch negativ – hält gerade zu Beginn meist nur 10–30 Sekunden an. Erst durch kontinuierliches Training verändert sich das Nervensystem nachhaltig.
- Solltest du mehrere Übungen hintereinander evaluieren, so gilt immer das letzte Re-Test-Ergebnis als neue Referenz.
- Ob dir eine Übung einfach oder schwer fällt, sagt nichts über das zu erwartende Ergebnis bzw. die Einschätzung des Nervensystems aus. Sowohl herausfordernde als auch sehr leicht durchführbare Übungen können einen positiven Effekt haben.
- Dokumentiere deine Ergebnisse (Vorher-nachher-Vergleich) und mache dir Notizen. Dies ist insbesondere auch für die Nachverfolgung einer langfristigen Entwicklung äußerst wertvoll.

Testung der Mobilität

Die Testung des Bewegungsumfangs (Range of Motion) ist ein sehr einfaches und praktikables Assessment. Wie bereits erwähnt, steuert das Gehirn die Muskulatur und reguliert deren Spannungszustand, der sich schnell verändern kann.

Einfache Testungen stellen Flexions-, Extensions- oder Rotationsbewegungen dar. Wird ein Flexions- oder Extensionsmuster getestet, gilt es zu beachten, dass diese durch unterschiedliche Gehirnbereiche innerviert werden. Dies ist entsprechend bei den jeweiligen Testungen »Vorbeuge« und »Rückbeuge« erwähnt und sollte bei der Übungs- bzw. Assessmentwahl Berücksichtigung finden.

Neben der reinen Veränderung des Bewegungsumfangs gibt es noch weitere Faktoren, denen Beachtung geschenkt werden sollte:

- Treten Schmerzen bei der Bewegung auf?
- Wie flüssig und mit welcher Qualität wird die Bewegung ausgeführt?
- Gibt es Unterschiede zwischen rechts und links?
- Kommt es zu Ausweichbewegungen?

Als Ausgangstest bieten sich 3–5 Bewegungswiederholungen an, um den aktuellen Status quo zu erhalten. Im Re-Test nach der Übung sind 1–2 Wiederholungen ausreichend, um die Ergebnisse zu vergleichen.

Testung des Vestibularsystems

Eine andere Assessmentmöglichkeit bietet die Testung des vestibulären Systems, die gut dazu geeignet ist, funktionelle Einschränkungen aufzudecken. Ein etablierter Gleichgewichtstest ist der Romberg-Test, den es in verschiedenen Ausführungen und Schwierigkeitsstufen gibt. In späteren Abschnitten werden verschiedene Varianten vorgestellt. Gleichgewichtstest bieten sich sowohl als allgemeine Tests als auch zur spezifischen Überprüfung der Funktionalität des vestibulären Systems, des Cerebellums und der Haltungskontrolle an.

Wie bereits angesprochen, hat das Vestibularsystem eine direkte Verbindung zum gleichseitigen Kleinhirn, da die Vestibularkerne mit dem Vestibulocerebellum verbunden sind, das wiederum direkt mit der Vermis verbunden ist. Diese Kombination ist maßgeblich für die Ansteuerung der Rumpfmuskulatur und somit die Aufrechthaltung des Körpers durch die Extensoren verantwortlich.

Auf folgende Punkte ist bei der Durchführung von Gleichgewichtstests zu achten:

- Zu welcher Seite wird eine Schwankung festgestellt bzw. gibt es Seitenunterschiede?
- Kommt es zu Ausweichbewegungen im Sprunggelenk?
- Wie schnell ermüdet das Gleichgewichtssystem oder ermüdet es überhaupt?

Merke: Bei Gleichgewichtsdefiziten fällt die Person (meist) in das Problem. Ein Schwanken/Umfallen zur rechten Seite deutet auf eine Einschränkung im rechten Vestibularsystem hin. Ein Schwanken oder Umfallen zur linken Seite entsprechend auf das linke Vestibularsystem.

Grundsätzlich sind Gleichgewichtstests ohne Schuhwerk durchzuführen, da diese Defizite tarnen können. Auch ist auf ausreichende Sicherheitsmaßnahmen zu achten. Bei einem sehr stark eingeschränkten Vestibularsystem kann es sonst beim Test zum Umfallen kommen. Es sollten sich daher keine Gegenstände im unmittelbaren Umfeld befinden und der Test sollte im Idealfall mit einer zweiten Person oder in einem Türrahmen durchgeführt werden, die bei Bedarf auffangen können.

Testung des visuellen Systems

Auf der einen Seite ist das visuelle System der wichtigste Informationsgeber für das Gehirn, auf der anderen Seite ist die Sehfähigkeit wiederum aber auch als Output des Nervensystems zu verstehen. Entsprechend können Testungen der visuellen Wahrnehmung als allgemeines Assessment genutzt werden. Auch die Sehfähigkeit kann sich schnell verbessern oder eingeschränkt werden und hierdurch eine Intervention evaluiert werden.

Hierbei handelt es sich nicht nur um Tests für die Augen an sich, sondern auch für die Verarbeitung visueller Eindrücke im Okzipitallappen und weiterer involvierter Gehirnareale (vgl. Kapitel »Sehleistung verbessern«, Seite 40). Mögliche Testungen für den dorsalen und ventralen Strang (Seite 45) werden auf späteren Seiten vorgestellt.

Bei der Testung des visuellen Systems gilt es, die folgenden Aspekte zu beachten:

- Für Test und Re-Test ist immer der gleiche Abstand zu wählen.
- Es ist auf ausreichend gute Beleuchtung zu achten. Führe den Test nicht gegen die Sonne oder bei zu dunklen Lichtverhältnissen durch.
- Bei vorherigen Verletzungen von Augen oder Gehirn (Gehirnerschütterung, Schleudertrauma) ist vorab eine ärztliche Abklärung ratsam.

Generell ist es von Vorteil, Sehtests ohne Sehhilfen wie Brille oder Kontaktlinsen durchzuführen. Sollten die visuellen Fähigkeiten jedoch so stark eingeschränkt sein, dass das visuelle Ziel, unabhängig vom gewählten Abstand, unscharf bleibt oder eine große Unsicherheit aufkommt, so kann natürlich die Sehhilfe getragen werden.

Vorbeuge – Rumpf-Flexion

Wirkung: Die Vorbeuge ist ein einfacher Beweglichkeitstest, der einen guten Überblick über den Muskeltonus und die globale Spannung der hinteren Kette bietet. Veränderungen in der Beweglichkeit werden hier schnell sichtbar. Für die muskuläre Aktivierung der Flexoren bei gleichzeitiger Hemmung der Extensoren sind unter anderem Mittelhirn und Medulla verantwortlich.

Ausgangsposition: Stelle dich aufrecht hin und ziehe deine Wirbelsäule lang. Die Füße sind geschlossen und die Knie gestreckt.

Ausführung: Beuge deinen Oberkörper aus der Hüfte nach vorne und strecke deine Hände so weit wie möglich in Richtung Boden. Merke oder notiere dir den Ausgangswert. Wie weit kommen deine Hände zum Boden? Wie ist die empfundene Spannung in der ischiocruralen Muskulatur und der Rückenmuskulatur. Führe beim Ausgangstest 2–3 Wiederholungen durch, um den Status Quo zu ermitteln. Im Re-Test ist eine Wiederholung ausreichend.

Hinweise:

- Achte darauf, dass die Knie während der Ausführung gestreckt bleiben und du immer die identische Ausgangsposition einnimmst.
- Bei der Vorbeuge wird das Vestibularsystem und hier insbesondere die vorderen Bogengänge und der Sacculus aktiviert. Einschränkungen im Sacculus können das Testergebnis verfälschen. Mache in diesem Fall gegebenenfalls einen anderen Test.
- Sollte im Ausgangstest bereits die gesamte Handfläche den Boden berühren und eine große Range of Motion vorliegen, ist dieser Test zur Übungsevaluierung eher ungeeignet, da er wenig Spielraum für Verbesserung bietet.

Re-Test-Ergebnis: Nach Ausführung einer beliebigen Intervention wird der Test unter gleichen Bedingungen erneut durchgeführt und mit dem Ausgangstest verglichen. Folgende Ergebnisse können sich zeigen:

- Positiv: Der Abstand der Fingerspitzen zum Boden reduziert sich. Die Bewegung fällt leichter und lässt sich flüssiger ausführen. Die Dehnspannung in der ischiocrural Muskulatur oder der Rückenmuskulatur reduziert sich.
- Neutral: Der Finger-Boden-Abstand ist identisch. Die Dehnspannung ist unverändert.
- Negativ: Der Abstand der Fingerspitzen zum Boden vergrößert sich. Die Bewegung fällt schwerer. Die Dehnspannung in der ischiocrural Muskulatur oder der Rückenmuskulatur erhöht sich.

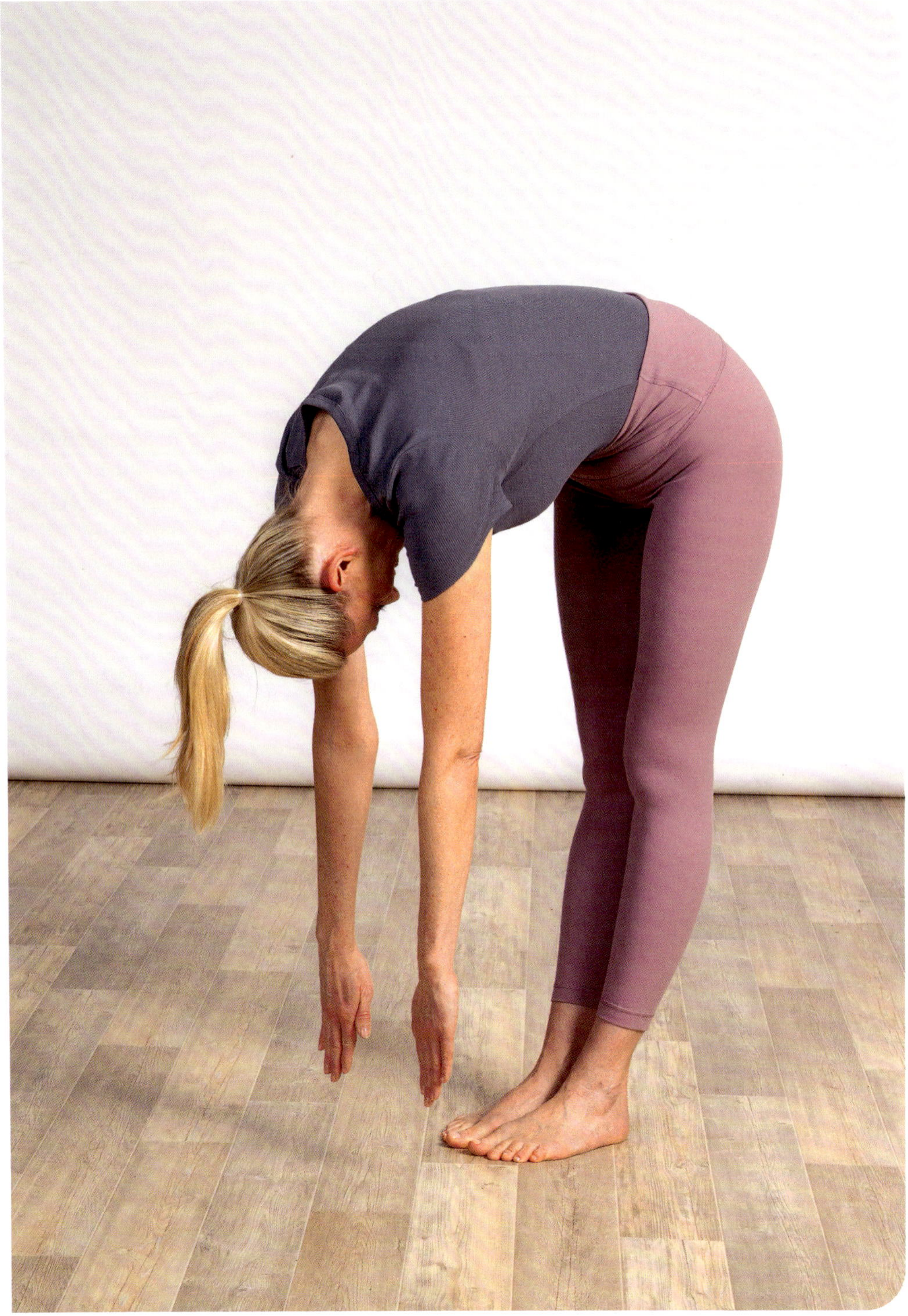

Rückbeuge – Rumpf-Extension

Wirkung: Alternativ zur einer Flexionsbewegung kann auch eine Extension im Rumpf als Test gewählt werden. Dies liefert eine Einschätzung der Spannung der vorderen Kette und des damit verbundenen Muskeltonus. Für die muskuläre Aktivierung der Extensoren bei gleichzeitiger Hemmung der Flexoren sind unter anderem Kleinhirn und Pons verantwortlich.

Ausgangsposition: Stelle dich mit geschlossenen Füßen hin und ziehe deine Wirbelsäule lang. Die Arme sind vor dem Oberkörper überkreuzt.

Ausführung: Lehne deinen Oberkörper so weit wie möglich nach hinten, aber nur so weit, dass es sich für dich angenehm und sicher anfühlt. Kopf und Blick gehen nach oben in Richtung Decke. Es ist in Ordnung, die Knie bei der Rückbeuge leicht nach vorne zu schieben. Die gesamte Fußsohle sollte jedoch stets am Boden bleiben. Merke oder notiere dir den Ausgangswert. Wie weit kannst du dich zurücklehnen? Wie viel siehst du von der Decke? Führe beim Ausgangstest 2–3 Wiederholungen durch, um den Status Quo zu ermitteln. Im Re-Test ist eine Wiederholung ausreichend.

Hinweise:

- Bei der Durchführung sollten keine Schmerzen im unteren Rücken oder Nacken auftreten. Sollte dies der Fall sein, ist ein alternativer Test zu wählen.
- Halte Kopf und Nacken in Verlängerung der Wirbelsäule stabil. Alternativ kannst du dir einen visuellen Fixpunkt vor dir suchen.

Re-Test-Ergebnis: Nach Ausführung einer beliebigen Intervention wird der Test unter gleichen Bedingungen erneut durchgeführt und mit dem Anfangstest verglichen. Folgende Ergebnisse können sich zeigen:

- Positiv: Der Bewegungsumfang erhöht sich und du kannst dich weiter nach hinten lehnen. Die Bewegung fällt leichter und lässt sich flüssiger ausführen. Die empfundene Spannung im Rumpf ist reduziert.
- Neutral: Der Bewegungsumfang bleibt unverändert.
- Negativ: Die Rückbeuge verringert sich. Die Bewegung fällt schwerer oder fühlt sich unangenehm an.

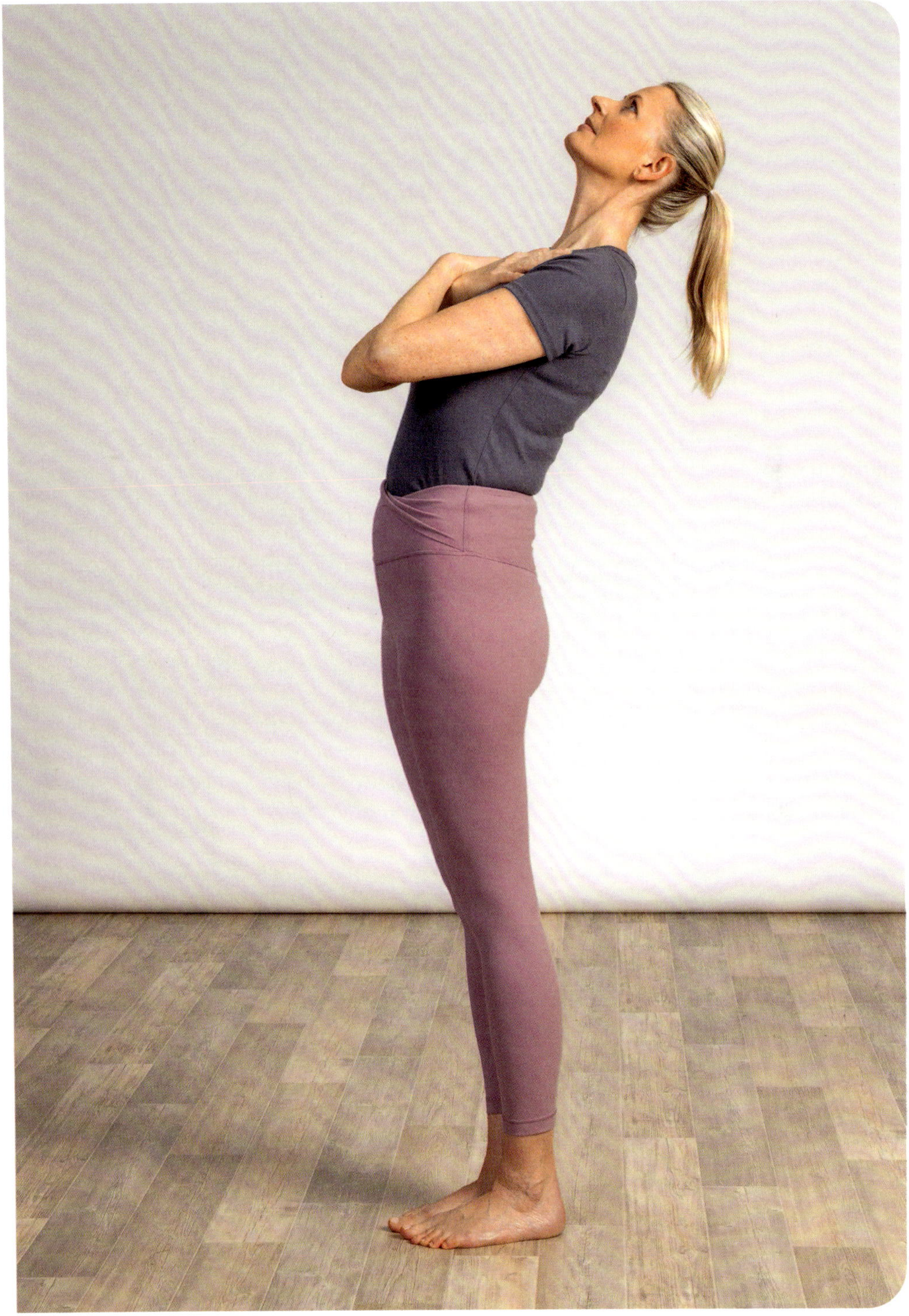

Rotation der Halswirbelsäule

Wirkung: Dieser Test dient dazu, die Rotationsfähigkeit der HWS zu überprüfen und mögliche Seitenunterschiede in der Beweglichkeit zu erkennen. Zusätzlich können asymmetrische Bewegungsmuster oder ein unterschiedlicher Muskeltonus in der Halsmuskulatur identifiziert werden.

Ausgangsposition: Stelle oder setze dich aufrecht hin. Achte darauf, dass die Wirbelsäule gerade ist und die Schultern entspannt sind. Bringe die Halswirbelsäule in eine neutrale und stabile Haltung, indem du den Kopf leicht nach dorsal schiebst und das Kinn etwas zum Brustbein ziehst. ❶

Ausführung: Drehe den Kopf langsam zur rechten Seite, sodass du über die rechte Schulter blickst. Das Kinn bleibt bei der Bewegung parallel zum Boden und der Kopf weicht in keine Lateralflexion aus. ❷ Suche dir einen Punkt oder Gegenstand, den du am Ende der Drehung noch gut erkennen kannst und merke ihn dir.

Wiederhole anschließend die Rotation zur linken Seite. Achte darauf, dass Oberkörper und Schultern während der gesamten Übung stabil in der Ausgangsposition bleiben. ❸ Vergleiche nach der Ausführung, ob es Seitenunterschiede gibt. Ist eine Seite weniger beweglich? Fällt dir die Bewegung auf einer Seite schwerer? Notiere dir diese Beobachtungen zum Vergleich mit dem Re-Test. Führe beim Ausgangstest 2–3 Wiederholungen durch, um den Status Quo zu ermitteln. Im Re-Test ist eine Wiederholung ausreichend.

Hinweise:
- Die weniger bewegliche oder spannungsvollere Seite eignet sich besonders für den Re-Test.
- Bei akuten Nackenverspannungen oder Schmerzen ist diese Übung nur eingeschränkt geeignet. Wähle im Zweifel einen alternativen Test.

Re-Test-Ergebnis: Nach Ausführung einer beliebigen Intervention wird der Test unter gleichen Bedingungen erneut durchgeführt und mit dem Anfangstest verglichen. Folgende Ergebnisse können sich zeigen:
- Positiv: Dein Bewegungsradius hat sich verbessert und der empfundene Muskeltonus ist reduziert.
- Neutral: Es gibt keine spürbare Veränderung im Bewegungsradius oder Muskeltonus.
- Negativ: Der Bewegungsradius hat sich minimiert oder der Muskeltonus sich erhöht.

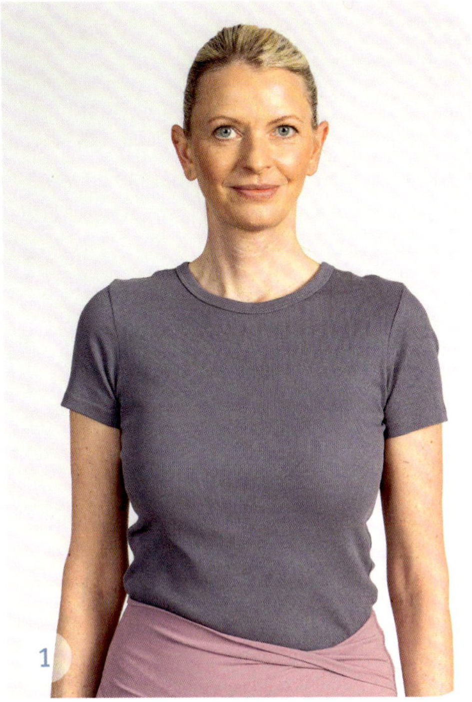
1

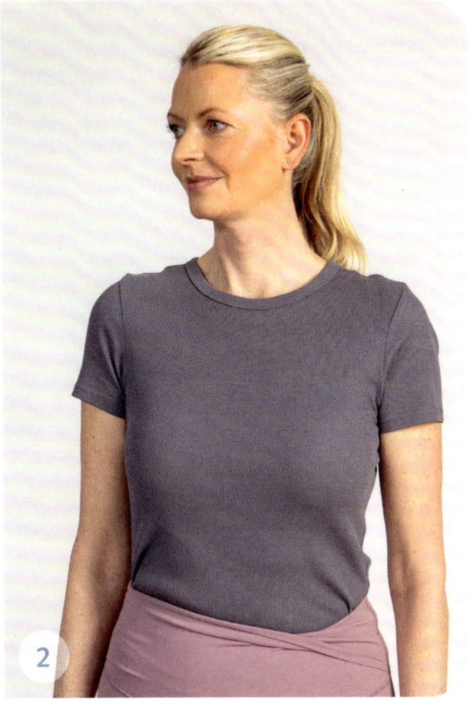
2

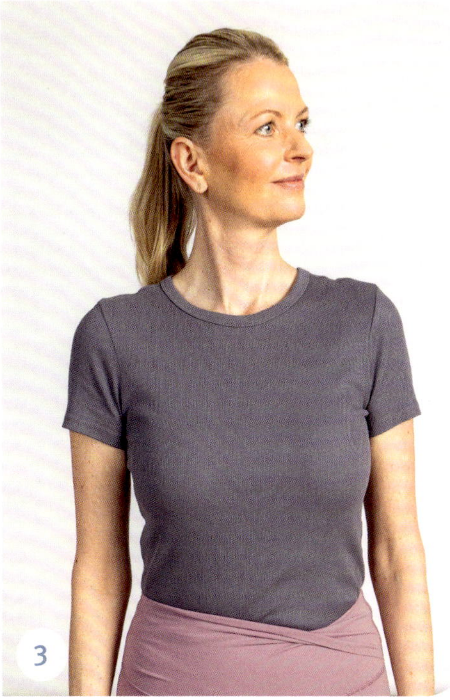
3

Ganzkörperrotation

Wirkung: Dieser Test dient der Überprüfung der Rotationsfähigkeit des gesamten Körpers, insbesondere der Wirbelsäule und des Rumpfes. Zusätzlich hilft er, Bewegungsasymmetrien und Unterschiede im muskulären Spannungszustand zwischen der rechten und linken Seite zu erkennen.

Ausgangsposition: Stelle dich mit geschlossenen Füßen aufrecht hin und richte die Wirbelsäule in einer physiologisch neutralen Haltung aus. Hebe beide Arme auf Schulterhöhe an und lege die Handflächen mit gestreckten Fingern aneinander. Die Schultern bleiben entspannt nach unten gezogen. ❶

Ausführung: Drehe den Oberkörper langsam so weit wie möglich zur rechten Seite. Die Arme bleiben dabei mittig und die die Halswirbelsäule neutral. Die Füße zeigen weiterhin nach vorne und stehen fest auf dem Boden. ❷ Suche dir einen Punkt oder Gegenstand, den du am Ende der Bewegung klar sehen kannst, und merke ihn dir. Beobachte die empfundene Spannung in der Rumpfmuskulatur und den Bewegungsradius, bevor du in die Ausgangsposition zurückkehrst.

Führe die gleiche Bewegung anschließend zur linken Seite aus. ❸ Vergleiche, ob es Seitenunterschiede in der Beweglichkeit oder in der Leichtigkeit der Rotation gibt und notiere diese Beobachtungen.

Für den Ausgangstest sind 2–3 Wiederholungen pro Seite sinnvoll, um den Status Quo zu erfassen. Im Re-Test ist eine Wiederholung pro Seite ausreichend. Die weniger bewegliche oder spannungsvollere Seite eignet sich besonders gut für den Re-Test.

Re-Test-Ergebnis: Nach Ausführung einer beliebigen Intervention wird der Test unter gleichen Bedingungen erneut durchgeführt und mit dem Anfangstest verglichen. Folgende Ergebnisse können sich zeigen:

- Positiv: Verbesserter Bewegungsradius und geringere Spannung in der Muskulatur.
- Neutral: Keine Veränderung in Beweglichkeit oder Spannung spürbar.
- Negativ: Der Bewegungsradius hat sich minimiert oder der Muskeltonus ist verstärkt.

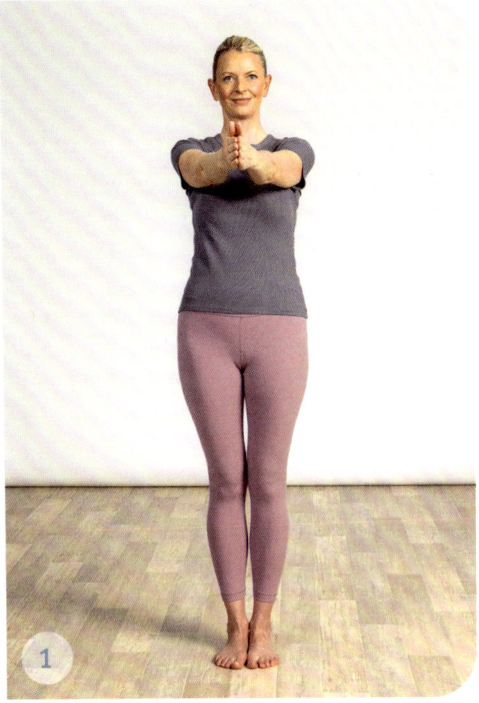

1

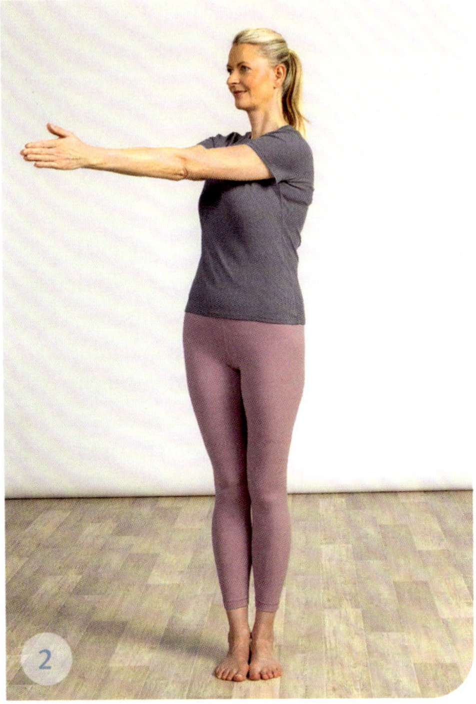

2

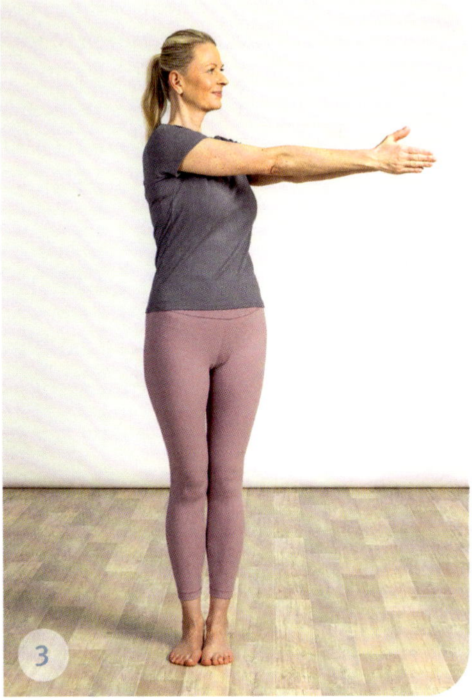

3

Romberg-Test beidbeinig

Wirkung: Ein Standard-Test zur Identifizierung von Gleichgewichtsproblemen ist der Romberg-Test. Der Test kann in verschiedenen Positionen und Schwierigkeitsgraden durchgeführt werden.

Ausgangsposition: Führe den Test barfuß oder in Socken aus, da Schuhe das Ergebnis verfälschen können. Nimm eine gerade Standposition ein und lass die Arme locker am Körper hängen. Die Füße sind geschlossen und das Gewicht ist auf beiden Beinen gleichmäßig verteilt. Der Blick zeigt geradeaus. Führe den Test mit ausreichend Platz um dich herum aus und achte darauf, dass sich keine Gegenstände oder Hindernisse in unmittelbarer Umgebung befinden.

Ausführung: Bleibe gerade in der Mitte stehen und halte die Position für 30 Sekunden. Ein leichtes gleichmäßiges Schwanken ist tolerierbar. Fällt dir diese Ausführung leicht, schließe beide Augen und halte die Position. Durch den Wegfall des visuellen Systems wird das vestibuläre System stärker gefordert.

Hinweise:

- Schließe die Augen nur, wenn du dich in der Standposition sicher fühlst.
- Idealerweise wird der Test mit einer Hilfsperson durchgeführt, die die Ausführung beobachtet und Feedback gibt. Auf folgende Punkte ist zu achten: Wie stabil steht die Person in der Mitte? Schwankt der Körper hin und her oder primär zu einer Seite? Ist eine übermäßige Bewegung in den Sprunggelenken zu sehen? Ist die Haltung sehr angespannt?
- Zeigt der Standard-Test mit offenen und geschlossenen Augen keine Auffälligkeiten und ist leicht durchführbar, kann es zielführend sein, eine schwierigere Variante zu wählen (vgl. Romberg-Test einbeinig (Seite 109) und Romberg-Test mit Perturbation, Seite 138).

Re-Test-Ergebnis: Nach Ausführung einer beliebigen Intervention wird der Test unter gleichen Bedingungen erneut durchgeführt. Folgende Ergebnisse sind möglich:

- Positiv: Die Position kann länger gehalten werden. Der Stand ist stabiler. Schwankungen und Bewegungen im Körper sind reduziert. Die Augen können in der Standposition geschlossen werden. Es ist eine schwierigere Fußposition möglich.
- Neutral: Die Standfestigkeit ist unverändert.
- Negativ: Es fällt schwerer, die Position zu halten. Schwankungen oder Bewegungen im Körper nehmen zu. Die Haltezeit ist verkürzt.

Varianten: Der Schwierigkeitsgerad kann über die Fußposition und/oder die Augen gesteuert werden.

Im Tandemstand stehen die Füße in einer Linie hintereinander. Die Ferse des vorderen Fußes berührt die Zehen des hinteren. Das Gewicht ist auf beiden Füßen gleichmäßig verteilt. Der Test wird in beiden Schrittstellungen sowohl mit dem rechten als auch mit dem linken Fuß vorne durchgeführt.

Sollte der Tandemstand eine Herausforderung sein und dieser weniger als 10 Sekunden mit offenen Augen gehalten werden können, ist dies ein Hinweis auf eine Einschränkung des Gleichgewichtssinns und sollte weiter überprüft werden.

Romberg-Test einbeinig

Wirkung: Bei diesem Test handelt es sich um eine komplexere Variante des Romberg-Tests. Für Fortgeschrittene oder falls die beidbeinigen Standpositionen stabil gehalten werden konnten, ist der Einbeinstand möglich.

Ausgangsposition: Führe den Test barfuß oder in Socken aus, da Schuhe das Ergebnis verfälschen können. Nimm eine gerade Standposition ein und lasse die Arme locker am Körper hängen. Der Blick zeigt geradeaus. Führe den Test mit ausreichend Platz um dich herum aus und achte darauf, dass sich keine Gegenstände oder Hindernisse in unmittelbarer Umgebung befinden.

Ausführung: Hebe das rechte Bein an und stehe einbeinig auf dem linken gerade in der Mitte. Versuche, die Position 30 Sekunden zu halten. Wie leicht fällt dir das? Schwankt dein Körper hin und her oder zu einer Seite? Ein leichtes und gleichmäßiges Schwanken ist tolerierbar. Wechsle im Anschluss das Standbein und führe den Test auf dem rechten Bein durch. Vergleiche beide Seiten. Fällt dir diese Ausführung leicht, schließe beide Augen und halte die Position.

Hinweise:

- Schließe die Augen nur, wenn du dich in der Standposition mit offenen Augen sehr sicher fühlst.
- Idealerweise wird der Test mit einer Hilfsperson durchgeführt, die die Ausführung beobachtet und Feedback geben kann. Auf folgende Punkte ist zu achten: Wie stabil steht die Person in der Mitte? Schwankt der Körper hin und her oder primär zu einer Seite? Ist eine übermäßige Bewegung in den Sprunggelenken zu sehen? Ist die Haltung sehr angespannt? Gibt es Seitenunterschiede?
- Nutze das Standbein, das dir schwerer fällt, aber noch sicher durchführbar ist als Test.

Re-Test-Ergebnis: Nach Ausführung einer beliebigen Intervention wird der Test unter gleichen Bedingungen erneut durchgeführt. Folgende Ergebnisse können sich zeigen:

- Positiv: Die Position kann länger gehalten werden. Der Stand ist stabiler. Schwankungen und Bewegungen im Körper sind reduziert. Die Augen können in der Standposition geschlossen werden. Seitenunterschiede haben sich angeglichen.
- Neutral: Die Standfestigkeit ist unverändert.
- Negativ: Es fällt schwerer, die Position zu halten. Schwankungen oder Bewegungen im Körper nehmen zu. Die Haltezeit ist verkürzt.

Sehschärfe evaluieren

Wirkung: Mit diesem Lesetest ist es einfach und schnell möglich, das foveale Sehen zu überprüfen. Hierbei handelt es sich um den Bereich, in dem wir ein Objekt scharf und detailreich erkennen. Die Verarbeitung dieser visuellen Informationen (Was ist es?) läuft über den ventralen Strang (Seite 45).

Material: Schriftgrößenkarte. Hierauf befinden sich Sätze in unterschiedlichen Schriftgrößen, die jeweils als Nummer vor dem Satz abgebildet ist. Alternativ lassen sich auch verschieden groß gedruckte Texte in Büchern oder Zeitschriften nutzen.

Ausgangsposition: Halte die Schriftgrößenkarte in Lesedistanz ca. 30–40 cm auf Augenhöhe vor dich. Beide Augen sind geöffnet. ❶ ❷

Ausführung: Beginne mit der größten Schriftgröße und lies die Sätze nacheinander leise oder laut vor. Bis zu welcher Schriftgröße kannst du die Buchstaben klar und deutlich erkennen? Notiere dir die Nummer oder merke sie dir. Die Schriftgrößenkarte sollte bei Test und Re-Test jeweils im gleichen Abstand gehalten werden. Nur so kann das Ergebnis richtig validiert werden.

Re-Test-Ergebnis: Nach Ausführung einer beliebigen Intervention wird der Test unter gleichen Bedingungen erneut durchgeführt. Folgende Ergebnisse können sich zeigen:

- Positiv: Die Sehschärfe hat sich verbessert. Du kannst eine kleinere Schriftgröße klar und deutlich lesen.
- Neutral: Du kannst bis zur selben Schriftgröße wie vor der Übung lesen.
- Negativ: Die Sehfähigkeit hat sich verschlechtert. Du kannst die zuvor gut lesbare Schriftgröße nun nicht mehr klar und deutlich erkennen.

Variante: Statt den Lesetest mit beiden Augen durchzuführen, ist dies auch mit nur einem Auge möglich. Verschließe hierzu zuerst das rechte Auge mit der Hand oder einer Augenklappe und prüfe, bis zu welcher Schriftgröße du klar und deutlich lesen kannst. ❸ Wiederhole das Vorgehen analog mit dem linken Auge und prüfe, ob es Seitenunterschiede gibt. Nutze das schlechtere Auge für den Re-Test und prüfe, ob sich der Sehunterschied nach der Übung angeglichen hat. Dies ist als positiver Re-Test zu werten.

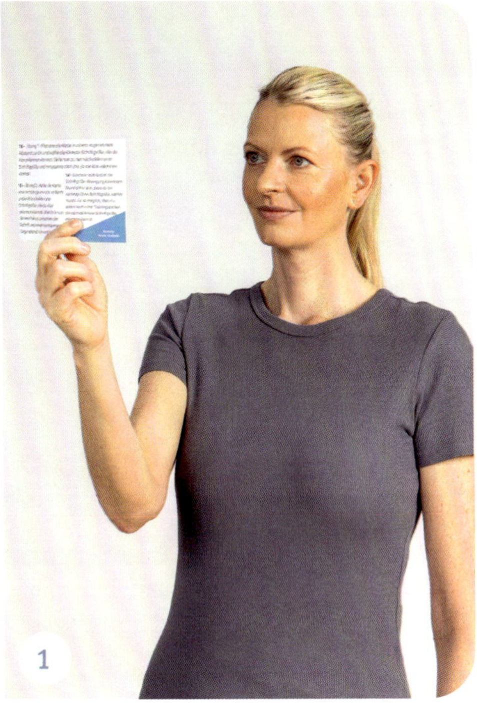

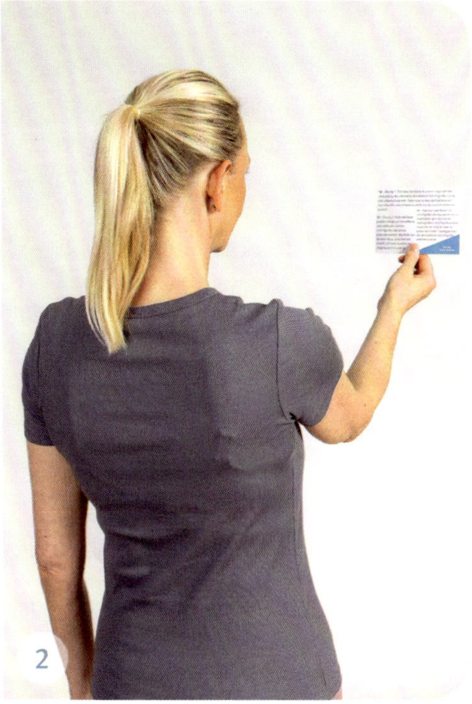

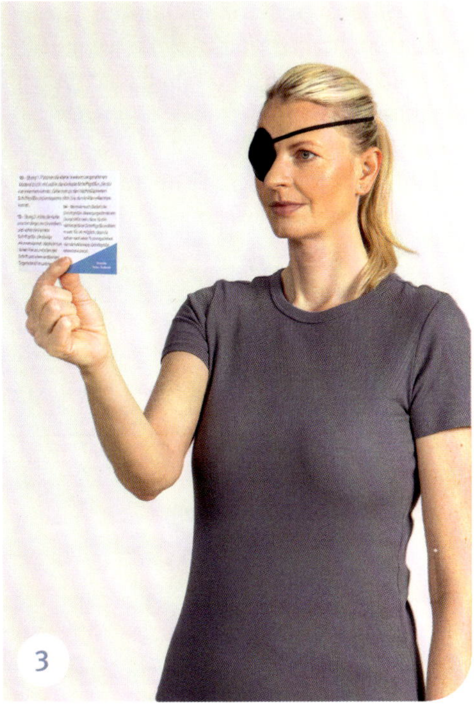

Überprüfung des peripheren Sichtfeldes

Wirkung: Der wahrgenommene Bereich außerhalb des Blickfokus ist das periphere Sichtfeld. Es ist sehr effizient für die Wahrnehmung von Bewegungen, sowohl am Tag als auch bei geringer Helligkeit, z. B. beim Sehen in der Nacht. Die Objektwahrnehmung außerhalb des fovealen Sehens spielt für die Sicherheit und auch die Vorhersagbarkeit des Gehirns eine entscheidende Rolle, da das foveale Sehen dabei hilft, Bedrohungen aus der Umgebung frühzeitig und bewusst wahrzunehmen. Die Verarbeitung der räumlichen Wahrnehmung (Wo ist es?) erfolgt über den dorsalen Strang (Seite 45).

Zusätzlich kann dieser Test auch zur Evaluierung des vegetativen Nervensystems herangezogen werden, da sich im Falle eines hohen Anspannungszustandes das periphere Sichtfeld reduziert.

Material: Hilfsperson

Ausgangsposition: Stelle dich gerade und aufrecht hin. Der Blick ist mit offenen Augen nach vorne gerichtet. Die Hilfsperson stellt sich in einem Abstand von ca. 30 cm hinter dich.

Ausführung: Die Hilfsperson bringt eine Hand langsam von hinten nach vorne ca. 20 cm neben deinen Kopf in dein Sichtfeld. Hierbei bewegt sie ihre Finger hoch und runter. ❶ Sobald du eine Bewegung wahrnimmst, rufst du »jetzt«. Das periphere Sichtfeld ist in allen Quadranten zu prüfen – oben rechts, unten rechts, oben links, unten links. ❷ Führe 3–4 Wiederholungen pro Quadrant durch, wobei die Auswahl zufällig stattfindet. Gibt es in einem Quadranten Auffälligkeiten bzw. Unterschiede? Wie früh oder spät wird die Bewegung wahrgenommen?

Hinweise: Sollte es in einem Quadranten zu gänzlichen Ausfällen des peripheren Sichtfeldes kommen, ist unverzüglich ein Arztbesuch empfohlen, um schwerwiegende Krankheiten auszuschließen.

Re-Test-Ergebnis: Nach Ausführung einer beliebigen Intervention wird das periphere Sichtfeld unter gleichen Bedingungen erneut getestet. Folgende Ergebnisse können sich zeigen:

- Positiv: Das periphere Sichtfeld hat sich vergrößert. Die Bewegung wird früher wahrgenommen.
- Neutral: Es ist kein nennenswerter Unterschied zu vorher erkennbar.
- Negativ: Das periphere Sichtfeld ist eingeschränkter. Bewegungen werden später wahrgenommen.

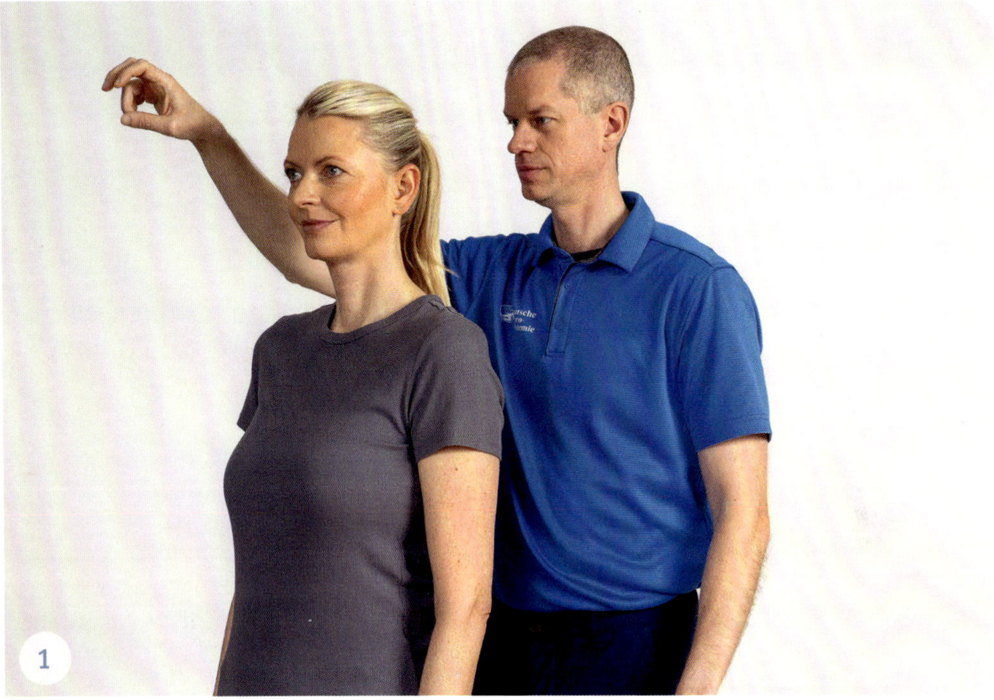
1

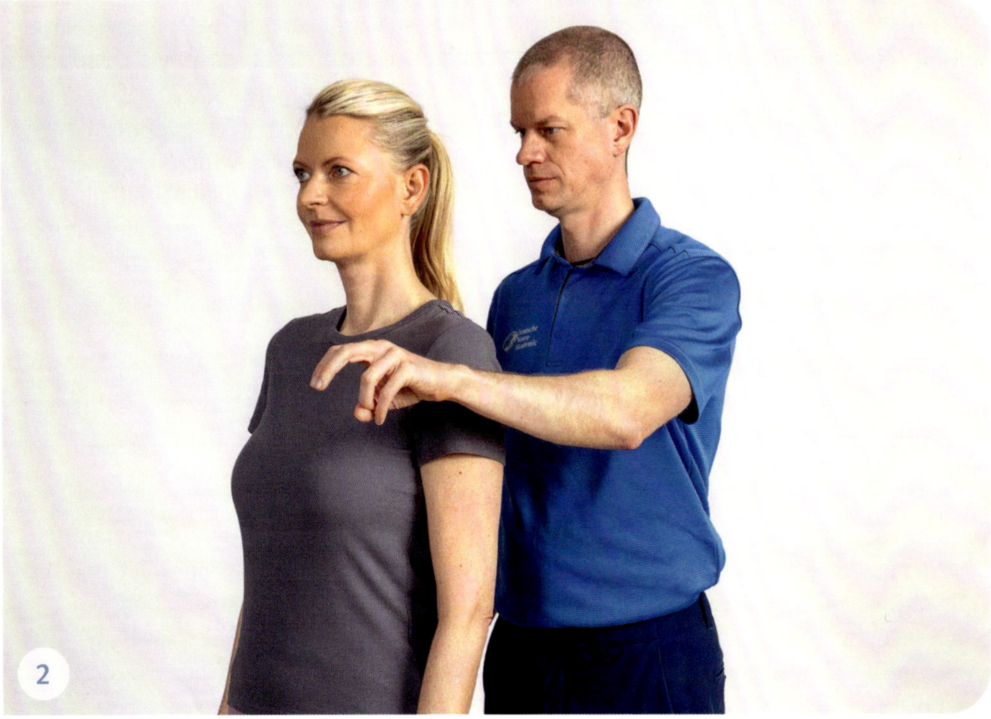
2

Ganganalyse

Gehen ist eine komplexe neuronale Leistung. Dieses Kapitel zeigt, was die Ganganalyse über das Nervensystem verrät und wie sie funktionelle Defizite sichtbar macht.

Die Bewertung des Gangbildes ist aus neurozentrierter Sicht eine der effektivsten und aussagekräftigsten Testmöglichkeiten, um Rückschlüsse auf die Funktionalität des Gehirns zu ziehen. Unabhängig vom Trainingszustand oder der Symptomatik stellt die Ganganalyse häufig den ersten und zugleich einfachsten Zugang zum Nervensystem dar. Der Gang ist ein komplexes Bewegungsmuster, das autonom vom Gehirn gesteuert wird und eine Vielzahl von Hirnregionen gleichzeitig aktiviert. Anders als bei gezielt angesteuerten Bewegungen, die bewusst kontrolliert werden, laufen Gangmuster überwiegend unbewusst ab – und sind dadurch besonders aussagekräftig. Das macht die Ganganalyse zu einem idealen Werkzeug für die Beurteilung von Koordination, Stabilität, Muskelansteuerung, Seitenverhältnissen und sensorischer Integration. Für Therapeuten und Trainer sollte sie das erste Mittel der Wahl sein, denn sie bietet einen sehr guten Einblick in die Bewegungssteuerung des Gehirns und gibt einen direkten, unverfälschten Einblick in die aktuellen neuronalen Aktivitätsmuster verschiedener Gehirnareale.

Im neurozentrierten Training ist die Ganganalyse damit eines der wichtigsten Test- und Bewertungstools, das sowohl zu Beginn eines Trainingsprozesses als auch im Verlauf zur Überprüfung von Veränderungen sowie als Re-Test zur direkten Interventionsevaluierung genutzt werden sollte. Auffälligkeiten im Gang lassen sich häufig gezielt bestimmten Strukturen oder Systemen zuordnen, die wir in den nachfolgenden Abschnitten genauer erläutern.

Durchführung der Ganganalyse

Für die Durchführung der Ganganalyse gelten einige Grundregeln, um valide und vergleichbare Ergebnisse zu erhalten.

- Im Optimalfall wird die Ganganalyse barfuß durchgeführt, um eine möglichst unverfälschte Bewegungsanalyse zu ermöglichen. Schuhe können das Gangbild beeinflussen und Kompensationen verstecken. Gleichzeitig ist es aber auch möglich, das Gangbild mit und ohne Schuhe zu vergleichen, um Rückschlüsse auf die Eignung des Schuhwerks zu ziehen. Dies kann sowohl für Alltagsschuhe als auch im sportspezifischen Kontext sehr hilfreich sein.

- Gehe eine gerade und ausreichend lange Strecke (z. B. 8–10 Meter) mehrmals auf und ab. Der Boden sollte rutschfest sein.
- Um eine vergleichbare Bewertung des Gangbildes zu ermöglichen, ist eine frontale und immer gleiche Perspektive einzunehmen. Der Gang wird in beide Gangrichtungen beobachtet.
- Der Gang erfolgt in zügigem Tempo. Dadurch minimiert sich die bewusste Kontrolle und das Nervensystem zeigt sein automatisiertes Bewegungsmuster.
- Es empfiehlt sich, die Auffälligkeiten zu notieren oder ggf. auch eine Kameraaufnahme zu erstellen. Letzteres eignet sich auch als Vorher-nachher-Vergleich oder für die Durchführung ohne Hilfsperson.

Allgemeine Bewertungskriterien

Im ersten Schritt lohnt es sich, einen Blick auf die grundlegenden Eigenschaften des Gangbildes zu werfen.

Hierbei ist auf folgende Punkte zu achten:

- Stabilität: Wirkt der Gang sicher oder unsicher? Gibt es Schwankungen in der Frontal- oder Sagittalebene? Ist die Drehung sicher?
- Rhythmus: Ist das Gangbild gleichmäßig oder asynchron? Gibt es ein klares Links-rechts-Muster oder Taktunregelmäßigkeiten?
- Geräusch: Ist der Gang hörbar, wenn die Ferse aufkommt? Tritt eine Seite lauter auf als die andere?
- Ganggeschwindigkeit: Wie ist das Tempo? Zügig oder schleppend?
- Bewegungsausmaß: Wird das Gangbild in vollem Bewegungsradius ausgeführt oder ist es verkleinert und kompensatorisch?

Diese allgemeinen Parameter liefern einen ersten Eindruck über die grundsätzliche neuronale Steuerqualität. Je mehr Rhythmus, Symmetrie und Leichtigkeit, desto effizienter ist die zentrale Integration.

Doppelaufgaben zur Belastung des Systems – Dual Tasking in der Ganganalyse

Dual Tasking beschreibt die gleichzeitige Ausführung einer motorischen und einer kognitiven Aufgabe wie z. B. Gehen und Rechnen. Das Gehirn muss dabei seine Ressourcen zwischen Bewegung und Denkaufgabe aufteilen, was die zerebrale Koordination zusätzlich fordert. Durch die Zusatzaufgabe zeigen sich oft subtile Defizite, die bei rein motorischer Beobachtung verborgen bleiben oder nicht ganz klar erkennbar waren.

Diese Methode kann hervorragend in der Ganganalyse eingesetzt werden, um Bewegungsmuster deutlicher zu machen. Typische Varianten für Doppelaufgaben sind:

- In 7er-Schritten rückwärts von 100 zählen: 100, 93, 86, …
- Jeden zweiten Monat laut benennen: Januar, März, Mai, …

Spezifische Bewertungskriterien

Im zweiten Schritt ist das Gangbild gezielter zu analysieren.

Hierbei geht es um die Beobachtung folgender Körperregionen:

- Kopfhaltung
- Armschwung
- Schulterstellung
- Fußstellung

Die Beobachtungen dieser Bereiche und deren Bewegungsmuster liefern Hinweise auf funktionelle Dominanzen, Kompensationsmuster und mögliche neuronale Zielbereiche für die anschließende Intervention.

In den folgenden Abschnitten beleuchten wir die genannten Körperabschnitte genauer und besprechen vier typische Auffälligkeiten im Gangbild, auf die es im Zuge der neurozentrierten Testung zu achten gilt.

Vestibular-Gang

Ein zentrales Ziel unseres Nervensystems während des Gehens ist es, die Stabilität des Kopfes zu sichern. Nur bei einer ruhigen Kopfhaltung kann auch ein klares und stabiles Bild auf der Netzhaut erzeugt werden. Dies ist essenziell für die Verarbeitung visueller Informationen und die Orientierung im Raum, um die Umwelt bestmöglich wahrzunehmen.

Erhebliche Kopfbewegungen während des Gangs – umgangssprachlich als »Wackelkopf« bezeichnet – können auf eine vestibuläre oder auch cerebellare (insbesondere das Vestibulocerebellum/der Vermis) Problematik hinweisen. Auch Einschränkungen in der zervikalen Propriozeption sind eine mögliche Ursache. Ein instabiler Kopf ist häufig Ausdruck einer zentralen Kompensationsstrategie, wenn afferente Informationen aus einem dieser Systeme nicht verlässlich verarbeitet werden können.

Optimale Haltung/Beobachtung: Der Kopf befindet sich in aufrechter Mittelposition, bleibt während des Gangs ruhig und weitgehend unbewegt. Weder Rotation, Nickbewegungen noch laterale Neigungen sind sichtbar. Der Blick bleibt stabil und horizontal ausgerichtet.

Typische Auffälligkeiten und deren Bedeutung:

- Laterales Pendeln des Kopfes (rechts/links oder unilateral) deutet auf eine Instabilität im vestibulären System oder im Kleinhirn hin. Die Seite der Bewegung liefert oft Hinweise auf die betroffene Hirnregion. Pendelt der Kopf nach rechts, deutet dies auf das rechte Vestibularsystem oder Kleinhirn hin.
- Laterale Mitbewegung des Rumpfes (mit oder ohne zusätzliche Kopfbewegung) kann auch ein Hinweis auf eine cerebellare oder vestibuläre Problematik sein.
- Kopfneigung zu einer Seite ist kein klassischer Wackelkopf, kann aber auch Ausdruck einer asymmetrischen vestibulären Reizverarbeitung oder einer cerebellaren Dysfunktion sein. Eine Kopfneigung nach links lässt eine Problematik im linken Gleichgewichtsorgan oder linken Kleinhirn vermuten.
- Vor-und-zurück-Bewegungen des Kopfes können auf eine fehlende Integration der visuellen Informationen oder auf eine zentrale Ataxie hindeuten.
- Auf-und-ab-Bewegungen des Kopfes deuten auf mangelnde Stabilität im axialen Haltesystem oft mit Beteiligung von Kleinhirn oder zervikaler Propriozeption hin.

Neuro-Praxis

Bei einem Vestibular-Gang gibt es folgende Trainingsmöglichkeiten:
- Training des VOR
- visuelle Übungen wie Blickstabilisierung, Blickverfolgung, Sakkaden, optokinetisches Training, periphere Wahrnehmung
- Mobilisation von Wirbelsäule und Kiefer

- Sehr breites Gangbild wird häufig kompensatorisch eingenommen, wenn das Gleichgewichtssystem unzureichend arbeitet. In Kombination mit instabilem Kopf ist es ein starker Hinweis auf cerebellare Beteiligung.

Je nach Ausprägung und Bewegungsmuster lassen sich gezielt Hypothesen über betroffene Hirnareale und beteilige Systeme ableiten, die einen wertvoller Befund für die nachfolgende Intervention liefern.

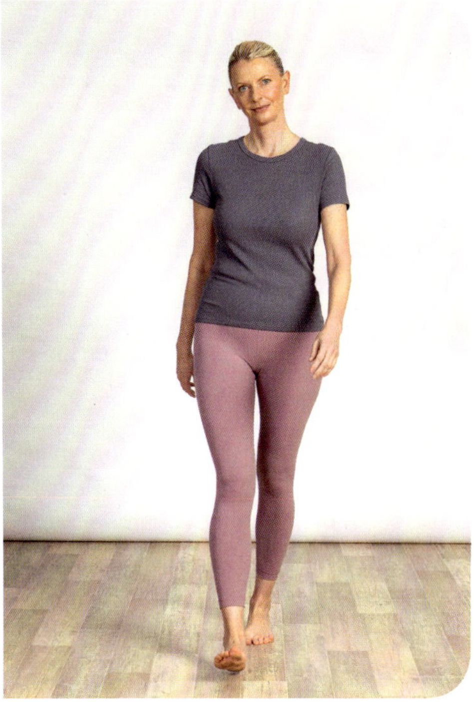

Der Vestibular-Gang zeichnet sich durch eine Bewegung von Kopf und/oder Oberkörper während der Gangbewegung aus.

Kortex-Gang

Der Armschwung ist ein wichtiger Bestandteil des natürlichen Gangbildes und spielt eine zentrale Rolle für die Gesamtkoordination. Er unterstützt nicht nur die dynamische Stabilität, sondern liefert zugleich wertvolle Informationen über die neuronale Steuerung des Bewegungsapparates. Während des Gehens erfolgt der Armschwung größtenteils automatisiert und wird überwiegend über den Rubrospinaltrakt kontrolliert, der durch das Mittelhirn verläuft. Die Ansteuerung geschieht über den kontralateralen Kortex (insbesondere Basalganglien und Frontallappen). Auffälligkeiten im Armschwung können daher auf eine funktionelle Einschränkung dieser Strukturen hinweisen.

Optimale Haltung/Beobachtung: Beide Arme pendeln symmetrisch und rhythmisch aus dem Schultergelenk nach vorne und hinten. Die Bewegung ist in ihrer Amplitude an Schrittlänge und -frequenz angepasst: Je schneller der Gang, desto schneller und dynamischer der Armschwung. Auch die Pendelweite nimmt mit zunehmender Schrittlänge zu. Der Bewegungsauslöser liegt primär im Schultergelenk – nicht im Ellenbogen.

Typische Auffälligkeiten und deren Bedeutung: Grundsätzlich ist jede Beobachtung, die von der optimalen Bewegung abweicht, ein reduzierter Armschwung. Hierzu gehören folgende Beobachtungen:

- Bilateral fehlender Armschwung ist ein Hinweis auf eine zentrale Funktionsstörung im Kortex oder Rubrospinaltrakt.
- Unilateral fehlender Armschwung: Ein fehlender Armschwung rechts deutet auf eine mögliche Beeinträchtigung im linken Kortex hin.
- Unsymmetrischer oder asynchroner Schwung kann auf eine Dysbalance in der kortikospinalen Ansteuerung oder eine zentrale Hemisphärenasymmetrie hinweisen.

Der Kortex-Gang ist durch einen verringerten Armschwung charakterisiert.

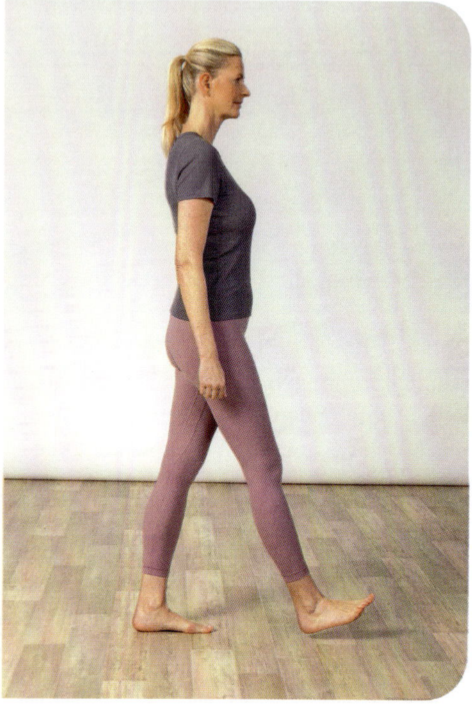

- Armschwung nur nach vorne oder nur nach hinten deutet auf eine gestörte Bewegungsintegration hin, oft mit Beteiligung des Mittelhirns.
- Bewegung nur aus dem Ellenbogen ohne Schulterbeteiligung ist möglicherweise Ausdruck einer Schutzstrategie oder zentralen Koordinationsstörung.

Der Armschwung liefert wichtige Hinweise auf betroffene neuronale Netzwerke. Gerade im Vergleich beider Seiten lassen sich wertvolle Rückschlüsse auf die zugrunde liegenden Steuerzentren ziehen.

Hirnstamm-Gang

Ein markantes neuronales Gangmuster ist der sogenannte Hirnstamm-Gang. Die PMRF (pontomedulläre retikuläre Formation) im Hirnstamm übernimmt eine wichtige Rolle in der Tonusregulation der Extremitäten. Sie wird vom gleichseitigen Kortex aktiviert und beeinflusst die Muskelspannung sowohl in Armen als auch Beinen. Eine charakteristische Auffälligkeit bei Dysfunktionen der PMRF ist an einer ipsilateralen spezifischen Rotationsstellung der Extremitäten erkennbar. Die obere Extremität zeigt eine Innenrotation im Schultergelenk, während gleichzeitig die untere Extremität nach außen

Neuro-Praxis

Bei einem Kortex-Gang eignen sich folgende Trainingsmöglichkeiten:

- ispilaterale Mobilisation oder sensorische Stimulation auf der Seite mit verringertem Armschwung
- visuelle Übungen wie Blickverfolgung und Sakkaden

Neuro-Praxis

Bei einem Hirnstamm-Gang ist es das Ziel, durch gezielte Stimulation des ipsilateralen Hirnstamms oder Kortex, die PMRF-Regulation zu modulieren und das Gleichgewicht in der muskulären Ansteuerung wiederherzustellen.

Trainingsmöglichkeiten:
- kontralaterale Mobilisation oder sensorische Stimulation zu der Seite mit dem PMFR-Bild
- ipsilaterale Aktivierung des VOR oder VOR-C
- ipsilaterale Aktivierung der Hirnnerven

rotiert. Für einen klassischen Hirnstamm-Gang treten beide Auffälligkeiten unilateral und gleichzeitig auf, wobei dies auch beide Seiten gleichzeitig betreffen kann.

Optimale Haltung/Beobachtung: Im physiologischen Gangbild befinden sich Schulter und Hüfte in neutraler Ausrichtung. Die Arme pendeln frei aus dem Schultergelenk, ohne sichtbare Innen- oder Außenrotationskomponenten. Auch die Beine bewegen sich in einer gleichmäßigen Schrittführung, ohne auffällige Rotation in der Hüfte nach außen oder innen.

Typische Auffälligkeiten und deren Bedeutung:
- Innenrotation im Oberarmkopf und gleichzeitig Außenrotation im Hüftgelenk auf derselben Körperseite (Beispiel: linke Schulter nach innen rotiert, linkes Bein nach außen gestellt): Hinweis auf eine Problematik im linken Hirnstamm

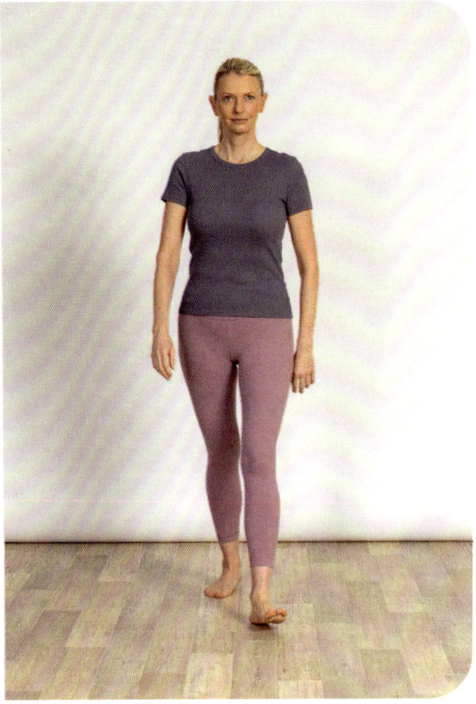

Eine Innenrotation im Oberarmkopf bei gleichzeitiger Außenrotation des Hüftgelenks kennzeichnet den Hirnstamm-Gang.

- Ist nur eine der beiden Rotationen sichtbar, ist dies kein eindeutiger PMRF-Befund. Beide Bewegungsmuster müssen gleichzeitig und ipsilateral auftreten.

Orientierungshilfen in der Beobachtung:
- Zeigt der Daumen sichtbar nach innen und ist die Handinnenfläche nach hinten gedreht, kann dies ein Indiz für die Innenrotation im Schultergelenk sein.
- Steht der Fuß nach außen, kann dies auf eine Außenrotation der unteren Extremität hindeuten.
- Auch Knie- und Ellenbogenstellung können zur Einschätzung herangezogen werden.

Ein Hirnstamm-Gangbild liefert einen sehr präzisen Hinweis auf eine uni- oder bilaterale Dysfunktion in der PMRF und hat unmittelbare Konsequenzen für die Trainingsauswahl.

Kleinhirn-Gang

Ein charakteristisches Gangmuster, das auf eine zentrale neuronale Beteiligung hinweist, ist der sogenannte Kleinhirn-Gang. Dieser präsentiert sich in einer Kombination aus Innenrotation der oberen und unteren Extremität auf derselben Körperseite, was auf eine ipsilaterale Dysfunktion des Kleinhirns hinweist. Hierbei handelt es sich vor allem um eine funktionelle Störung des Pontocerebellums (vgl. Abbildung, Seite 201). Ähnlich wie beim Hirnstamm-Gang gilt auch hier: Die Auffälligkeit muss unilateral und gleichzeitig auftreten, um als kleinhirntypisch zu gelten, und kann eine oder beide Körperhälften betreffen. Eine isolierte Innenrotation lediglich im Arm oder Bein reicht nicht aus, um eine cerebellare Problematik zu vermuten.

Optimale Haltung/Beobachtung: In einem ausgeglichenen Gangbild zeigen das Schulter- und Hüftgelenk eine neutrale Ausrichtung ohne übermäßige Innen- oder Außenrotation. Die Arme pendeln locker aus dem Schultergelenk, die Beinachsen verlaufen gerade, die Füße zeigen leicht nach außen oder gerade nach vorne – abhängig von Schrittlänge und -frequenz.

Der Kleinhirn-Gang präsentiert sich in einer ipsilateralen Innenrotation von Oberarm und Hüftgelenk.

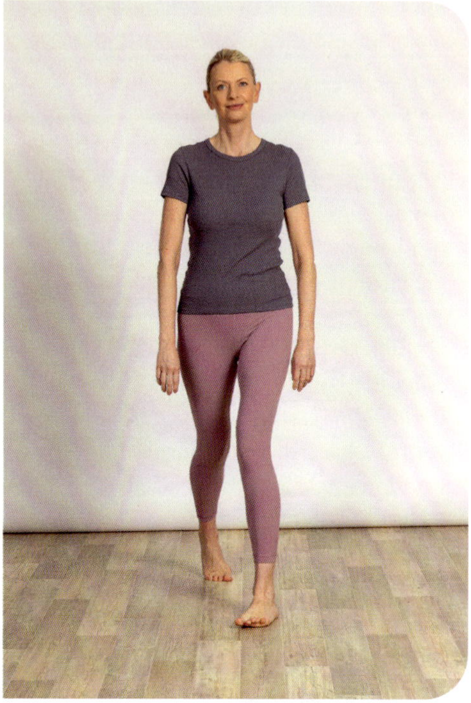

Neuro-Praxis

Ziel bei einem Kleinhirn-Gang ist es, über gezielte Stimulation der ipsilateralen cerebellaren Netzwerke die Bewegungskoordination zu verbessern und die zentrale Integrationsleistung des Kleinhirns wieder in Balance zu bringen.

Trainingsmöglichkeiten:

- ipsilaterale Mobilisation auf der Seite mit dem Kleinhirn-Gang
- ipsilaterale Aktivierung des VOR oder VOR-C
- visuelle Übungen wie Blickverfolgung und Sakkaden

Typische Auffälligkeiten und deren Bedeutung:

- Innenrotation im Oberarmkopf und Hüftgelenk auf derselben Seite (Beispiel: linke Schulter nach innen rotiert und gleichzeitig linkes Bein in Innenrotation): deutlicher Hinweis auf eine Dysfunktion im linken Kleinhirn.
- Nur eine der beiden Rotationen sichtbar: Kein spezifischer Kleinhirnbefund. Es müssen immer beide Merkmale gleichzeitig auf derselben Seite auftreten.

Orientierungshilfen in der Beobachtung:

- Zeigt der Daumen nach innen bzw. ist die Handinnenfläche nach hinten gerichtet, kann das für eine Innenrotation im Schultergelenk sprechen.
- Zeigen die Fußspitzen nach innen, kann dies auf eine Innenrotation im Hüftgelenk hinweisen – insbesondere bei begleitender Rotation in der Beinachse.
- Auch Knie- und Ellenbogenstellung können mitbeobachtet werden: Ein nach lateral rotierter Ellbogen oder ein einwärts gerichtetes Knie können als Orientierungspunkt dienen.

Ein Kleinhirn-Gangbild liefert somit einen wertvollen Hinweis auf eine cerebellare Funktionsstörung, insbesondere bei gleichzeitiger Beeinträchtigung von Koordination, Rumpfstabilität oder Reaktionsgeschwindigkeit.[53]

Übersicht über die typischen Gangmuster und deren neuronale Zuordnung.

Gangtyp	typische Auffälligkeiten	neuronale Zuordnung	Hinweise zur Interpretation
Vestibular-Gang	oszillierende Kopfbewegungen (rechts/links), »Chicken Head«, Kopfneigung, auf und ab	vestibuläres System, Kleinhirn (Vermis), zervikale Propriozeption	bei lateraler Bewegung: Seite der Bewegung = betroffene Seite (z. B. nach links → linkes Vestibularsystem)
Kortex-Gang	verminderter oder fehlender Armschwung, Armschwung nur aus dem Ellenbogen, asynchroner Schwung	Frontallappen, Parietallappen, Rubrospinaltrakt (Mittelhirn)	rechts reduzierter Schwung → Hinweis auf linken Kortex oder Rubrospinalbahn
Hirnstamm-Gang	Innenrotation Schulter + Außenrotation Hüfte auf derselben Seite	Hirnstamm (PMRF – pontomedulläre Formatio)	Nur bei gleichzeitiger Rotation von Arm und Bein aussagekräftig. Beispiel: linke Schulter + Hüfte → linker Hirnstamm
Kleinhirn-Gang	Innenrotation Schulter + Innenrotation Hüfte auf derselben Seite	Kleinhirn (Pontocerebellum)	Gleichzeitige Innenrotation beider Extremitäten nötig. Beispiel: linke Schulter + Hüfte → linkes Kleinhirn

Tests und Anamnese für spezifische Gehirnareale

Nicht jedes Problem hat dieselbe Ursache. Dieses Kapitel erläutert, wie gezielte Tests und eine strukturierte Anamnese helfen, beteiligte Gehirnareale differenziert einzugrenzen.

Die gezielte Diagnostik einzelner Gehirnareale ist ein zentraler Bestandteil des neurozentrierten Trainings. Während die bereits vorgestellten allgemeinen Assessments Hinweise auf die generelle Integrität des Nervensystems sowie Evaluation jeglicher Interventionsmaßnahmen liefern, ermöglichen spezifische Tests eine deutlich präzisere Aussage darüber, welche Hirnregion funktionell beeinträchtigt sein könnte.

Dieser Abschnitt stellt einen systematischen Ansatz vor, um das zentrale Nervensystem, basierend auf den Hauptarealen des Gehirns, differenziert zu analysieren. Im Mittelpunkt stehen dabei die zentralen Hirnareale Kortex mit seinen Hirnlappen, Inselrinde, Kleinhirn und Hirnstamm. Jedes dieser Areale hat eigene Aufgaben, wobei auch immer wieder Überlappungen möglich sind.

Im klinischen Alltag wie auch im Training gilt: Je genauer die Anamnese und je mehr Informationen vorliegen, desto gezielter kann die Intervention erfolgen. Eine fundierte Anamnese ist daher unerlässlich. Dabei geht es nicht nur um aktuelle Beschwerden oder Einschränkungen, sondern auch um die Historie der Person inklusive scheinbar nebensächliche Details – frühere Verletzungen, Operationen, chronische Belastungen, familiäre Erkrankungen oder allgemeine Auffälligkeiten –, die Rückschlüsse auf einzelne Gehirnarale geben können.

Für Therapeut oder Trainer bedeutet das, sehr aufmerksam zuzuhören, die richtigen Fragen zu stellen, in den Kontext zu setzen und mögliche Verbindungen zwischen einzelnen Symptomen bzw. Muster zu erkennen.

Die Tabelle (Seite 124/125) gibt einen Überblick über mögliche Anzeichen, die auf eine Problematik eines bestimmten Hirnareals hindeuten können.

Diese Übersicht kann sowohl im Erstgespräch als spezifische Anamnesefragen als auch zur Verlaufskontrolle hilfreich sein. Auffälligkeiten, wiederkehrende Muster oder mögliche Zusammenhänge sollten dokumentiert und gezielt durch funktionelle Tests überprüft werden. Die Anamnese erleichtert somit die Auswahl der spezifischen Testungen bzw. kann als Eingrenzung sinnvoller Testungen anhand der Symptome genutzt werden. Je mehr Informationen über eine Person vorliegen, desto besser. Zur generellen Evaluierung des Nervensystems, was z. B. in der Performanceorientierung geeignet ist, können auch alle Tests durchgeführt werden. Hierbei ist auf eine geeignete Pause zwischen den Tests zu achten.

Die Tabelle unten stellt eine Auswahl etablierter Testverfahren vor, die zur funktionellen Überprüfung der genannten Hirnareale eingesetzt werden können. Sie beruhen auf neuroanatomisch zuordenbaren Aufgaben zu der jeweiligen Region und können einfach in eine Trainings- oder Therapieeinheit integriert werden. Zusätzlich kann auch die Übungsausführung der Übungen im Buchteil »Neuroathletik-Übungen für einzelne neuronale Bereiche« (Seite 143) einen Hinweis auf den bzw. die jeweiligen beteiligten Regionen geben.

Die Anwendung dieser Tests bietet eine wertvolle Möglichkeit, Trainingsschwerpunkte präzise zu setzen. So lassen sich etwa bei einer auffälligen Pupillenasymmetrie Hinweise auf eine Dysbalance im Mittelhirn ableiten, oder eine instabile 3-D-Atmung deutet auf eine Problematik in der Insula hin, was wiederum Konsequenzen für die Übungsauswahl hat.

Dabei ist wichtig zu betonen, dass viele Assessments zugleich eine Intervention darstellen können. Bereits das Ausführen eines Tests kann neuronale Aktivität stimulieren und damit neue Informationen für das Gehirn bereitstellen. Tests im neurozentrierten Training sind daher keine statischen Diagnoseinstrumente, sondern dynamische Werkzeuge zur Interaktion mit dem Nervensystem. Sie ermöglichen nicht nur die Identifikation funktioneller Defizite, sondern eröffnen gleichzeitig direkte Interventionsmöglichkeiten. Jede Verbesserung – sei es eine klarere Wahrnehmung oder eine stabilere Haltung – ist ein Hinweis darauf, dass das System auf den gesetzten Reiz reagiert hat. Und genau darum geht es: das Gehirn durch gezielte Informationen in die Lage zu versetzen, seine Funktionen effizienter, koordinierter und sicherer auszuführen.

In den nachfolgenden Abschnitten werden nun verschiedene Testungen für einzelne Gehirnbereiche vorgestellt.

Übersicht über spezifische Tests für einzelne Hirnareale.

Gehirnbereich	Testverfahren	Zielsetzung der Testung
Frontallappen	Digit-Span-Test, Stroop-Test	Arbeitsgedächtnis, Inhibition, kognitive Kontrolle
Parietallappen	Zwei-Punkt-Diskrimination	sensorische Integration, räumliche Wahrnehmung
Temporallappen	Langzeitgedächtnis-Fragen	Zugriff auf deklarative Gedächtnisinhalte
Okzipitallappen	Snellen-Diagramm	Sehschärfe, visuelle Differenzierung
Inselrinde	3-D-Atmung	Interozeption, Atemkontrolle, vegetative Steuerung
Kleinhirn	Fußtrommel, Schulterrotation	Koordination, Diadochokinese, Rhythmus
Hirnstamm	Blutdruck-/Pupillenvergleich	autonome Regulation, laterale Integration

Mögliche Anzeichen für eine Dysfunktion in dem jeweiligen Gehirnbereich.

Frontallappen	Parietallappen	Temporallappen	Okzipitallappen
Schwierigkeiten, den Fokus zu halten, Konzentrationsstörungen	Gegenstände beim Ergreifen umwerfen	Tinnitus	Sehstörungen
Depression	Schwierigkeiten, einen mentalen Fokus zu halten	Dyslexie	starkes Blinzeln
Bewegungseinschränkungen	Probleme bei der räumlichen Orientierung	emotionale Labilität	visuelle Desorientierung
impulsives Verhalten	Herausforderungen beim Verstehen von Sprache	Defizite bei der auditiven Unterscheidung	
Blasenschwäche	häufiges Verlegen von Gegenständen	Schwierigkeiten beim Erkennen von Gerüchen oder der Beurteilung der Geruchsintensität	
langsame Bewegungen	vermehrte Verletzungen auf einer Körperseite	Probleme mit dem Langzeitgedächtnis	
Perseveration	sensorische Störungen (hypo/hyper) in der Vergangenheit (Narben, Tattoos), Taubheitsgefühle, Kribbeln		

Inselrinde	Kleinhirn	Hirnstamm
Tinnitus	ungenaue Bewegungen/Ungeschicklichkeit/Ataxie/Zittern/Störungen der motorischen Entwicklung	schwankender/erhöhter Blutdruck oder Puls, niedriger Perfusionsindex, Herz-Kreislauf-Probleme
Angstzustände	Lernschwierigkeiten, Probleme beim Lesen/Wortverständnis	eingeschränkte Verdauung
vermindertes Selbstbewusstsein	Gleichgewichtsprobleme/Reiseübelkeit/häufiges Stolpern	Atembeschwerden
Schwindel	Dysarthrie/Dyslexie	kalte Hände oder Füße
starke Schmerzen (-empfindung)	mechanische Dysfunktion auf einer Körperseite	starkes Blinzeln
sich nicht »geerdet« fühlen, mangelndes Körperbewusstsein	Vorgeschichte von Wirbelsäulendysfunktionen/Skoliose/verdrehte Haltung	Anisokorie
nicht adäquater Blutdruck (im Bezug zur Tätigkeit)	Augenbewegungsstörungen/Augenabweichungen	erhöhter Muskeltonus
Atmung nicht passend zur Aktivität/vorliegende Atemwegserkrankung	Koordinationsprobleme	

Taktiler Digit-Span-Test – Frontallappen

Wirkung: Der Digit-Span-Test, auch Ziffernspanntest genannt, ist ein neurozentrierter Test für die mentale Leistungsfähigkeit, welcher insbesondere das Arbeitsgedächtnis und die Kurzzeitgedächtnisleistung misst. Es gibt verschiedene Varianten für den Digit-Span-Test. Bei der taktil-sensorischen Variante wird die Verarbeitung und Speicherung taktil-räumlicher Informationen im Arbeitsgedächtnis überprüft, dies ist eine zentrale Funktion des präfrontalen Kortex (dorsolateraler Frontallappen). Gleichzeitig erfordert der Test die präzise Wahrnehmung und Lokalisierung taktiler Reize, die über den somatosensorischen Kortex im Parietallappen vermittelt wird.

Material: Hilfsperson

Ausgangsposition: Stelle dich mit geschlossenen Füßen aufrecht hin und hebe den linken Unterarm an. Die Handfläche zeigt nach unten und die Finger sind locker gespreizt. Die Hilfsperson steht vor dir. Deine Augen sind geschlossen.

Ausführung: Die Hilfsperson berührt gleichzeitig und kurz zwei deiner Finger leicht oberhalb der Fingernägel – z. B. den Ring- und kleinen Finger der linken Hand. Deine Aufgabe ist es, anschließend zu benennen, wie viele Finger zwischen den beiden berührten Fingern liegen – in diesem Fall »0«. ❶ Es wird nicht gefragt, welche Finger berührt wurden, sondern ausschließlich, wie viele dazwischenliegen. Führe pro Hand 5–7 Durchgänge mit zufälliger Auswahl verschiedener Fingerpaare durch. Notiere dir, wie viele Antworten richtig bzw. falsch waren und achte auch auf die Schnelligkeit der Antwort. Anschließend erfolgt dieselbe Durchführung an der rechten Hand.

Hinweise:
- Du sollst die Finger nicht bewegen, sondern ausschließlich auf die taktile Information reagieren und verbal antworten.
- Eine regelmäßig falsche Einschätzung (z. B. zu viele oder zu wenige Finger) kann auf Defizite im Frontallappen oder der sensorischen Integration hinweisen.
- Große Unterschiede zwischen rechter und linker Seite können Hinweis auf Einschränkungen im gegenüberliegenden Frontallappen oder Parietallappen oder auch eine lokale sensorische Störung sein.

Re-Test-Ergebnis: Nach einer Intervention wird der Test erneut durchgeführt.
- Positiv: Du erkennst die Zwischenräume schneller und zuverlässiger, Seitenunterschiede sind reduziert oder verschwunden.
- Neutral: Keine Veränderung der Antwortgenauigkeit oder Antwortschnelligkeit.
- Negativ: Du reagierst langsamer oder ungenauer als beim ersten Durchgang. Es kommt zu einer höheren Fehlerrate oder Seitenasymmetrien.

Variante: Der Test kann auch stehend oder sitzend an den Zehenspitzen durchgeführt werden. Auch hier erfolgt ein leichtes gleichzeitiges Antippen zweier Zehen hinter der Nagelhaut mit der Aufgabe, den dazwischenliegenden Abstand verbal anzugeben. ❷

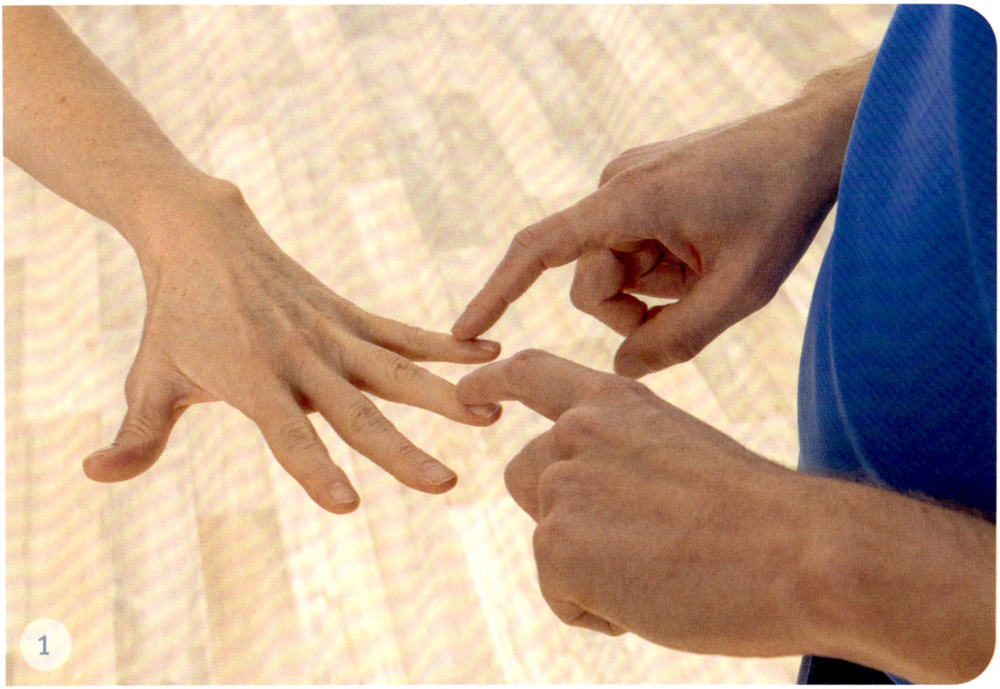
1

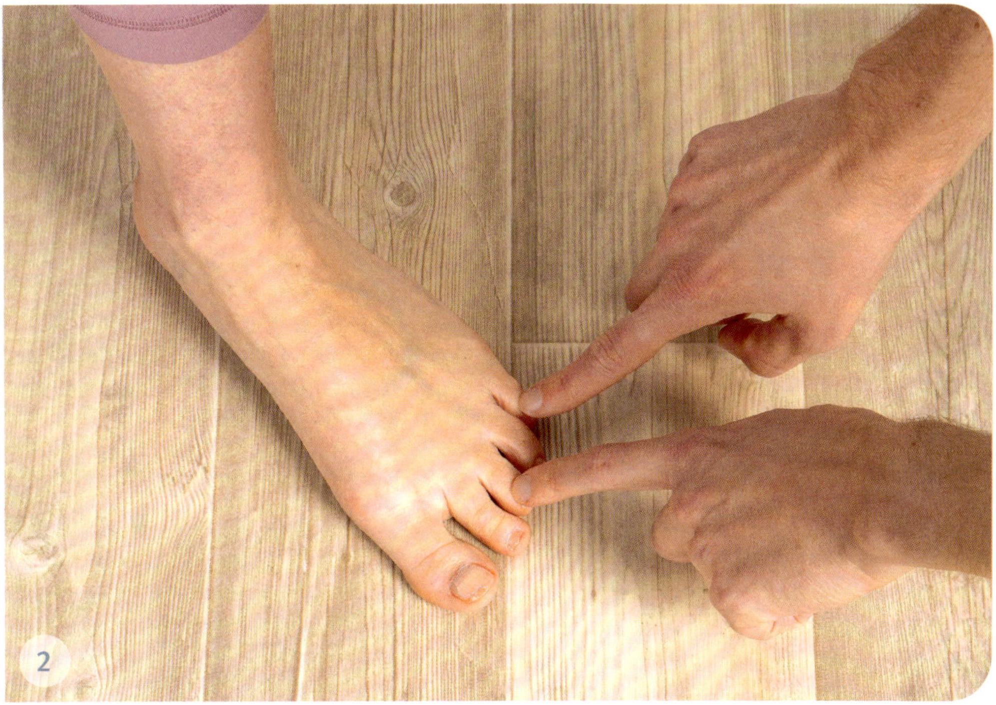
2

Stroop-Test – Frontallappen

Wirkung: Der Stroop-Test ist ein klassisches Verfahren zur Überprüfung der exekutiven Funktionen im präfrontalen Kortex, insbesondere der Inhibition, selektiven Aufmerksamkeit und kognitiven Flexibilität. Bei dem Test muss das Gehirn widersprüchliche Informationen, z. B. die Bedeutung eines Wortes passt nicht zur dargestellten Farbe, verarbeiten. Der Frontallappen ist hierbei dafür verantwortlich, irrelevante Reize zu unterdrücken (z. B. die gelesene Wortbedeutung) und den relevanten Reiz (z. B. die Farbe) korrekt auszuwerten. Eine verlangsamte Reaktion oder häufige Fehler deuten auf eine eingeschränkte Frontalhirnfunktion bzw. -belastbarkeit hin.

Material: Stroop-Karte, Stoppuhr

Ausgangsposition: Halte das Testblatt im Stehen oder Sitzen vor dich, sodass du die Wörter gut lesen kannst. Stelle sicher, dass du während der Ausführung nicht abgelenkt wirst.

Ausführung: Lies die Liste mit farbig gedruckten Wörtern. Deine Aufgabe ist es, die Farbe zu benennen, in der das Wort gedruckt ist. Nicht, das Wort zu lesen. Beispiel: Wenn das Wort »Grün« in blauer Farbe dargestellt ist, sagst du »blau«. Stelle die Stoppuhr auf 30 Sekunden und arbeite dich so zügig und genau wie möglich von oben nach unten durch die Liste. Wie leicht oder schwer fällt es dir, die Farbe korrekt zu benennen – insbesondere bei widersprüchlichen Wort-Farb-Kombinationen? Kommst du ins Stocken? Nimmt die Fehlerhäufigkeit mit der Zeit zu?

Hinweise:
- Das Ziel der Übung sind Geschwindigkeit und die Qualität der Reaktion unter kognitivem Konflikt.
- Führe den Test nur in wachem, ausgeruhtem Zustand und mit ausreichender Energieversorgung durch. Müdigkeit oder Ablenkung können das Ergebnis verfälschen.

Re-Test-Ergebnis: Nach einer Intervention wird der Test erneut durchgeführt. Folgende Ergebnisse sind möglich:
- Positiv: Du benennst die Farben der Wörter schneller und fehlerfreier. Deine Konzentration verbessert sich und die Aufgabe fällt dir leichter.
- Neutral: Keine Veränderung in Fehlerquote oder Reaktionsqualität.
- Negativ: Du machst mehr Fehler, wirst unkonzentrierter oder liest verlangsamt.

Variante: Der Test lässt sich mit verschiedenen Apps, z. B. »Stroop Effect – Brain Test«, digital durchführen. Die App zeigt dir in einem definierten Zeitfenster nacheinander zufällige Wort-Farb-Kombinationen auf dem Bildschirm. Du musst mit einer Schaltfläche angeben, ob das gezeigte Wort zur Farbe passt oder nicht und auch hier die richtige Wahl treffen. Es handelt sich daher um eine fortgeschrittene Variante, mit mehr kognitiver Herausforderung. Apps bieten den Vorteil, dass Reaktionszeit und Fehlerquote digital gemessen werden. Sie eignen sich besonders zur wiederholten Anwendung und zur Dokumentation von Fortschritten über die Zeit.

Snellen-Diagramm – Okzipitallappen

Wirkung: Diese Übung dient der Überprüfung deiner Sehschärfe und der visuellen Wahrnehmung (foveales Sehen). Sie hilft, mögliche Unterschiede in der Leistung deiner Augen oder eine Asymmetrie des visuellen Systems sowie Kurzsichtigkeit zu identifizieren.

Material: Snellen-Diagramm/Sehtafel mit Buchstaben oder Symbolen oder Apps wie »Eye Chart HD« oder »Eye Snellen Chart«

Ausgangsposition: Nimm eine stehende oder sitzende Position ein. Befestige das Snellen-Diagramm in einem Abstand von 3 Metern auf Augenhöhe. Bei der App-Nutzung halte das Display deines Mobiltelefons mit ausgestrecktem Arm vor dich.

Ausführung: Beginne nun, von oben nach unten die Reihen mit den kleiner werdenden Buchstaben oder Symbolen laut vorzulesen. Beide Augen sind dabei geöffnet. Merke oder notiere dir die Reihe als deinen Ausgangswert, die du noch klar und deutlich erkennen kannst.

Hinweise:

- Für vergleichbare Ergebnisse sollte der Abstand zwischen Bildschirm oder Tafel und Augen bei Test als auch bei Re-Test identisch sein.
- Führst du den Test mit Sehhilfen durch, solltest du diese auch beim Re-Test tragen, um eine Vergleichbarkeit der Ergebnisse sicherzustellen.

Re-Test-Ergebnis:

- Positiv: Du kannst die Symbole in einer kleineren Zeile klar erkennen.
- Neutral: Es gibt keine spürbare Veränderung in deiner Sehschärfe.
- Negativ: Deine Sehschärfe hat sich verschlechtert und du kannst nur noch größere Symbole klar wahrnehmen.

Variante: Der Test kann auch mit jedem Auge separat ausgeführt werden. Decke hierzu jeweils nacheinander ein Auge mit der Hand oder einer Augenklappe ab. Notiere, welche Größe du mit jedem Auge klar lesen kannst und ob Seitenunterschiede vorliegen. Solltest du zwischen rechts und links Sehunterschiede feststellen und sollte sich die Sehschärfe auf dem schlechteren Auge verbessern, ist dies ein Indiz für die positive Effektivität der Intervention.

Zwei-Punkt-Diskrimination – Parietallappen

Wirkung: Die Funktionsfähigkeit des somatosensorischen Kortex im Pariatallappen lässt sich über die Sensorik der Haut testen. Ein etabliertes Testverfahren ist die Zwei-Punkt-Diskrimination, bei der es darum geht, zwei separate Berührungsreize als unterschiedliche Punkte wahrzunehmen. Der Test kann Funktionsstörungen im somatosensorischen System aufdecken, etwa Unterschiede in der Sensitivität zwischen Körperseiten oder Rezeptoreinschränkungen einzelner Körperareale.[54]

Material: Zwei-Punkt-Diskrimination-Karte und Hilfsperson

Ausgangsposition: Der Test kann je nach getesteter Körperregion im Stehen, Sitzen oder Liegen durchgeführt werden. Deine Augen sind geschlossen.

Ausführung: Am Beispiel des Unterarms wird die Karte mit einem Abstand von 2–4 mm gewählt. Die Hilfsperson drückt nun beide Spitzen gleichzeitig oder auch nur eine Spitze leicht auf deine Haut (kurzer Kontakt). Du gibst laut an, ob es sich um einen oder zwei Berührungspunkte handelt. Führe 5–8 Wiederholungen an unterschiedlichen Stellen am Unterarm aus und notiere die Trefferquote. Wiederhole den Test am anderen Unterarm und prüfe, ob es Seitenunterschiede in der Trefferquote gibt.

Hinweise:

- Unterschiedliche Körperbereiche haben je nach Dichte der Rezeptoren unterschiedliche Diskriminationsschwellen, die es bei der Testung zu beachten gilt (siehe Tabelle Seite 131).
- Der Test sollte immer in Ruhe ohne Bewegungsinterferenzen durchgeführt werden.
- Achte darauf, dass die Druckstärke beider Spitzen gleichmäßig ist, um die Wahrnehmung nicht durch unterschiedliche Intensitäten zu beeinflussen. Die Berührung sollte leicht sein und nicht als schmerzhaft wahrgenommen werden.
- Ein signifikanter Unterschied zwischen der rechten und linken Seite kann auf eine Dysfunktion des Parietallappens auf einer Seite oder auf eine periphere sensorische Einschränkung auf Rezeptorebene hinweisen.

Variante: Verändere den Druck der beiden Spitzen und beobachte, ob dies die Wahrnehmung beeinflusst. Dies kann zusätzliche Informationen über die Drucksensitivität liefern.

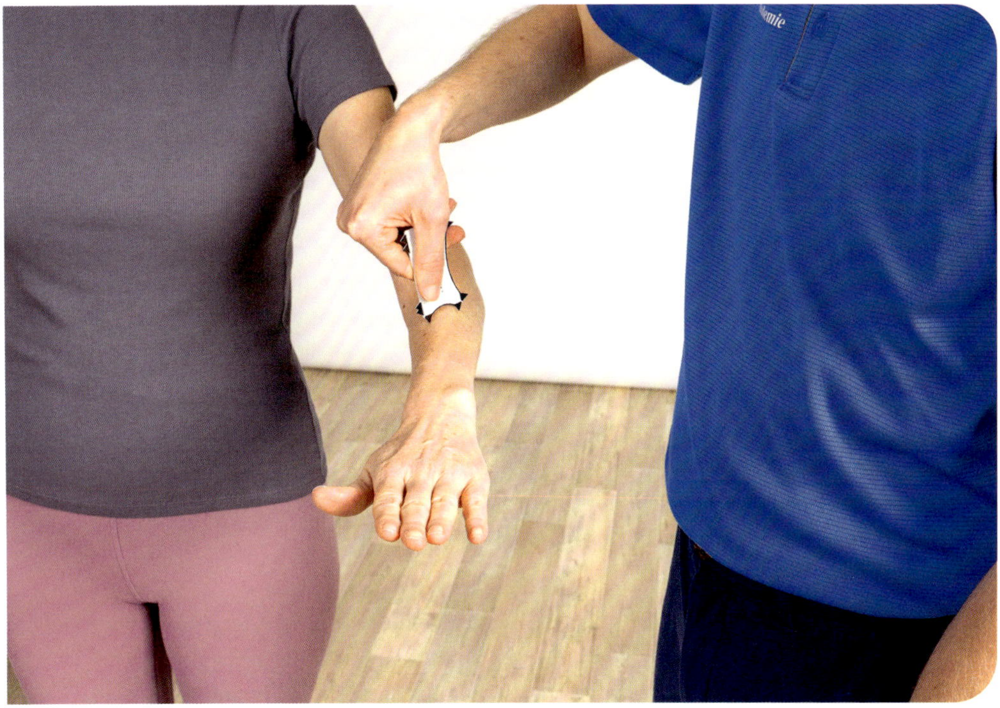

Abstandstestungen je nach Körperbereich.

Körperbereich	Abstand zwischen den zwei Punkten
Finger, Zehen	4 mm
Hände, Füße, Gesicht, Gelenke	7,5–15 mm
Extremitäten	15–30 mm
Rücken, Rumpf	30–60 mm

Narben

Die Testung ist auch insbesondere an Narben oder Tätowierungen und um diese Bereiche herum durchzuführen. Sensorische Einschränkungen bei Narben und Tattoos können einen großen Einfluss auf die Bewegungssteuerung haben. Ziel ist es, die Sensibilität dieser Hautareale zu testen und Hypo- oder Hypersensibilitäten zu ermitteln, die es bei Bedarf zu rehabilitieren gilt.

Langzeitgedächtnis-Fragen – Temporallappen

Wirkung: Der Temporallappen ist unter anderem für das visuelle Gedächtnis, das deklarative (faktische) Gedächtnis und die emotionale Verarbeitung zuständig. Im medialen Temporallappen, insbesondere im Hippocampus, werden Erinnerungen verarbeitet und konsolidiert. Auffälligkeiten in der Erinnerungsfähigkeit, die zeitlich weit zurückliegen, können auf eine eingeschränkte Funktion im Temporallappen hinweisen.

Material: Hilfsperson

Ausgangsposition: Führe den Test in einer ruhigen Umgebung ohne Störungen durch.

Ausführung: Dir werden nacheinander 5–7 persönliche oder allgemeine Wissensfragen gestellt, die auf langfristig gespeicherte Inhalte abzielen. Deine Aufgabe ist es, die Fragen spontan und aus dem Gedächtnis zu beantworten, ohne sehr lange nachzudenken, nachzuschlagen oder andere Hilfsmittel zu verwenden. Beobachte, wie schnell dir die Antworten einfallen bzw. wie leicht es dir fällt, die Informationen abzurufen.

Einige mögliche Beispielfragen:
- Wie lautet der Mädchenname deiner Mutter?
- Welche Farbe hatte dein erstes Fahrrad?
- Nenne drei Bundeskanzler der Nachkriegszeit.
- Welche Telefonnummer hattest du in deiner Kindheit?
- In welchem Jahr fiel die Berliner Mauer?
- Wie hieß dein erster Lehrer oder deine erste Lehrerin?

Die Fragen sind frei variierbar – wichtig ist, dass sie auf Informationen abzielen, die bereits lange im Gedächtnis gespeichert sind und nicht durch kurzfristige Lernprozesse beeinflusst wurden.

Hinweise:
- Die Fragen sollten keine emotional belastenden Inhalte enthalten.
- Die Erinnerungsleistung kann durch Stress, Erschöpfung oder Ablenkung kurzfristig reduziert sein – führe den Test möglichst im wachen Zustand durch.
- Je spontaner und vollständiger die Antworten erfolgen, desto besser lässt sich die Funktion des deklarativen Langzeitgedächtnisses einschätzen.
- Mangelnde Erinnerung an einzelne Inhalte ist nicht zwangsläufig pathologisch – beobachtet wird die generelle Zugriffsfähigkeit auf alte Gedächtnisinhalte.

Re-Test-Ergebnis: Nach Durchführung einer geeigneten Intervention wird der Test unter gleichen Bedingungen wiederholt.
- Positiv: Erinnerungen werden schneller und vollständiger abgerufen. Du erinnerst dich ggf. an weitere Details oder kannst vorher unbeantwortete Fragen beantworten.
- Neutral: Es zeigt sich kein Unterschied im Erinnerungsvermögen oder in der Reaktionszeit.
- Negativ: Die Erinnerungsfähigkeit ist eingeschränkter. Du zögerst länger oder kannst weniger Fragen beantworten als zuvor.

Varianten: Validierte Testverfahren, die unter anderem auch die Funktion des Langzeitgedächtnisses erfassen, sind die WMS (Wechsler Memory Scale) oder das CERAD-Plus (Consortium to Establish a Registry for Alzheimer's Disease).

3-D-Atmung – Inselrinde

Wirkung: Diese Übung dient der funktionellen Überprüfung der thorakalen Atemmechanik mit besonderem Fokus auf die laterale Expansion des unteren Brustkorbs während der Einatmung. Funktionell ist die Bewegung auf die Aktivität des Zwerchfells, der interkostalen Atemhilfsmuskulatur sowie auf die sensomotorische Ansteuerung durch Hirnstammstrukturen (unter anderem Pons, Medulla oblongata) zurückzuführen. Zusätzlich kann diese Testung Rückschlüsse auf die Aktivierung und Integration viszeraler, somatosensorischer und interozeptiver Signale durch die **Inselrinde** liefern. Asymmetrische, lateral oder dorsal eingeschränkte Atembewegungen oder flache Atmung können auf eine gestörte interozeptive Rückmeldung hinweisen und sind häufig mit erhöhtem Sympathikustonus oder veränderten motorischen Atemmustern assoziiert. Der Test erlaubt eine differenzierte Beobachtung der sensomotorischen Atemansteuerung und dient zugleich als Übung für Interventionen zur Verbesserung der Körperwahrnehmung über das interozeptive Netzwerk.

Material: Hilfsperson

Ausgangsposition: Stelle dich aufrecht mit langer Wirbelsäule hin. Die Hilfsperson steht hinter dir und legt beide Hände seitlich unterhalb deines Brustkorbs auf Höhe der unteren Rippen auf. Die Daumen zeigen dabei nach innen und liegen locker in einem Abstand von 1–2 cm neben der Wirbelsäule auf. Die Finger umfassen die Rippenbögen.

Ausführung: Atme nun durch die Nase tief ein und aus und versuche dabei, die Rippen dreidimensional gleichmäßig zu bewegen. Es ist auf eine symmetrische Bewegung der Rippenbögen nach links und rechts, sowie auf eine Ausdehnung nach vorne und hinten zu achten. Bewegen sich die Daumen bei der Einatmung auseinander? Gibt es Seitenunterschiede zwischen rechts und links? Werden Einschränkungen oder kompensatorische Muster beobachtet? Führe 4–5 Atemzüge in ruhigem Tempo durch.

Hinweise:

- Eine eingeschränkte Bewegung auf einer Seite kann auf eine reduzierte Mobilität der Rippen oder auf einseitige Aktivitätsmuster im Zwerchfell bzw. eine eingeschränkte neuronale Ansteuerung hinweisen.
- Sollten unilaterale oder bilaterale Einschränkungen sichtbar sein, kann die Hilfsperson bereits während der Durchführung taktiles oder auditives Feedback geben, um die Atmung zu verbessern. Die 3-D-Atmung kann daher nicht nur als Test, sondern auch als Übung eingesetzt werden.

Re-Test-Ergebnis: Nach einer gezielten Intervention wird die Atmung erneut beurteilt.

- Positiv: Die Atembewegung wird gleichmäßiger, tiefer und symmetrischer.
- Neutral: Es ist keine Veränderung im Atemmuster erkennbar.
- Negativ: Die Asymmetrie verstärkt sich, die Atemtiefe nimmt ab oder es kommt zu kompensatorischen Bewegungen in Schultergürtel oder Brustkorb.

Fußtrommel – Kleinhirn

Wirkung: Schnelle, alternierende Bewegungen in den Gliedmaßen werden primär durch das Kleinhirn gesteuert. Der Foot-Tapping-Test dient der Überprüfung dieser Fähigkeiten in den unteren Extremitäten. Eine reduzierte Frequenz oder abgehackte Ausführung sind ein Anzeichen für eine cerebellare Funktionsstörung. Der Test eignet sich darüber hinaus zur Überprüfung von Koordination, motorischer Planung und zeitlicher Steuerung repetitiver Bewegungsmuster. Die Verschaltung erfolgt vor allem über das Pontocerebellum sowie Verbindungen zum Pons. Auch Läsionen in kortikospinalen Bahnen oder Basalganglien können das Ergebnis beeinflussen, weshalb dieser Test besonders zur differenzierten Beobachtung cerebellarer Aktivität herangezogen wird.

Ausgangsposition: Stelle dich aufrecht hin und platziere einen Fuß etwas weiter vorne. Das Gewicht befindet sich auf dem hinteren Bein. Die Arme hängen locker seitlich herab und der Blick ist nach vorne gerichtet.

Ausführung: Hebe den Vorfuß an, während die Ferse stabil am Boden bleibt. Beginne nun, mit dem Vorfuß so schnell und gleichmäßig wie möglich auf den Boden zu tippen – ähnlich einem Trommeln. Die Bewegung erfolgt ausschließlich im oberen Sprunggelenk, die übrige Beinachse bleibt ruhig. Führe das Fußtrommeln für etwa 10 Sekunden durch und achte dabei auf die Qualität der Bewegung: Ist das Tippen rhythmisch? Oder wirkt es unkoordiniert, abgehackt, ruckartig oder langsam? Kommt es zu frühzeitiger Fatigue? Wiederhole den Test anschließend mit dem anderen Fuß und vergleiche die Seiten. Gibt es Unterschiede in Geschwindigkeit, Amplitude oder Koordination?

Hinweise:
- Achte darauf, dass die Ferse während der gesamten Bewegung fest mit dem Boden in Kontakt bleibt.
- Eine zu starke Anspannung im Oberschenkel oder Ausweichbewegungen in der Hüfte können das Ergebnis verfälschen und sollten beobachtet werden.
- Eine insgesamt verlangsamte und unrhythmische Bewegung kann auf eine cerebellare Dysfunktion oder zentrale Koordinationsstörung hinweisen. Ein deutlicher Seitenunterschied kann auf eine Einschränkung im ipsilateralen Cerebellum (v. a. Pontocerebellum) hinweisen.

Re-Test-Ergebnis: Folgende Veränderungen können nach der Durchführung einer Intervention auftreten:
- Positiv: Die Bewegungsfrequenz nimmt zu, die Ausführung wird rhythmischer und gleichmäßiger. Der Bewegungsfluss verbessert sich deutlich.
- Neutral: Es zeigt sich keine Veränderung in Frequenz oder Bewegungsqualität.
- Negativ: Die Bewegung wird langsamer oder unkoordinierter, das Bewegungsmuster verschlechtert sich.

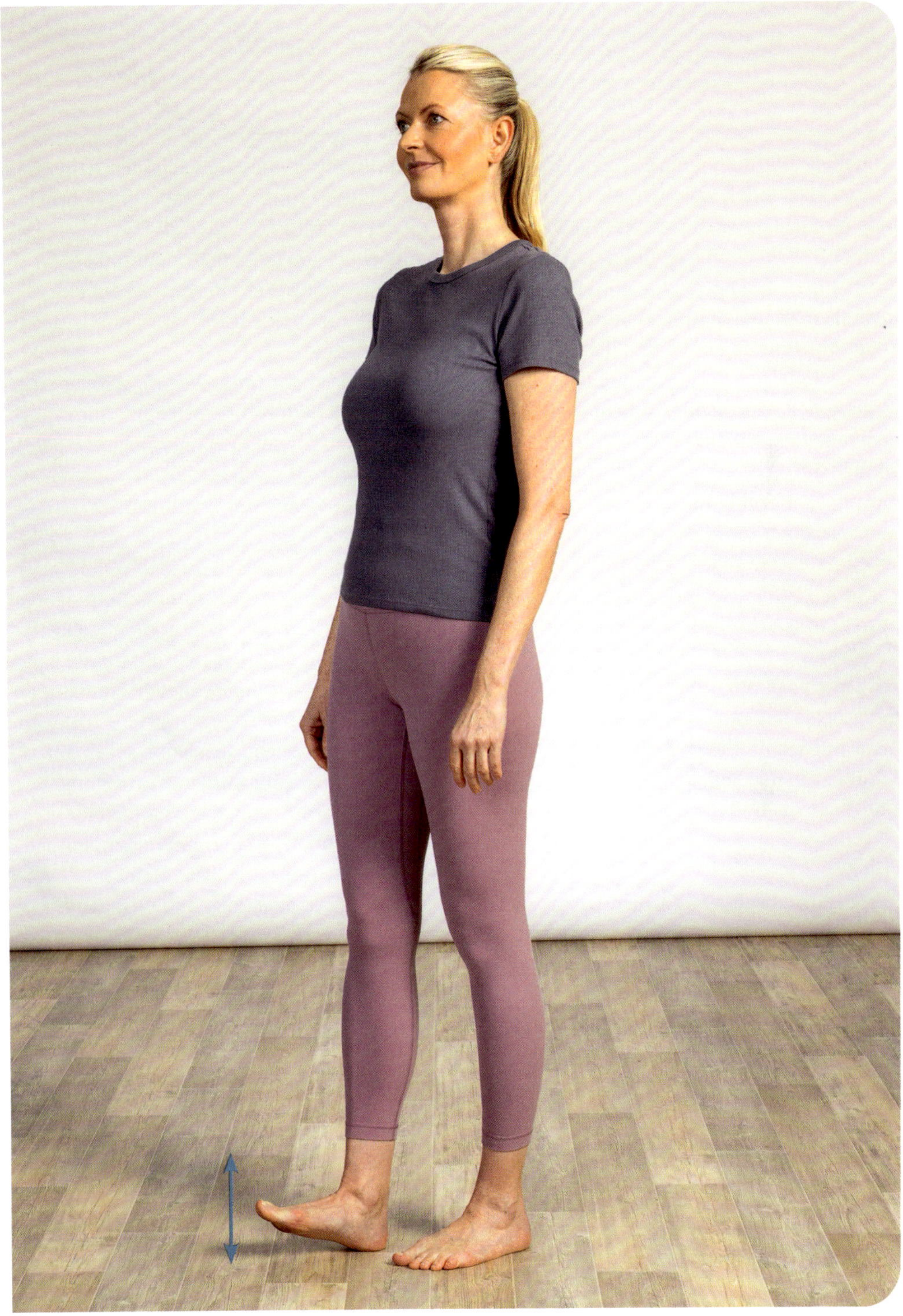

Schulterrotation – Kleinhirn

Wirkung: Ähnlich der vorherigen Fußtrommel überprüft dieser Test die Fähigkeit zu schnellen, alternierenden Bewegungen der oberen Extremität, was auch als Diadochokinese bezeichnet wird. Ziel ist es, Störungen in der cerebellaren Bewegungskoordination zu erkennen. Die Bewegung wird vom Pontocerebellum und dem Nucleus dentatus, in enger Abstimmung mit dem Pons gesteuert. Eine veränderte Bewegungsgeschwindigkeit, reduzierte Präzision oder zunehmende Ungleichmäßigkeit während der Durchführung können auf eine cerebellare Dysfunktion hinweisen. Darüber hinaus liefert die Übung Informationen zur Muskelkoordination zwischen Agonisten und Antagonisten sowie zur Fähigkeit des Nervensystems, schnelle Bewegungswechsel effizient zu steuern.

Ausgangsposition: Stelle dich aufrecht und mit geschlossenen Füßen hin. Strecke beide Arme auf Schulterhöhe nach vorne aus. Die Schultern bleiben entspannt, die Ellenbogen sind gestreckt und die Handflächen zeigen nach unten.

Ausführung: Beginne nun, beide Arme gleichzeitig innen und außen zu rotieren. Die Bewegung erfolgt über das Schultergelenk. Führe die Bewegung so schnell wie möglich für etwa 10 Sekunden aus. Achte auf Folgendes: Verlangsamt sich eine Seite? Wirken die Bewegungen unrhythmisch, zittrig oder unkontrolliert? Dreht sich eine Hand weniger weit oder bleibt sogar »hängen«? Kommt es zu Ausweichbewegungen in Schulter oder Rumpf?

Hinweise:
- Die Bewegungen sollten flüssig, kontrolliert und symmetrisch ablaufen – rhythmische Störungen oder abrupte Abbrüche sind auffällig.
- Ist eine Seite langsamer oder unkoordinierter, kann dies ein Hinweis auf eine Einschränkung des ipsilateralen Kleinhirns sein.
- Unwillkürliche Mitbewegungen oder eine fehlende Endpronation/-supination deuten ebenfalls auf eine neurologische Beteiligung hin.
- Alternativ kann der Test im Sitzen durchgeführt werden.

Re-Test-Ergebnis: Nach einer gezielten Intervention wird der Test erneut durchgeführt.
- Positiv: Die Bewegungen sind flüssiger, symmetrischer und schneller. Frequenz und Präzision verbessern sich.
- Neutral: Es zeigen sich keine spürbaren Unterschiede zur Ausgangsbewegung.
- Negativ: Die Bewegung wird allgemein unkoordinierter, langsamer oder deutlich asymmetrisch. Eine Seite bleibt im Rhythmus zurück oder zeigt auffällige Bewegungspausen.

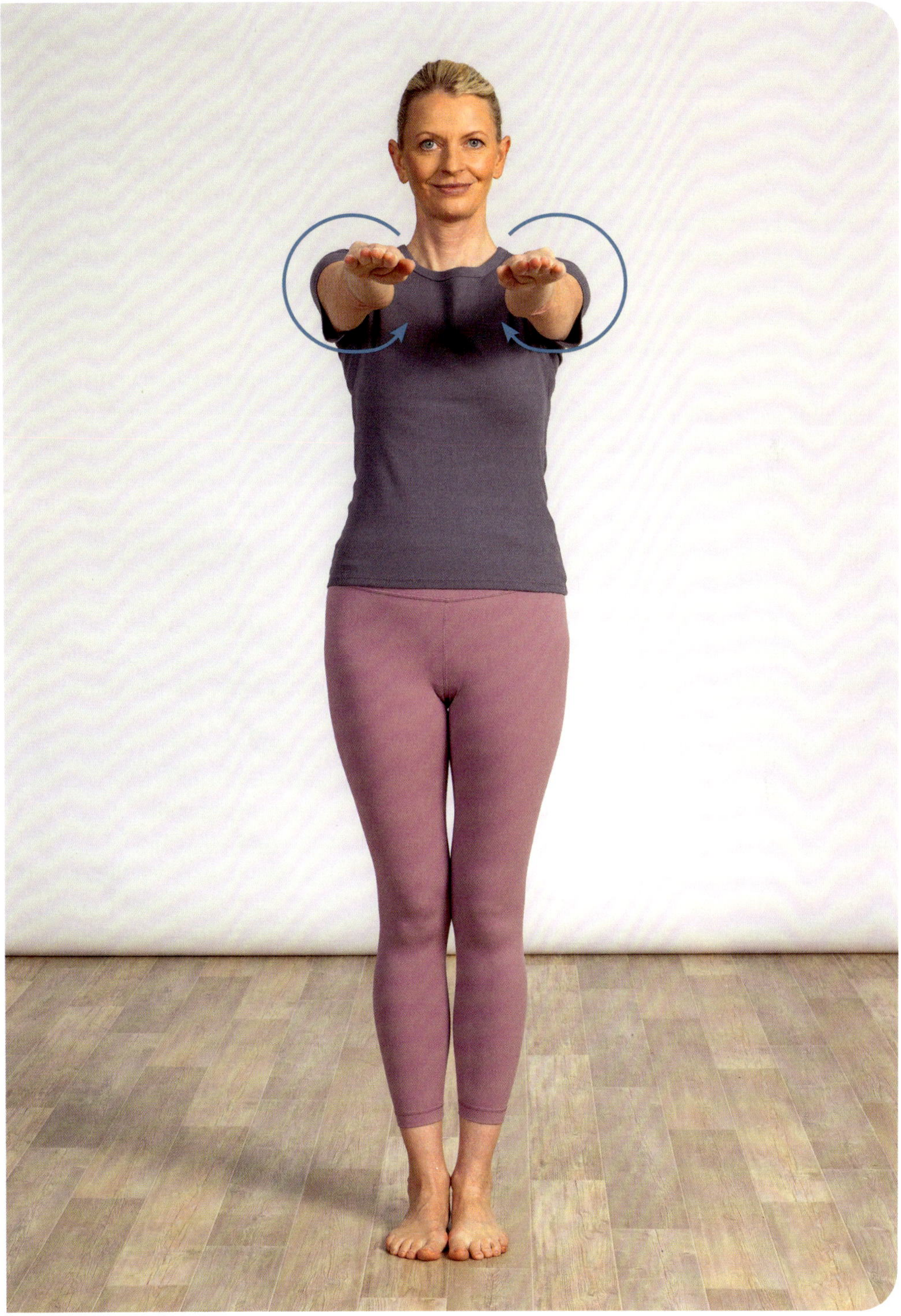

Romberg-Test mit Perturbation – Kleinhirn

Wirkung: Der Romberg-Test mit Perturbation stellt eine gesteigerte Variante des klassischen Gleichgewichtstests dar und prüft die Fähigkeit des zentralen Nervensystems, unvorhersehbare Störungen (Perturbationen) aktiv zu kompensieren. Der Test ermöglicht die Beurteilung der automatischen posturalen Kontrolle sowie die sensorische Integration unter Beteiligung des Kleinhirns. Das Kleinhirn koordiniert dabei die rasche Umschaltung zwischen sensorischen Eingängen (vestibulär, propriozeptiv, visuell) und motorischen Korrekturen. Eine fehlende Stabilität oder übermäßige Ausweichbewegungen können auf eine beeinträchtigte cerebellare Integration hinweisen. Gleichzeitig werden über die Reaktion auf die Perturbation auch die Kommunikation mit dem Hirnstamm sowie kortikale Rückmeldeschleifen über die Insula angesprochen.

Material: Hilfsperson

Ausgangsposition: Stelle dich barfuß auf einen festen Untergrund. Die Füße stehen geschlossen nebeneinander, das Körpergewicht ist gleichmäßig verteilt. Die Arme hängen locker seitlich am Körper. Schließe die Augen, sobald du stabil stehst. Die Hilfsperson steht vor dir.

Ausführung: Die Hilfsperson gibt kleine seitliche Schubser auf Schulterhöhe und führt damit gezielte, aber unvorhersehbare Perturbationen durch. Zwischen den einzelnen Impulsen sollten jeweils ein paar Sekunden Pause liegen. Führe Perturbationen durch und beobachte die Reaktionen: Wie schnell kannst du dich wieder zentral stabilisieren? Kommt es zu Ausgleichsbewegungen in der Hüfte, den Knien oder im oberen Rumpf? Gibt es Seitenunterschiede? Wiederhole den Test in 2–3 Durchgängen, um die Reaktion konsistent einschätzen zu können.

Hinweise:
- Die Perturbationen erfolgen immer kontrolliert und angepasst an deine Standfähigkeit– sie dürfen fordernd, aber nicht sturzgefährdend sein.
- Übermäßige oder verspätete Ausweichreaktionen können auf Defizite in der cerebellaren Rückkopplung auf der gleichen Seite hinweisen.
- Besonders zu beobachten sind Verlagerungen über eine Körperseite, verstärkte Fußaktivität oder das reflexartige Öffnen der Arme.

Re-Test-Ergebnis: Nach einer Intervention wird der Test erneut unter gleichen Bedingungen durchgeführt.
- Positiv: Die Standfestigkeit verbessert sich. Die Reaktion auf Perturbationen erfolgt schneller und kontrollierter. Ausgleichsbewegungen werden kleiner und effizienter.
- Neutral: Es sind keine Veränderungen in Reaktionszeit oder Stabilität erkennbar.
- Negativ: Die Stabilität wird schlechter. Es kommt zu verzögerten oder übermäßigen Ausgleichsbewegungen oder vermehrtem Schwanken.

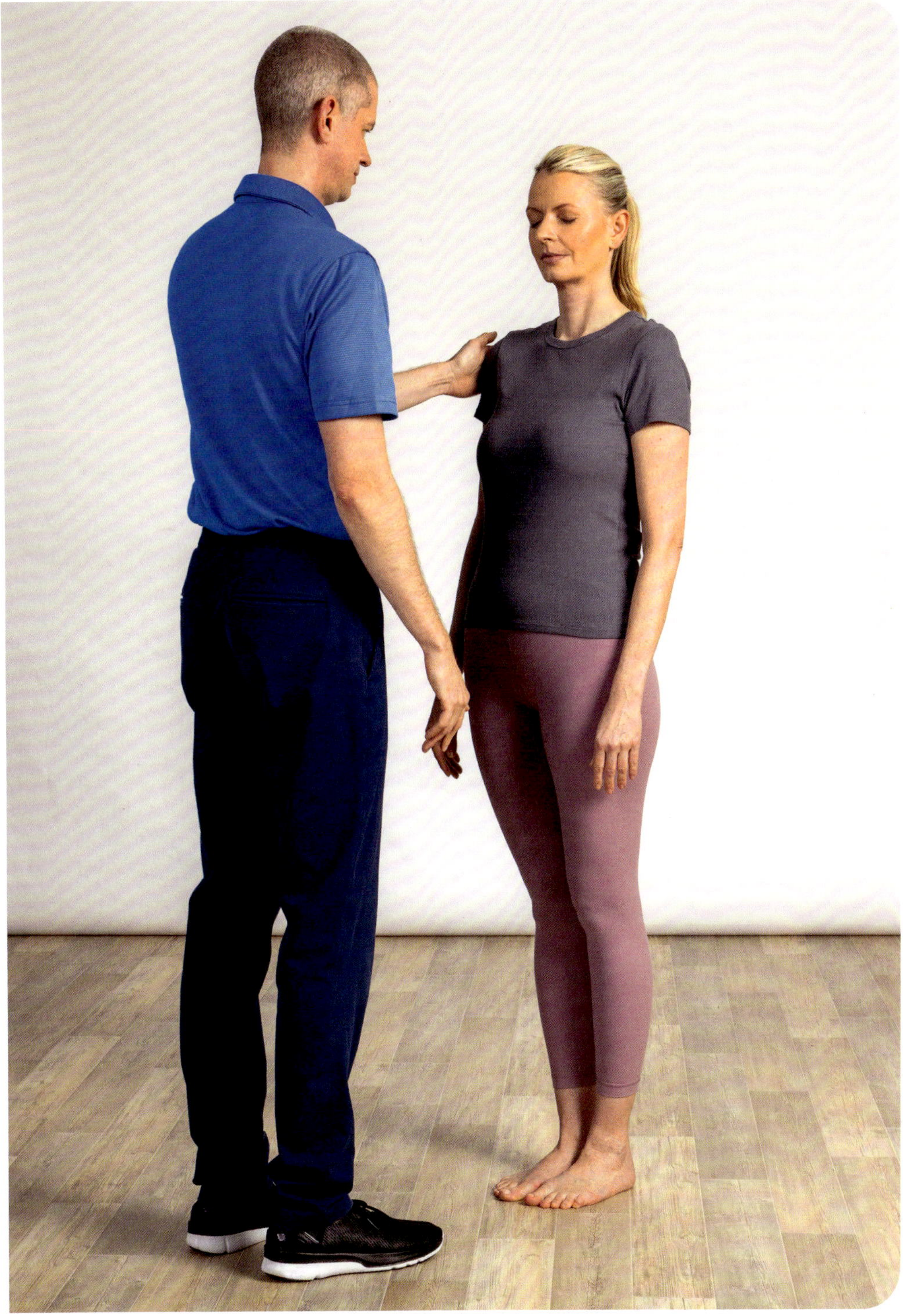

Überprüfung autonomer Funktionen – Hirnstamm

Wirkung: Die autonome Regulation von Herz-Kreislauf-Parametern werden überwiegend in der Medulla oblongata und im Nucleus tractus solitarii (NTS) gesteuert. Der NTS ist das zentrale Integrationszentrum für viszerale afferente Signale, z. B. Barorezeptoren aus Aortenbogen und Karotis, die den Blutdruck und die Herzfrequenz regulieren. Ein Ungleichgewicht in der autonomen Kontrolle, z. B. erhöhte sympathische Aktivität oder asymmetrische Reizverarbeitung, kann zu seitendifferenten Blutdruckwerten, Herzfrequenzveränderungen oder Regulationsstörungen führen. Der laterale Vergleich von Blutdruck und Puls ermöglicht Hinweise auf funktionelle Dysbalancen der vegetativen Steuerung oder eine Seitenasymmetrie der Hirnstammaktivität.

Material: Blutdruckmessgerät, Pulsoximeter oder Pulsuhr

Ausgangsposition: Setze dich ruhig und aufrecht hin und gib dir vor den Messungen einige Minuten körperlicher Ruhe. Achte auf eine ruhige Atmung und führe die Tests idealerweise in einer ruhigen Umgebung durch.

Ausführung: Miss zunächst den Blutdruck am rechten Arm gemäß Geräteanweisung. Notiere systolischen und diastolischen Wert sowie den aktuellen Puls mittels Pulsoximeter oder Pulsuhr. Wiederhole die Messung anschließend unter denselben Bedingungen am linken Arm. Vergleiche die Werte auf beiden Seiten. Gibt es Seitenunterschiede?

Hinweise:

- Eine Differenz von mehr als 10 mmHg systolisch oder eine Pulsdifferenz von > 8 bpm kann auf eine Asymmetrie in der vegetativen Steuerung bzw. eine Problematik im kontralateralen Hirnstamm hindeuten.
- Wiederholte Messungen sollten immer unter gleichen Bedingungen erfolgen (Gerät, Haltung, Atemfrequenz, Umgebung).
- Einflussfaktoren wie Koffein, Stress, Medikamente oder akute Belastung können das Ergebnis verzerren und sollten berücksichtigt werden.

Re-Test-Ergebnis: Nach einer Intervention zur Beeinflussung der autonomen Regulation wird der Test erneut durchgeführt.

- Positiv: Die Blutdruck- und Pulswerte gleichen sich zwischen rechter und linker Seite an oder verbessern sich in Richtung Normwert.
- Neutral: Es zeigt sich keine Veränderung der Symmetrie oder des absoluten Wertes.
- Negativ: Die Differenz zwischen beiden Seiten nimmt zu. Eine Verschlechterung der Werte zum Normwert tritt ein.

Möglicherweise verändert sich auch nur einer der beiden genannten Werte. Dies lässt sich ebenfalls der oben beschriebenen Ergebniseinordnung zurechnen, auch wenn der Effekt hier nicht ganz so eindeutig ausfällt.

Pupillengröße – Hirnstamm

Wirkung: Die funktionelle Überprüfung der Pupillengröße liefert direkte Hinweise auf die vegetative Steuerung sowie die integrative Funktion des Mittelhirns (Mesenzephalon). Speziell der N. oculomotorius (III. Hirnnerv) ist für die parasympathisch vermittelte Pupillenverengung (Miosis) verantwortlich. Eine asymmetrische Pupillengröße (Anisokorie) kann auf eine funktionelle Störung im Bereich des Mittelhirns, der zentralen Pupillenreflexbahnen oder auf mögliche Seitenasymmetrien in der zentralen Steuerung des vegetativen Gleichgewichts hindeuten.

Material: ggf. Hilfsperson

Ausgangsposition: Positioniere dich vor einem Spiegel oder bitte eine Hilfsperson, von vorne in deine Augen zu schauen. Halte den Blick ruhig geradeaus. Beide Augen sollten sich im selben Lichtverhältnis befinden – optimal ist diffuses Tageslicht oder eine homogene Kunstlichtquelle.

Ausführung: Beobachte die Größe beider Pupillen in Ruhe. Der Kopf bewegt sich dabei nicht. Achte darauf, ob eine Pupille deutlich größer oder kleiner erscheint als die andere. Achte auf Begleitreaktionen wie Lidsenkung, Augentremor oder asymmetrische Beweglichkeit. Ein Unterschied von mehr als 1 mm Pupillendurchmesser gilt in der Regel als auffällig.

Hinweise:
- Beide Augen müssen exakt im selben Lichtverhältnis stehen, da unterschiedliche Lichteinstrahlungen das Ergebnis verfälschen können. Vermeide direktes Sonnenlicht, Schatten, grelle Beleuchtung oder punktuelle Lichtquellen.
- Pupillengrößen können physiologisch, insbesondere bei Stress, Müdigkeit oder Medikamenteneinfluss, leicht variieren.
- Eine einseitig dauerhaft erweiterte Pupille kann – sofern medizinisch nicht abgeklärt – ein Hinweis auf eine zentrale Funktionsstörung im Mittelhirn sein und sollte im Zweifel ärztlich kontrolliert werden.

Re-Test-Ergebnis: Nach einer gezielten Intervention zur Aktivierung oder Beruhigung des Hirnstamms wird der Pupillenvergleich erneut durchgeführt.
- Positiv: Beide Pupillen erscheinen nun gleich groß, der Unterschied hat sich reduziert oder ist nicht mehr sichtbar.
- Neutral: Die Pupillengröße bleibt unverändert, der Unterschied besteht weiterhin.
- Negativ: Die Asymmetrie ist stärker ausgeprägt, oder es treten zusätzliche Reaktionen wie z. B. Lichtempfindlichkeit, Sehstörungen auf.

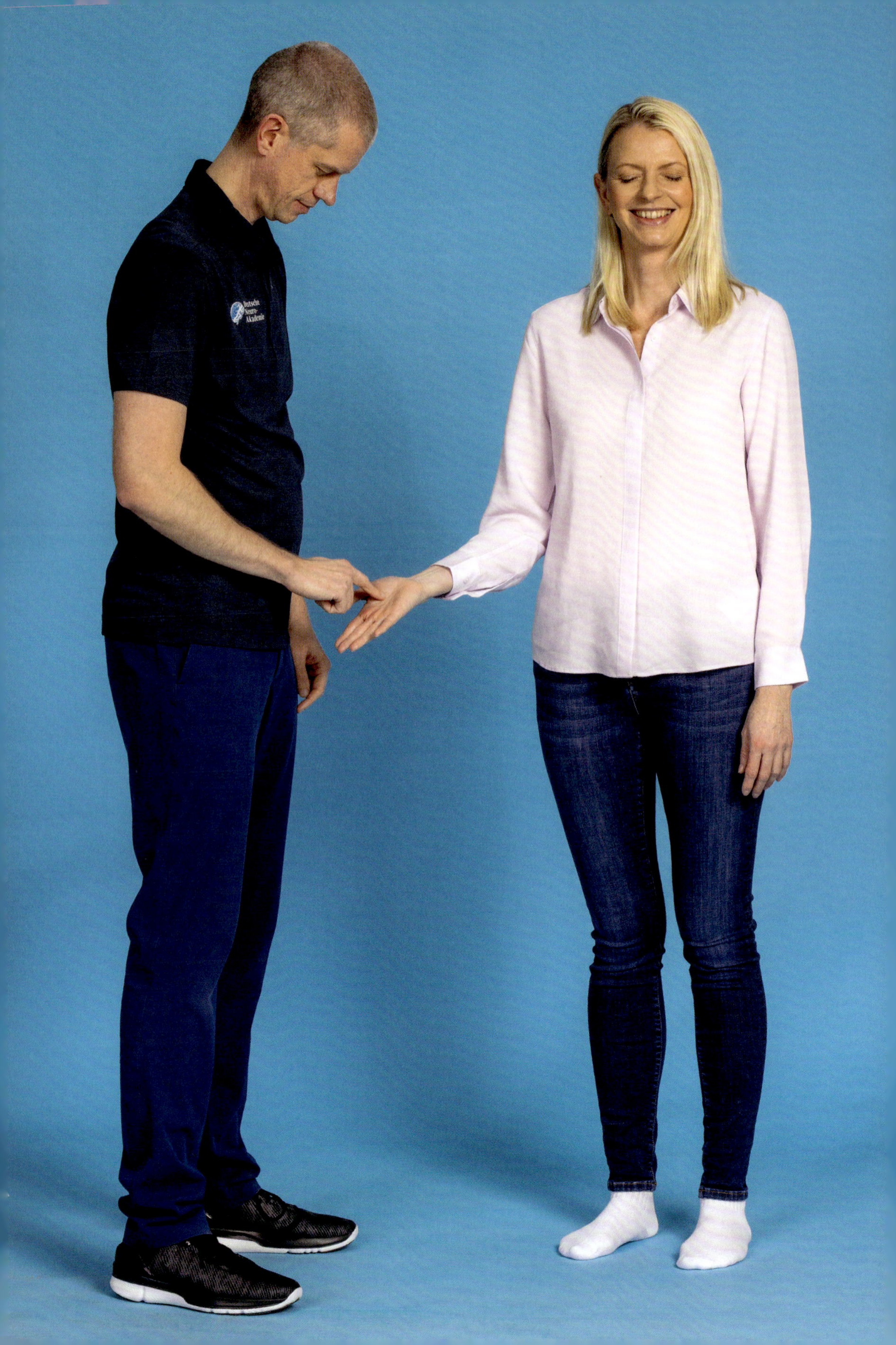

Neuroathletik-Übungen für einzelne neuronale Bereiche

Einzelne Übungen wirken auf unterschiedliche Gehirnareale. Dieser Buchteil zeigt, wie neuronale Bereiche gezielt trainiert und Funktionen verbessert werden können.

Equipment für die Übungen

Ausgewähltes Equipment im neurozentrierten Training. Ein kurzer Überblick über einzelne Materialien und deren Handhabung.

Vision-Stick

Der Vision-Stick wurde speziell für visuelle und vestibuläre Übungen entwickelt. Er besteht in der Regel aus einem schmalen, stabilen Kunststoff- oder Holzstab mit klar erkennbaren Markierungen (Buchstaben, Zahlen) oder farbigen Symbolen, die als Fixpunkte für das Auge dienen. Die Markierungen können vertikal oder horizontal und in unterschiedlichen Schriftgrößen aufgedruckt sein.

Z-Vibe

Der Z-Vibe ist ein stabförmiges Vibrationsgerät, das speziell für sensorische Stimulationen entwickelt wurde. Er besteht aus Kunststoff und verfügt über einen integrierten batteriebetriebenen Motor, der sanfte Vibrationen mit einer Frequenz von etwa 120 Hz erzeugt. Am vorderen Ende lassen sich verschiedene austauschbare Aufsätze befestigen, die in Form, Material und Oberflächenstruktur variieren. Diese Aufsätze ermöglichen eine gezielte Anwendung an unterschiedlichen Körperbereichen und bieten unterschiedliche taktile Reize.

Forbrain

Das Forbrain ist ein leichtes Headset mit einem integrierten Knochenleitungs-Transducer und Dynamikfilter. Über zwei Auflageflächen an den Schläfen wird der eigene Stimmklang über die Schädelknochen direkt an das Innenohr übertragen, wodurch er bis zu 10-mal schneller und klarer wahrgenommen wird als über den Luftweg. Der eingebaute Filter verstärkt gezielt höhere Frequenzen der Stimme, reduziert störende Hintergrundgeräusche und gibt das gefilterte Signal in Echtzeit zurück.

Brock-Schnur

Die Brock-Schnur ist ein Trainingsgerät zur Verbesserung der Augenkoordination und visuellen Wahrnehmung. Sie besteht aus einer hellen Schnur von etwa 1 ½–2 m Länge, auf der sich mehrere farbige Holzkugeln oder Kunststoffperlen befinden, deren Abstand individuell eingestellt werden kann.

Relaxator

Der Relaxator ist ein Atemtrainingsgerät, das zur Verlängerung der Ausatmung und Verbesserung der Atemkontrolle entwickelt wurde. Er besteht aus einem Kunststoffmundstück mit integriertem Widerstandsmechanismus, der sich stufenlos einstellen lässt und so einen regulierbaren Ausatemwiderstand erzeugt.

Atemtrainer

Der Atemtrainer ist ein ergonomisches Mundstück mit integriertem Widerstandsmechanismus, um die Atemmuskulatur systematisch zu stärken. Der Widerstand lässt sich in Stufen einstellen, sodass sowohl Ein- als auch Ausatemmuskulatur gezielt und individuell trainiert werden können. Je schwerer der Widerstand, desto anstrengender die Atmung. Ein bei der Einatmung ertönender Signalton hilft, die richtige Intensität beizubehalten. Ein vergleichbares Gerät ist Ultrabreathe.

Atemgürtel

Beim Atemgürtel handelt es sich um einen elastischen Gurt, der mittels Klettverschluss um den Rumpf angebracht wird. Die stufenlose Verstellbarkeit ermöglicht eine individuelle Anpassung des Drucks. Die innen liegende Beschichtung unterstützt zusätzlich einen thermischen Effekt in der Rumpfregion.

Knochenschallkopfhörer

Knochenschallkopfhörer übertragen Schall nicht über die Luftleitung zum Trommelfell, sondern über Vibrationen direkt durch die Schädelknochen zum Innenohr. Sie bestehen aus seitlich am Kopf aufliegenden Schallgebern, die vor dem Ohr auf dem Jochbein platziert werden. Durch diese Technik bleiben die Ohren frei, sodass Umgebungsgeräusche weiterhin wahrgenommen werden können. Mit ihnen lassen sich nicht nur bestimmte Frequenzen, sondern auch normal Musik hören.

Periphere Sehtafel

Die periphere Sehtafel ist ein quadratisches Blatt in DIN A3 (oder DIN A4), auf dem sich in der Mitte ein klar erkennbarer Zielpunkt (Buchstabe, Symbol) befindet. Um diesen Mittelpunkt herum sind in mehreren konzentrischen Kreisen Buchstaben, Zahlen oder Symbole angeordnet, die nach außen hin größer werden.

Nah- und Ferntafeln

Die Nah- und Ferntafeln bestehen aus zwei separaten Tafeln in unterschiedlichen Größen. Die Nahtafel im DIN-A5-Format mit kleiner Schrift ist für den Einsatz aus kurzer Distanz gedacht. Die größere Ferntafel im DIN-A4-Format mit größeren Buchstaben wird in der Regel an einer Wand angebracht und dient als visuelles Ziel in größerer Entfernung. Beide Tafeln zeigen Buchstaben, Zahlen oder Symbole, die in horizontalen Linien ähnlich wie in einem Text angeordnet sind. Die Gestaltung kann in verschiedenen Farben erfolgen, um den visuellen Reiz zu variieren und unterschiedliche Trainingsanforderungen zu unterstützen.

Konvergenzkarte

Bei einer Konvergenzkarte handelt es sich um ein rechteckiges Kartenelement, bei dem auf beiden Seiten drei Punkte oder Balken in geraden Linien entlang der Kartenmitte aufgedruckt sind. Die Balken werden in eine Richtung kleiner. Häufig sind die Markierungen in kontrastreichen Farben wie rot und grün dargestellt, um die visuelle Wahrnehmung zu erleichtern und einen klaren Fixpunktwechsel zu ermöglichen.

Kortex – Schaltzentrale für exekutive Funktionen

Der Kortex verarbeitet bewusste Wahrnehmung und steuert gezielte Bewegung. Dieses Kapitel zeigt verschiedene Übungen zur Aktivierung einzelner kortikaler Areale.

Die beiden Hemisphären der Großhirnrinde (Kortex) sind die zentrale Verarbeitungsfläche des menschlichen Nervensystems. Hier laufen sensorische Signale zusammen, werden bewertet, verknüpft und in motorische, kognitive oder emotionale Reaktionen überführt. Als äußerste Schicht des Telenzephalons bildet sie die Basis für höhere Funktionen wie bewusste Wahrnehmung, willkürliche Bewegung und komplexe Denkvorgänge.

Anatomische Gliederung und funktionelle Vernetzung

Funktionell wird der Kortex in vier Hauptlappen unterteilt: Frontallappen, Temporallappen, Okzipitallappen und Parietallappen. Jeder dieser Bereiche erfüllt spezialisierte Aufgaben, welche sich das neurozentrierte Training zunutze macht, um gezielte Reize zu setzen und adaptive Veränderungen im Nervensystem anzustoßen. Die topografische Einteilung sowie funktionelle Zuordnung sind in den beiden Abbildungen (Seite 18 und Seite 149) dargestellt.

Die Übungen dieses Kapitels sind entlang der nachfolgend genauer erläuterten kortikalen Lappen strukturiert, um gezielt auf zentrale Steuerungsprozesse im Gehirn einzuwirken. Dennoch gilt es zu beachten, dass diese nie isoliert wirken. Der Kortex arbeitet als vernetztes System, in dem sensorische Eingänge, motorische Ausgänge und emotionale Bewertungen permanent miteinander kommunizieren. Dies ermöglichen es, mit gezielten Reizen auf kortikaler Ebene stabile Veränderungen im gesamten System zu erzielen.

In Bezug auf den Kortex und dessen Relevanz/Funktion im neurozentrierten Training sind die beiden folgenden Grundfunktionen wichtig:

Der rechte Kortex

- steuert jede bewusste (willentliche) Bewegung auf der linken Körperhälfte über das motorische Zentrum

- stabilisiert die rechte Körperhälfte durch Kontrolle des Muskeltonus in Zusammenarbeit mit der Formatio reticularis

Der linke Kortex
- steuert jede bewusste (willentliche) Bewegung auf der rechten Körperhälfte über das motorische Zentrum
- stabilisiert die linke Körperhälfte durch Kontrolle des Muskeltonus in Zusammenarbeit mit der Formatio reticularis

Frontallappen – exekutive Kontrolle und Handlung

Im präfrontalen und motorischen Kortex werden Handlungen geplant, Bewegungen initiiert und Aufmerksamkeit gesteuert. Im Trainingskontext steht der Frontallappen oft im Zentrum von Interventionen zur Verbesserung der Reaktionsfähigkeit, der Handlungskontrolle und der exekutiven Funktionen.
In vorherigen Kapiteln wurde er in den Abschnitten Sehfähigkeit (Seite 45), Leistungssteigerung (Seite 66) oder im Rahmen der Schmerzregulation (Seite 69) und autonomer Dysfunktionen (Seite 86) erwähnt.

Der Frontallappen gliedert sich in folgende sechs Hauptfunktionsbereiche:

Primär motorischer Kortex: ist der Initiator jeder Bewegung. Er regelt Bewegungsgeschwindigkeit, Bewegungsausmaß sowie Bewegungsumfang, indem er den Krafteinsatz und die Richtung von Bewegungen vorgibt.

Prämotorischer und supplementär-motorischer Kortex: ist entscheidend an der Bewegungsvorbereitung beteiligt und trifft sensorische Vorhersagen für jede Bewegung. Gerade bei komplexen Bewegungen wird dieser Abschnitt besonders aktiv.

Neuro-Praxis

Sämtliche Informationen aus der linken Körperhälfte aktivieren den rechten Kortex, mit einer Ausnahme: Geruch. Der rechte Kortex lässt sich somit über willkürliche Bewegungen mit der linken Körperhälfte oder eine sensorische Aktivierung auf der linken Seite aktivieren.

Broca-Areal: ist ausschließlich in der linken Gehirnhälfte zu finden und steuert in erster Linie die Sprachmotorik, was uns in die Lage versetzt, Wörter zu artikulieren.

Dorsolateraler präfrontaler Kortex (DLPFC): führt exekutive Aufgaben aus und ist entscheidend am Arbeitsgedächtnis beteiligt. Zusätzlich wirkt er an der Handlungsplanung sowie der Lösung von Problemen anhand bereits gemachter Erfahrungen mit.

Frontales Augenfeld (Frontal Eye Field, FEF): Kontrolle von willkürlichen Augenbewegungen (insbesondere Sakkaden und Blickverfolgung[55]) und visueller Wahrnehmung

Orbitofrontaler Kortex: spielt eine wichtige Rolle bei der Entscheidungsfindung.

Parietallappen – sensorische Wahrnehmung und Integration

Die zentrale Schaltstelle für somatosensorische Informationen befindet sich im Parietallappen.

Er verarbeitet Reize aus Haut, Muskeln und Gelenken, z. B. Berührung, Position, Bewegung, und verknüpft darüber hinaus visuelle, vestibuläre und propriozeptive

Informationen zu einem kohärenten Körperschema. Er ist der Sitz des sensorischen Homunkulus.

Diese multisensorische Integration ist wesentlich für Gleichgewicht, Bewegungskontrolle und räumliche Orientierung und wurde bereits bei Schmerzen (Seite 69), Schwindel (Seite 56) oder posturaler Instabilität (Seite 49) angesprochen.

Primärer somatosensorischer Kortex: Nimmt somatosensorische Reize aus der Körperoberfläche sowie aus dem Bauchraum auf der kontralateralen Körperhälfte wahr.

Sekundärer somatosensorischer Kortex: Integriert neben visuellen und auditiven Informationen jegliche Form von sensorischen Informationen und ordnet ihnen eine Bedeutung zu.

Lobulus parietalis superior: steht in Verbindung mit der Körperwahrnehmung und der räumlichen Orientierung und hat die Aufgabe, sensorische Reize zu integrieren und bewusst zu machen.

Neuro-Praxis

Das Verarbeitungsmuster des Gehirns läuft von unten nach oben und von hinten nach vorne. Informationen gelangen damit erst in den somatosensorischen Kortex und von da aus in den Motorkortex. Aufgrund dieser funktionellen Gegebenheit lässt sich sensorische Stimulation nutzen, um den motorischen Output zu verbessern. Einfach ausgedrückt: Sensorik vor Motorik.

Lobulus parietalis inferior: Wird mit verschiedenen Gehirnfunktionen in Zusammenhang gebracht, unter anderem

- Wahrnehmung von Emotionen in der Mimik
- Körperbild
- Sprache
- Lesen und Schreiben
- mathematischen Kalkulationen

Temporallappen – Sprache, Hören, Gedächtnis

Der Temporallappen hat vielfältige Aufgaben und verarbeitet akustische Signale, strukturiert Sprache und speichert Inhalte im Langzeitgedächtnis. Insbesondere bei kognitiv-affektiven Beschwerden oder zur Förderung auditiver Verarbeitung kommen temporale Areale gezielt zum Einsatz. Vorab wurden diese Strukturen im visuellen Kontext (Seite 45) erwähnt.

Der Temporallappen gliedert sich in die folgenden funktionellen Bereiche.

Primärer auditiver Kortex: erhält Informationen aus dem Gehörgang und ist für das Erkennen von Geräuschen in unserem Umfeld zuständig.

Wernicke-Areal: ist das sensorische Sprachzentrum, das nur in der dominanten Hirnhemisphäre (in welcher die Sprache sowohl motorisch als auch sensorisch verarbeitet wird) vorkommt. Bei Rechtshändern ist es normalerweise links lokalisiert. Bei Linkshändern befindet es sich wahlweise links oder rechts.

Auditiver Kortex: erhält Informationen aus dem primären auditiven Kortex und verarbeitet diese, was uns ermöglicht, Geräusche zu verstehen, zu benennen und uns daran zu erinnern.

Medialer Temporallappen: beinhaltet den Hippocampus als Hauptbestandteil des Gedächtnisses. Hier werden Informationen kurzfristig gespeichert und dann ggf. ins Mittel- und Langzeitgedächtnis übertragen.

Neokortikale assoziative Areale: Sind für die Erkennung von komplexen, nicht räumlichen auditiven und visuellen Reizen zuständig, z. B. das Erkennen von Körperteilen (insbesondere Gesichter in der Fusiform Face Area) und anderen bedeutungsvollen Gegenständen (Nahrung).

Okzipitallappen – visuelle Orientierung

Der Okzipitallappen ist der kaudalste Teil des Gehirns. Die Sehrinde ist das primäre Zentrum der visuellen Wahrnehmung. Hier treffen Signale aus der Retina ein und werden in Form, Richtung und Bedeutung interpretiert. Visuelle Klarheit ist eine Grundvoraussetzung für sichere Bewegung und Orientierung im Raum.

Zu den übergeordneten Aufgaben des Okzipitallappens zählen:

- visuelle Wahrnehmung
- Farberkennung
- Erkennen und Unterscheiden von Bewegung
- räumliche Wahrnehmung

Trainingsstrategien zur Verbesserung der Sehleistung (Seite 40) beruhen auf der gezielten Reizung okzipitaler Areale. Zusätzlich spielt dieses Areal auch bei der Verbesserung von Gleichgewicht und Orientierung eine Rolle.

Funktionelle Organisation des Kortex (primäre Areale und Assoziationsfelder).

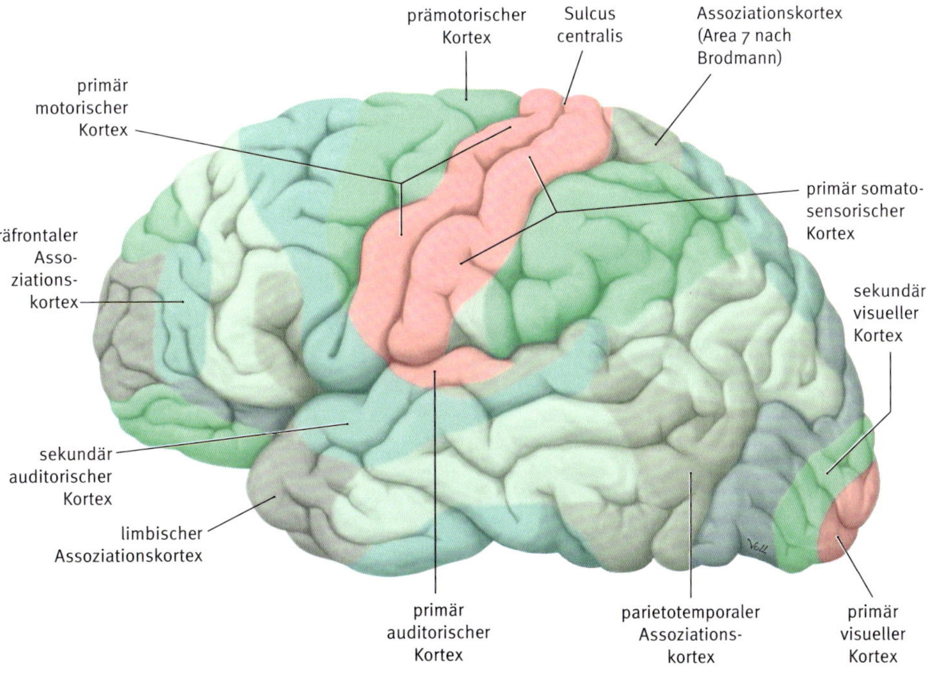

Sakkaden – willentliche Blicksprünge

Wirkung: Sakkaden zählen zu den fundamentalen Bewegungsmustern des visuellen Systems und aktivieren eine Vielzahl zentralnervöser Strukturen. Willkürliche Sakkaden (Blicksprünge zwischen zwei Fixationspunkten) fördern die Koordination der Augenmuskulatur, verbessern die Reaktionsgeschwindigkeit und stärken die Fähigkeit zur schnellen visuellen Orientierung im Raum. Durch die Aktivierung des präfrontalen Kortex werden darüber hinaus exekutive Funktionen wie Impulskontrolle, Aufmerksamkeitssteuerung, Reaktionsgeschwindigkeit, Bewegungsinitiierung und Entscheidungsfindung gestärkt. Der Frontallappen muss bei jedem Blicksprung visuelle Reize selektieren, differenzieren und in zielgerichtete Augenbewegungen überführen. Zudem ist das Mittelhirn über den Colliculus superior sowie das Kleinhirn (Vermis) an der Feinabstimmung beteiligt, wodurch diese Übung eine breite neuronale Stimulation ermöglicht.[56] Ein regelmäßiges Training dieser Fähigkeiten steigert sowohl die visuelle Stabilität als auch die kognitive Kontrolle, insbesondere in komplexen Bewegungssituationen. Zusätzlich hat sich das Training der Sakkaden bei Aufmerksamkeitsdefiziten oder exekutiven Schwächen (z. B. nach Gehirnerschütterung) als wertvoll erwiesen.

Material: Zwei Vision-Sticks (Seite 144) oder alternativ Stifte, Finger

Ausgangsposition: Stelle dich aufrecht in einen stabilen, neutralen Stand. Halte zwei Vision-Sticks (oder Finger) circa schulterbreit und horizontal auf Augenhöhe in Leseabstand vor dein Gesicht. Beide Vision-Sticks befinden sich in deinem Sichtfeld. Die Buchstaben sollten klar und deutlich erkennbar sein. Dein Blick ruht zunächst auf einem Fixpunkt zwischen den beiden Zielobjekten. Die Schultern bleiben locker, der Kopf ruhig und in aufrechter Position.

Ausführung: Springe nun mit einer gezielten Blickbewegung horizontal von einem Vision-Stick zum anderen und fixiere einen Buchstaben. Der Kopf bleibt dabei unbewegt – ausschließlich die Augen springen zwischen den Fixpunkten hin und her. Achte auf eine flüssige, schnelle und präzise Augenbewegung. Erst, wenn der Buchstabe klar erkennbar ist, springst du wieder zurück. Führe 10–15 Blicksprünge aus. Führe die Blicksprünge zusätzlich vertikal sowie in den beiden Diagonalen durch, um unterschiedliche visuelle Achsen und visuelle Anforderungen zu trainieren. Teste jede Richtung individuell auf ihre Wirkung.

Hinweise: Achte auf exakte, flüssige Blicksprünge – ein ruckartiges oder zitterndes Nachjustieren weist auf unzureichende Kontrolle hin. Blicksprünge, die zu weit gehen (Hypermetrie), weisen auf eine cerebellare Schwäche hin. Fällt die Bewegung zu kurz aus (Hypometrie), deutet dies auf eine kortikale Schwäche hin.

Variation: Führe den Blicksprung nur in eine Richtung mit offenen Augen durch und schließe die Augen bei der Rückkehr in die Ausgangsposition. Dies bewirkt eine zielgerichtetere neuronale Aktivität in Kortex und Kleinhirn (Tabelle Seite 151).

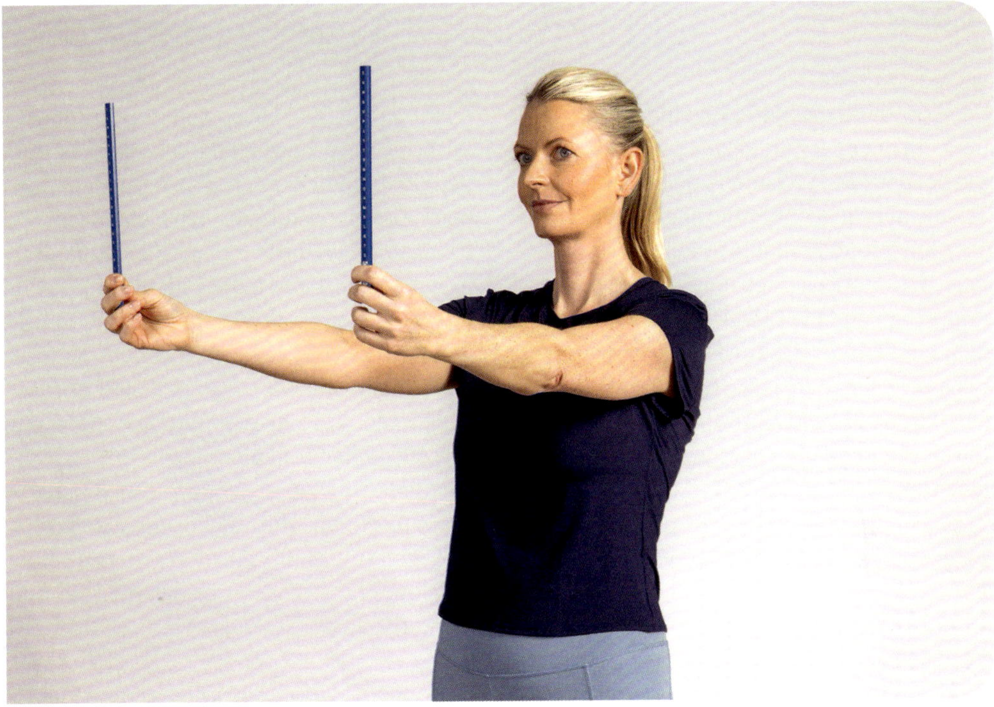

Übersicht neuronale Aktivierung durch Blicksprünge.

Blicksprung-Richtung	Kortex-Aktivierung	Kleinhirn-Aktivierung
rechts, rechts-oben, rechts-unten	linker Kortex	rechtes Kleinhirn
links, links-oben, links-unten	rechter Kortex	linkes Kleinhirn
oben, unten	bilateral	bilateral

Anti-Sakkaden – entgegengesetzte Blicksprünge

Wirkung: Wird die natürliche Blickbewegung durch einen Reiz gezielt unterdrückt, wie bei der Anti-Sakkaden-Variante, erhöht sich die neuronale Anforderung deutlich: Die Aktivität im Frontalhirn wird intensiviert, inhibitorische Netzwerke werden angesprochen und die Fähigkeit zur willentlichen Impulskontrolle wird gestärkt – eine essenzielle Ressource im Kontext sportlicher, kognitiver und alltagsbezogener Anforderungen oder komplexer Bewegungsaufgaben.

Material: Zwei Vision-Sticks (Seite 144) und Hilfsperson

Ausgangsposition: Die Hilfsperson steht dir in ca. 60–90 cm Entfernung gegenüber und hält die beiden Vision-Sticks auf deiner Augenhöhe vor dein Gesicht. Der Abstand der Zielobjekte ist so gewählt, dass sie sich in deinem Blickfeld befinden. Dein Blick ruht auf einem zentralen Punkt – beispielsweise Stirn oder Nasenspitze deines Gegenübers. ❶

Ausführung: Die Hilfsperson führt nun willkürliche, unvorhersehbare Bewegungen mit dem Vision-Stick durch (z. B. leichtes Wippen). Alternativ könnte auch eine Fingerbewegung gewählt werden. Deine Aufgabe besteht darin, deinen Blick nicht zum bewegten Vision-Stick zu richten, sondern bewusst in die entgegengesetzte Richtung zu blicken und den unbewegten Vision-Stick zu fixieren. ❷ Halte den Blick kurz dort und springe dann mit deinen Augen zurück in die Mitte. Die Augen müssen schnell und exakt reagieren, ohne die intuitive Reflexbewegung auszuführen. Insgesamt sollten 8–10 spontane Wechsel zwischen linker und rechter Seite durchgeführt werden.

Diese gezielte Reaktionshemmung unterdrückt die automatische Blickantwort und fordert den Frontallappen zu hoher inhibitorischer Kontrolle heraus.

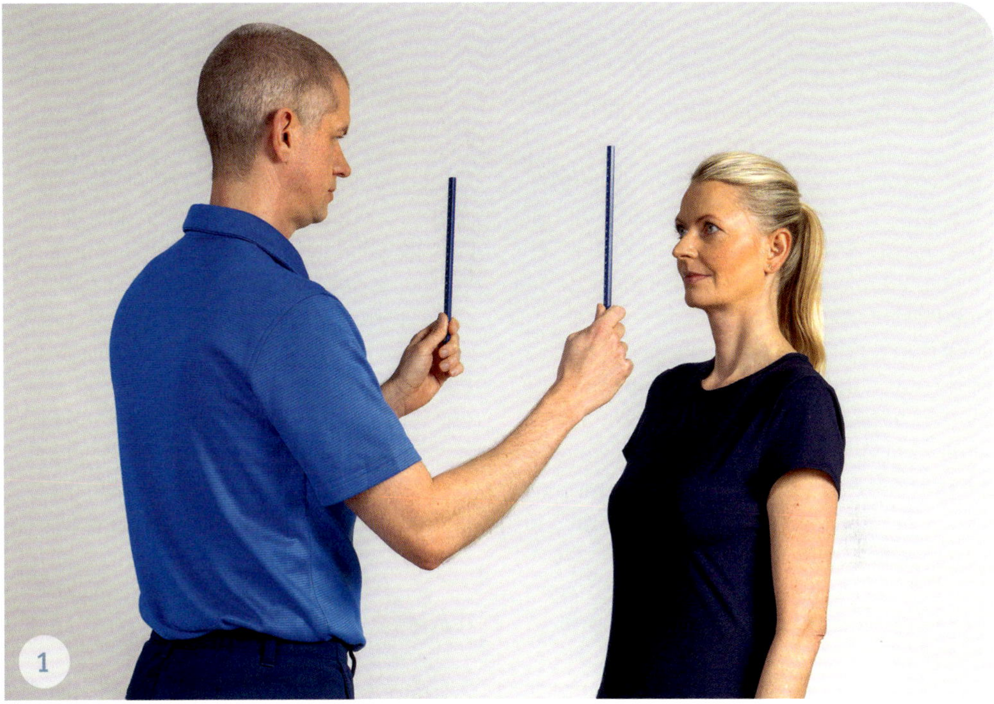

1

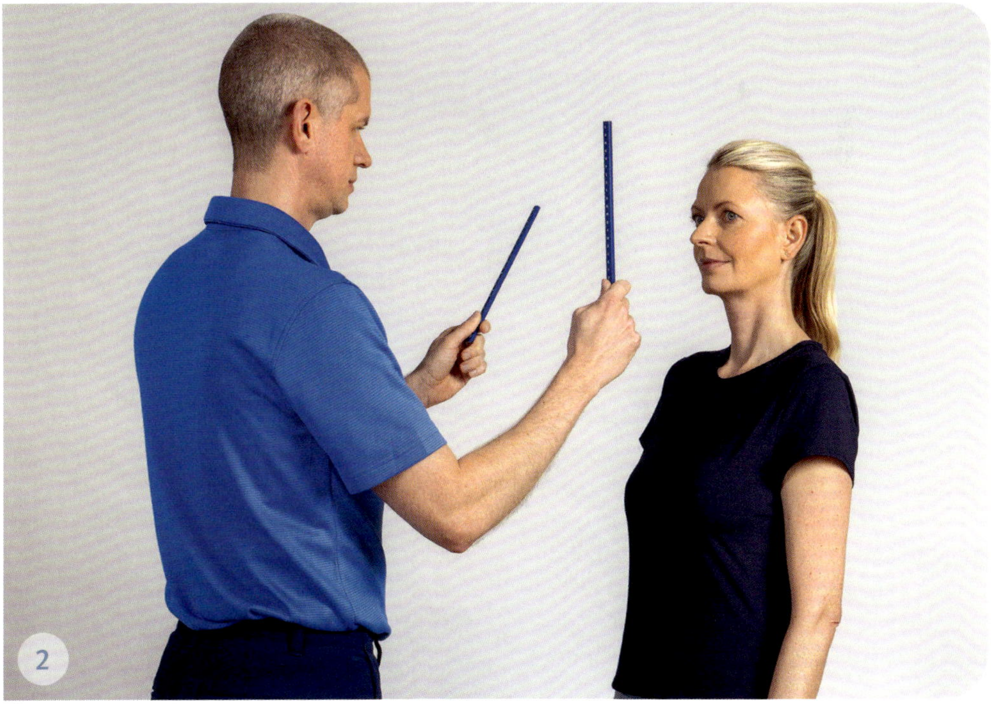

2

VOR-C – Aufhebung des vestibulookulären Reflexes

Wirkung: Der vestibulookuläre Reflex (VOR) sorgt normalerweise dafür, dass sich die Augen bei Kopfbewegungen in entgegengesetzter Richtung bewegen, um die Blickstabilität zu wahren. Für viele Alltagssituationen und insbesondere bei komplexen sportlichen Bewegungsanforderungen muss dieser Reflex jedoch willentlich unterdrückt werden, etwa wenn Augen und Kopf synchron einem bewegten Ziel folgen müssen. Diese Fähigkeit wird als VOR-Cancellation (VOR-C) bezeichnet und insbesondere durch die Integration visuell-räumlicher Informationen mit motorischen Bewegungsprogrammen zentral über den Parietallappen gesteuert. Darüber hinaus sind auch das Kleinhirn zur Koordination und der Hirnstamm an der Reflexunterdrückung beteiligt. Der VOR-C stärkt gezielt die sensomotorische Verschaltung zwischen visueller Wahrnehmung und Bewegungsplanung im Raum, eine essenzielle Grundlage für Orientierung, Reaktionsfähigkeit und Gleichgewicht.

Material: Vision-Stick (Seite 144) (alternativ Stift oder Zeigefinger)

Ausgangsposition: Stelle dich in einen aufrechten, stabilen Stand mit hüftbreit positionierten Füßen. Halte den Vision-Stick mit dem rechten Arm auf Augenhöhe, etwa 30–40 cm vor deiner Nase und fokussiere einen Buchstaben. Kopf und Oberkörper sind gerade ausgerichtet. ❶

Ausführung: Bewege nun deinen Arm und deinen Kopf gleichzeitig ca. 45° nach rechts und wieder zurück in die Ausgangsposition. Fixiere dabei den Vision-Stick mit deinen Augen. Der Buchstabe bleibt dabei klar und deutlich erkennbar. Wiederhole dies 3- bis 5-mal und achte darauf, dass sich Kopf und Arm synchron bewegen. ❷ Führe im Anschluss weitere Richtungen nach links, in vertikaler Richtung (hoch und tief) sowie in den Diagonalen (unten links, oben rechts, unten rechts, oben links) durch. Halte den Vision-Stick dabei jeweils in der Hand auf der Seite, in die die Bewegung geht – also rechts bei Bewegung nach rechts, links bei Bewegung nach links. Teste alle 8 Bewegungsrichtungen individuell auf ihre Wirkung.

Hinweise:

- Die Augen müssen den Vision-Stick stets scharf fixieren. Verschwimmt das Bild, ist die Geschwindigkeit zu hoch. Reduziere in dem Fall bewusst den Bewegungsumfang und/oder das Tempo.
- Der Arm mit dem Vision-Stick muss sich exakt auf der gedachten Bewegungsachse in einer Linie mit Augen und Kopf befinden.
- Halte den Rumpf ruhig. Vermeide es, durch Ausweichbewegungen des Körpers die Kopfbewegung zu kompensieren.
- Schwanken, visuelle Unschärfe oder Desorientierung können Hinweise auf vestibuläre oder visuelle Defizite sein.

Variation: Führe die Übung im Tandemstand, Einbeinstand oder in einer sporttypischen Position durch, um den Schwierigkeitsgrad zu steigern. Als Regression ist ein weiter Stand oder eine sitzende Position möglich.

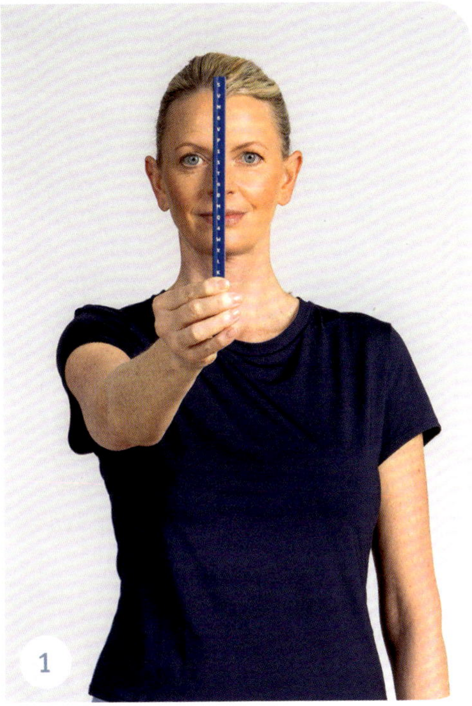

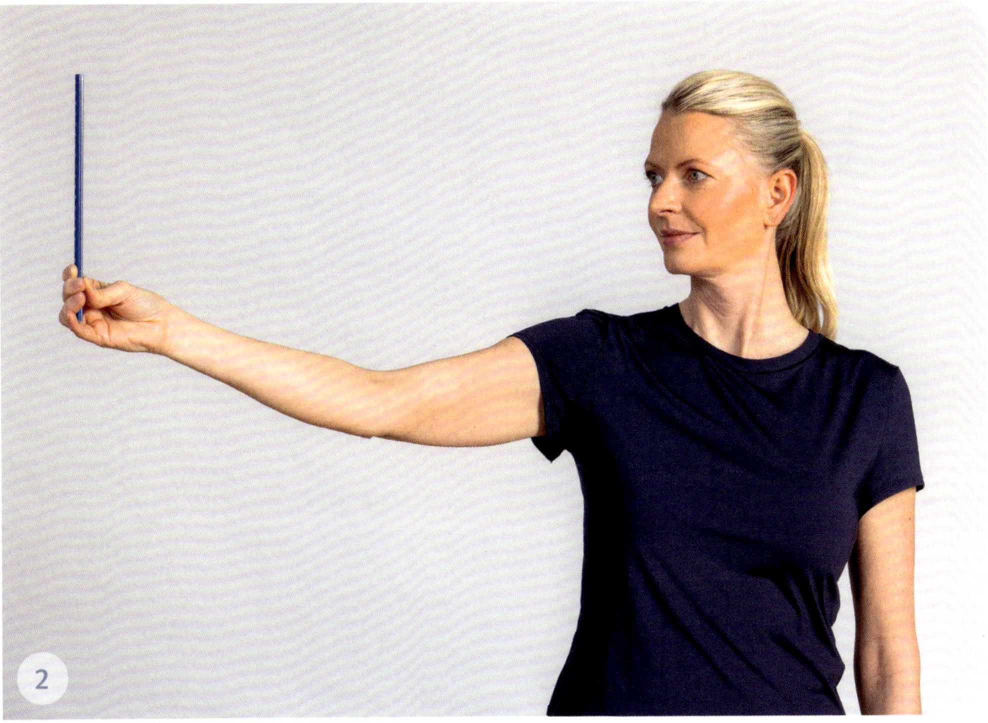

Blickverfolgung (Pursuit)

Wirkung: Die Verfolgung eines sich bewegenden Objekts mit den Augen wird Blickverfolgung (Pursuit) genannt. Augenfolgebewegungen aktivieren insbesondere den ipsilateralen Parietallappen, der für die Feinjustierung der Augenbewegung auf das sich bewegende Ziel zuständig ist. Die Augenfolgebewegung nach rechts aktiviert somit den rechten Parietallappen. Zusätzlich ist an der Bewegung der Frontallappen zu Initiierung der motorischen Ausführung sowie das Mittelhirn zur Verschaltung der Informationen an die Augenmuskulatur beteiligt. Unterstützt wird die Feinabstimmung über den Vermis.[57] Das Training der Blickverfolgung fördert die neuronale Koordination und trägt zur Verbesserung der visuellen Stabilität, Aufmerksamkeitslenkung und posturalen Kontrolle bei. Dies ist unter anderem entscheidend, um Geschwindigkeiten und Entfernungen einschätzen zu können.

Material: Vision-Stick (Seite 144) (alternativ Stift oder Zeigefinger)

Ausgangsposition: Stelle dich in eine aufrechte, stabile Position. Der Kopf ist ruhig und zentral ausgerichtet. Halte den Vision-Stick in der rechten Hand mittig auf Augenhöhe vor dein Gesicht. Der Abstand ist so gewählt, dass du den Buchstaben klar und deutlich erkennen kannst. Fixiere einen Buchstaben auf dem Vision-Stick mit deinen Augen (vgl. Bild 1 auf Seite 155).

Ausführung: Bewege den Vision-Stick nun langsam horizontal von der Mitte nach rechts und wieder zurück in die Ausgangsposition. Beide Augen folgen dem visuellen Ziel, während der Kopf zentriert bleibt. ❶ Gehe nur so weit nach außen, dass das visuelle Ziel noch mit beiden Augen erkennbar ist. Führe die Bewegung 3- bis 5-mal aus und achte auf eine gleichmäßige, ruckfreie Augenverfolgung mit beiden Augen. Wiederhole die Bewegung nach links, nach oben, nach unten und anschließend in beiden Diagonalen (links unten, rechts oben, rechts unten, links oben). ❷ Teste jede Richtung individuell auf ihre Wirkung.

Hinweise:

- Die Augenbewegung sollte fließend, ohne Zittern oder Nachstellbewegungen (Sakkaden) erfolgen.
- Das Ziel sollte jederzeit scharf erkennbar bleiben.
- Fällt dir die Verfolgung in einer bestimmten Richtung schwerer oder geht dein Kopf mit, kann das auf funktionelle Defizite im visuellen oder vestibulären System in der jeweiligen Achse hinweisen.
- Bei Auffälligkeiten auf nur einem Auge kann die Übung auch nur einäugig mit einer Augenklappe ausgeführt werden.

Variation: Verfolge nur die Bewegung nach außen und schließe die Augen auf dem Weg zurück zur Mitte. Dies bewirkt eine zielgerichtetere neuronale Aktivität in Kortex und Kleinhirn (Tabelle Seite 157).

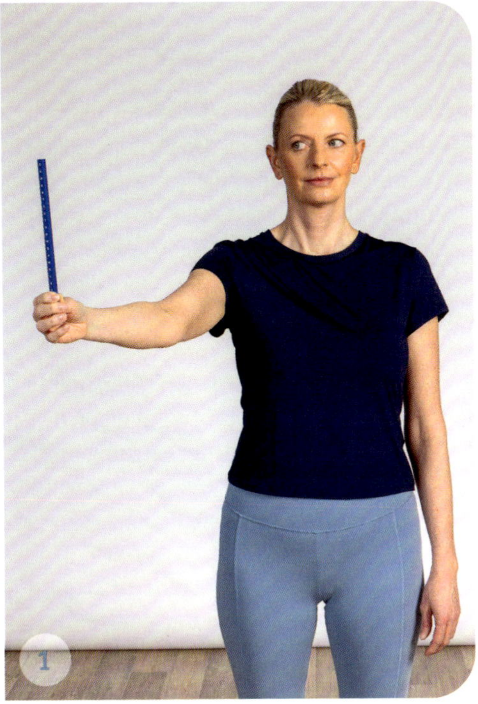

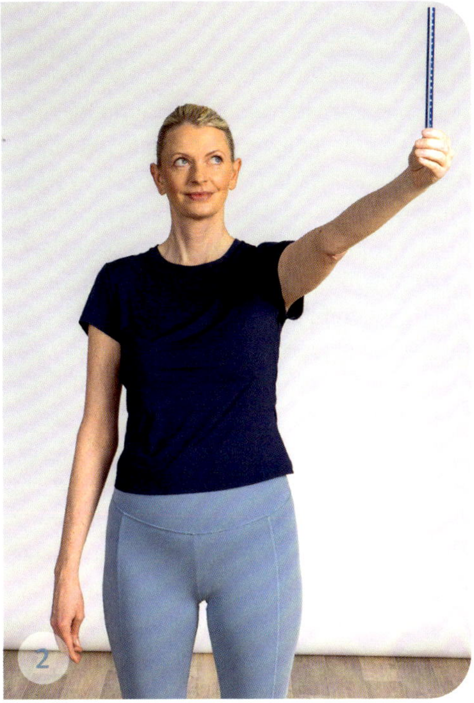

Übersicht neuronale Aktivierung durch Blickverfolgung.

Blickverfolgungsrichtung	Kortex-Aktivierung	Kleinhirn-Aktivierung
rechts	rechter Kortex	linkes Kleinhirn
rechts-oben	rechter Kortex	rechtes Kleinhirn
rechts-unten	rechter Kortex	linkes Kleinhirn
links	linker Kortex	rechtes Kleinhirn
links-oben	linker Kortex	linkes Kleinhirn
links-unten	linker Kortex	rechtes Kleinhirn
oben	bilateral	bilateral
unten	bilateral	bilateral

Vibrationsstimulation an Narben

Wirkung: Narbengewebe weist oft eine veränderte oder reduzierte afferente Rückmeldung von der Haut auf und ist häufig von einer gestörten kortikalen Repräsentation im primär somatosensorischen Kortex begleitet. Durch die Verletzung und anschließende Heilung kommt es zu einem Rezeptorverlust, vor allem von Mechanorezeptoren, wodurch die sensorische Qualität der betroffenen Hautareale eingeschränkt wird. Das Gehirn nimmt die Narbe nicht mehr zuverlässig als Teil des eigenen Körpers wahr. Die Folgen können von erhöhter Muskelspannung, eingeschränkter Gelenkführung und Bewegungskontrolle bis hin zu beeinträchtigten vegetativen Funktionen reichen.

Gezielte Vibrationsreize aktivieren Mechanorezeptoren (insbesondere Pacini-Körperchen) in der Haut und verstärken die sensorische Rückmeldung an den somatosensorischen Kortex. Die betroffene Region wird damit wieder aktiver in das sensorische Körperbild eingebunden und das Gehirn registriert diese wieder als »sicher«.

Hochfrequente Vibrationen können über das Gate-Control-Prinzip nozizeptive Afferenzen blockieren. Die Reizleitung von Schmerzsignalen (über C- und Aδ-Fasern) kann durch konkurrierende mechanische Reize moduliert werden, was zu einer Reduktion von Neuropathie oder Narbenschmerz führen kann.

Gleichzeitig kann durch die Stimulation über afferente Bahnen auch die Inselrinde aktiviert werden. Bei Narben im Bereich von Rumpf, Gesicht oder Kiefer kann dieser Effekt auch über vagale oder trigeminale Bahnen vermittelt werden. Die Übung eignet sich daher nicht nur zur Verbesserung der lokalen Wahrnehmung, sondern auch zur Regulation von Spannung, Schmerzempfinden und autonomen Reaktionen.

Material: Z-Vibe (Seite 144) oder elektrische Zahnbürste mit weicher Auflagefläche

Ausgangsposition: Wähle eine entspannte Position, in der du die Narbe gut erreichen kannst. Der restliche Körper ist ruhig und locker, um eine gezielte Wahrnehmung der betroffenen Stelle zu ermöglichen.

Ausführung: Schalte das Z-Vibe ein und platziere es vorsichtig auf der Narbe oder dem unmittelbar angrenzend Gewebe. Beginne mit kurzen Reizen von 5–10 Sekunden. Die Vibration kann statisch erfolgen oder in kleinen Bewegungen über das Gewebe. Achte dabei auf die sensorische Wahrnehmung: Wie gut kannst du die Vibration spüren? Gibt es Unterschiede innerhalb des Narbenbereichs? Ist ein Bereich hyper- oder hyposensibel? Nimm dir Zeit, die Stimulation bewusst wahrzunehmen. Eine Übungsdauer von insgesamt 1–2 Minuten 1- bis 2-mal täglich ist in der Regel ausreichend.

Hinweise:

- Vermeide starken Druck. Die Vibration sollte angenehm und schmerzfrei sein.
- Bei größeren Narben erfolgt die Vibration in Segmenten über die gesamte Narbe.
- Nach frischen Operationen oder bei auffälligem Narbenverhalten ist vorab eine medizinische Abklärung sinnvoll.
- Reaktionen wie Wärme, Gänsehaut oder tiefes Einatmen können ein Hinweis auf eine funktionelle Reaktion sein.

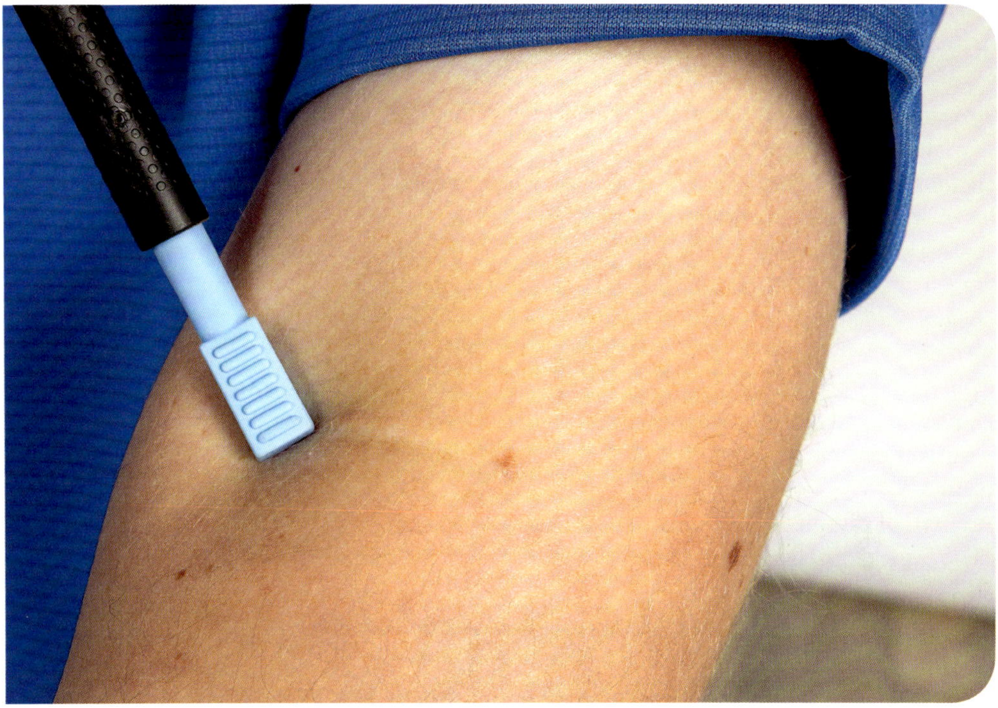

- Die Übung lässt sich mit Mobilisationsübungen kombinieren (Stacking).
- Auch Tattoos und Piercings sind eine Art Narbe, die einen Einfluss auf die Funktionalität des Körpers haben können.

Variation: Neben der Applikation von Vibration können auch andere Stimuli zur sensorischen Stimulation genutzt werden.

Übersicht über verschiedene Stimuli und den damit adressierten Rezeptoren.

Stimulus	Rezeptor	Material
spitz	Nozizeption	Nervennadel, Gabel/Büroklammer, Zahnstocher
stumpf	Mechanorezeptoren	Wattestäbchen, Stiftkappe
warm/kalt	Thermorezeptoren	Wärmekompresse/Kühlpack
leichte Berührung	Mechanorezeptoren	Taschentuch/Pinsel
fester Druck	Barorezeptoren	Triggerball
Vibration	Mechanorezeptoren	Z-Vibe (Seite 144), Massagepilz (großflächig)
chemisch	Chemorezeptor	Tigerbalsam, Wärmecreme

Graphästhesie – Formen und Zeichen über die Haut erkennen

Wirkung: Die Fähigkeit, über die Haut geschriebene Zeichen taktil zu erkennen, wird als Graphästhesie bezeichnet. Diese komplexe Wahrnehmungsleistung fördert die sensorische Integration über den Parietallappen und verbessert die Repräsentation des betroffenen Körperareals im somatosensorischen Kortex. Graphästesie fordert sowohl die taktile Genauigkeit als auch den Reiz kognitiv zu interpretieren und geht weit über einfaches Fühlen hinaus.

Studien bei chronisch unspezifischen Rückenschmerzen zeigen, dass Betroffene eine erhöhte Fehlerrate bei der taktilen Buchstabenerkennung sowie eine vergrößerte Zwei-Punkt-Diskriminationsschwelle aufweisen.[58] Beides sind Hinweise auf eine gestörte sensorische Integration im Gehirn. Graphästhesie-Training zeigt hier vielversprechende Entwicklungen in Bezug auf Schmerzinterferenz und Wahrnehmungsschärfe, indem es kortikale Veränderungen adressiert, die taktile Diskriminationsfähigkeit verbessert und die sensorische Körperrepräsentation im Kortex schärft. Die Übung eignet sich daher besonders gut bei sensorischen Missempfindungen, gestörter Körperwahrnehmung, chronischen Schmerzen oder zur Förderung der kognitiven Sensorik.

Material: Hilfsperson

Ausgangsposition: Stelle oder setzte dich aufrecht hin und schließe die Augen. Die zu behandelnde Region, z. B. Handfläche, Unterarm oder Rücken, ist entspannt und mit freiem Zugang zur Haut. Die Hilfsperson steht in Reichweite vor oder hinter dir.

Ausführung: Die Hilfsperson zeichnet mit einem stumpfen Gegenstand (z. B. Stiftende) oder einem Finger einzelne Symbole langsam und mit gleichmäßigem Druck auf die Haut. Benenne nur anhand des Tastreizes laut, was du wahrgenommen hast und triff auch bei Unsicherheit eine Entscheidung. Falsche Antworten werden direkt korrigiert, um einen Lernimpuls zu setzen. Nach jeder Zeichnung folgt eine ca. 5-sekündige Pause, um eine bewusste Integration des Reizes zu ermöglichen.

Ein Set umfasst ca. 10–20 Buchstaben mit bis zu 3 Sets pro Einheit. Die Übung wird idealerweise 2- bis 3-mal pro Woche über mindestens 3–4 Wochen durchgeführt, um die neuronale Verarbeitung zu verändern.

Hinweise:

- Die Ausführung sollte ruhig und präzise stattfinden.
- Die Hilfsperson verwendet nur Symbole (Ziffern, Buchstaben oder Formen), die der Testperson bekannt sind.
- Der Druck sollte gleichmäßig und deutlich spürbar, aber nicht unangenehm sein.
- Bei Anwendung der Übung im Schmerzkontext liegt die behandelte Hautfläche möglichst nahe am Schmerzgebiet.
- Für eine unilaterale Stimulation des Parietallappens kann die Übung nur rechts oder links ausgeführt werden (auf der linken Körperseite für den rechten Parietallappen und umgekehrt).
- Graphästesie kann auch als Testung für die Funktionsfähigkeit des Parietallappens genutzt werden.

Geruchstraining – Gerüche erkennen und benennen

Wirkung: Geruchsreize gehen über den ersten Hirnnerv (N. olfactorius) direkt über den Thalamus an das limbische System und den Temporallappen und haben so einen besonders unmittelbaren Zugang zum Nervensystem. Das Erkennen, Benennen und Differenzieren von Gerüchen aktiviert nicht nur den primären olfaktorischen Kortex, sondern auch angrenzende Areale wie den Hippocampus und die Amygdala. Regelmäßiges Geruchstraining kann dadurch sowohl die sensorische Verarbeitung als auch das olfaktorische Gedächtnis und die kognitive Integration verbessern und bietet bei postinfektiösen Riechstörungen oder neurokognitiven Defiziten eine sanfte, sensorische Reaktivierung. Einschränkungen im Geruchssinn gelten als Frühindikator für neurodegenerative Erkrankungen wie Alzheimer oder Parkinson, die schon vor den ersten Anzeichen eines Gedächtnisverlustes auftreten können.[59]

Studien deuten auf eine funktionelle Lateralisation in der olfaktorischen Verarbeitung hin: Das linke Nasenloch führt häufiger zu einer genaueren Benennung von Gerüchen, was auf eine stärkere Beteiligung der linken Hemisphäre bei sprachlich-kognitiven Aufgaben hindeutet. Das rechte Nasenloch ist über die Aktivierung der rechten Hemisphäre, vor allem der Amygdala, eher mit der emotionalen Bewertung von Gerüchen assoziiert.[60]

Merke: Geruch wird als einziger Reiz ipsilateral verarbeitet. Riechen auf der rechten Seite aktiviert somit den rechten Kortex, riechen mit dem linken Nasenloch den linken.

Material: 2–4 Duftöle oder Riechstifte

Ausgangsposition: Nimm eine aufrechte Position ein und positioniere die Geruchsquellen mit verdecktem Etikett vor dir. Schließe deine Augen.

Ausführung: Schließe mit einem Finger das rechte Nasenloch und führe einen Geruchsreiz langsam zur Nase. Atme durch das linke Nasenloch bewusst ein und versuche, zuerst den Geruch wahrzunehmen und dann zu benennen (z. B. »Zimt«). Oder beschreibe ihn, falls er dir nicht sofort einfällt. Wiederhole dies mit 2–3 weiteren Gerüchen mit jeweils einer kurzen Pause dazwischen. Wechsle dann zum rechten Nasenloch und wiederhole die Übung. Ziel ist es, Gerüche nicht nur zu erkennen, sondern auch korrekt zuzuordnen. Kannst du auf einer Seite weniger gut riechen oder gar nichts? Fällt es dir schwerer, den Geruch zu benennen? Teste beide Seiten auf ihre individuelle Wirkung.

Hinweise:

- Wähle als Duftquelle reine ätherische Öle (keine Duftmischungen), die sich klar unterscheiden (fruchtig, würzig, ätherisch, blumig etc.).
- Halte die Geruchsquellen in gleichem Abstand zur Nase – nicht direkt aufsetzen.
- Für die einfache Umsetzung kann Geruchstraining auch mit alltäglichen Dingen wie Gewürzen, Kaffee, Obst oder Blumen durchgeführt werden.

Musikhören – Training der akustischen Reizverarbeitung

Wirkung: Musik stellt einen besonders breiten und integrativen Reiz für das zentrale Nervensystem dar und wirkt sowohl sensorisch, kognitiv als auch emotional. Durch Musikhören werden verschiedene Gehirnbereiche und insbesondere der auditive und primäre auditive Kortex aktiviert. Darüber hinaus werden der Hippocampus, die Amygdala, der dorsolaterale präfrontale Kortex und je nach Musikstil auch das Kleinhirn und die Basalganglien (Rhythmusverarbeitung, motorisches Timing) angesprochen.

Aus neurozentrierter Sicht eignet sich Musikhören besonders zur Förderung kognitiver Aktivität, zur emotionalen Stabilisierung sowie zur Anregung interner Rhythmisierungsprozesse. Die Einsatzgebiete dieser Übung reichen daher von Stressregulation, Aufmerksamkeitsdefiziten, Gedächtnisstörungen bis hin zu einer sanften Aktivierung bei mentaler Erschöpfung, Schmerzen oder nach neurologischen Ereignissen wie Gehirnerschütterungen.

Material: Kopfhörer oder Lautsprecher, Musik deiner Wahl

Ausgangsposition: Wähle eine entspannte Sitz- oder Liegeposition mit langer Wirbelsäule. Die Augen können offen oder geschlossen sein. Achte auf eine ruhige Umgebung mit möglichst wenig Störgeräuschen und anderen Ablenkungen. Suche ein Musikstück aus, das du entweder emotional ansprechend findest oder bereits gut kennst.

Ausführung: Spiele das Lied in moderater Lautstärke ab und höre mit voller Aufmerksamkeit zu. Versuche dabei, einzelne Bestandteile bewusst wahrzunehmen – Instrumente, Harmonien, Wiederholungen. Fokussiere dich dabei aktiv auf den auditiven Reiz. Die Hördauer beträgt 2–4 Minuten. Wiederhole die Übung regelmäßig, gerne mit unterschiedlichen Musikrichtungen. Auch minimalistische oder rhythmusbasierte Stücke können gezielt eingesetzt werden, um die neuronale Verarbeitung zu variieren.

Hinweise:

- Achte auf moderate Lautstärke – zu starke Reize können bei einem empfindlichen Nervensystem überfordernd wirken.
- Musik mit persönlichem Erinnerungswert kann die limbischen Strukturen besonders intensiv ansprechen.

Variation: Statt einer binauralen Wahrnehmung kann die Musik auch über nur einen Kopfhörer abgespielt werden. Töne auf dem rechten Ohr aktivieren insbesondere den linken Temporallappen, der primär mit Sprache assoziiert ist. Die Tonwahrnehmung über das linke Ohr aktiviert den rechten Temporallappen, der eher emotionale Komponenten beherbergt.

Für die Übung können auch Knochenschallkopfhörer verwendet werden, wodurch es zu einer zusätzlichen Aktivierung des vestibulären Systems kommt (vgl. Übung »Hirnstammaktivierung mit Knochenschallkopfhörern«, Seite 228).

Sprachtraining und Sprachwahrnehmung

Wirkung: Über das Hören der eigenen gesprochenen Stimme lässt sich der Temporallappen (auditiver und primärer auditiver Kortex) gezielt aktivieren. Das unmittelbare auditive Feedback über Knochenschall, z.B. mithilfe des Forbrains, stellt einen hochwirksamen afferenten Stimulus dar, der neben dem auditorischen Kortex auch präfrontale und limbische Netzwerke aktiviert. Der Effekt ist damit nicht nur auditiv, sondern multisensorisch, kognitiv und emotional.

Studien zeigen Verbesserungen in Sprachproduktion, auditiver Verarbeitung, Lesefähigkeit, Aufmerksamkeit und Gedächtnisleistung. Dies ist bei Kindern mit Dyslexie oder auditiven Verarbeitungsstörungen ebenso wie bei Erwachsenen mit Konzentrations- oder Regenerationsdefiziten interessant. Zusätzlich eignet sich das Training besonders bei exekutiven Schwächen, z.B. nach Gehirnerschütterung, bei diffuser mentaler Erschöpfung wie Brain Fog sowie bei Störungen der Selbstwahrnehmung, z.B. im Rahmen posturaler oder affektiver Dysregulationen.[61]

Material: Forbrain (Seite 144)

Ausgangsposition: Wähle eine ruhige Umgebung mit wenig Ablenkung und nimm eine aufrechte Haltung ein. Schalte das Forbrain-Headset ein und lege es so an, dass es komfortabel sitzt und das Mikrofon deine Stimme klar aufnimmt.

Ausführung: Beginne nun in normaler Lautstärke Sätze, Texte, Lieder oder Zungenbrecher zu sprechen. Durch die Knochenschallübertragung hörst du deine eigene Stimme klar, verstärkt, gefiltert und in Echtzeit zurück. Höre deiner Stimme aktiv zu und achte auf Klangklarheit, Rhythmus, Betonung und Artikulation. Führe das Sprachtraining täglich für 10–20 Minuten aus. Ideal ist die Anwendung im Rahmen regulärer Tätigkeiten wie Lesen, Erzählen oder auch Small Talk. Beobachte die Wirkung auf deine Aufmerksamkeit: Entsteht eine gesteigerte Fokussierung oder bessere Sprechlautheit?

Hinweise:
- Das Einstellen des Mikrofons ist entscheidend. Die Stimme muss klar und unmittelbar zurückgegeben werden.
- Vermeide eine zu laute Rückkopplung oder Rückkopplungsstörungen. Es sollte eine dezente Feedback-Intensität sein.
- Während des Trainings kann leichte Ermüdung, wie nach mentaler Konzentration, auftreten.
- Die Konstanz in der Nutzung ist entscheidend. Um plastische Veränderungen zu fördern, sollte das Training täglich oder jeden zweiten Tag durchgeführt werden.

Variation: Über die unilaterale Rückkopplung über nur einen Kopfhörer können rechter und linker Temporallappen gezielter angesprochen werden. Die Wirkung ist vergleichbar wie bei der vorherigen Übung Musikhören.

Auch ein mehrstufiges Lesen ist möglich: Lies dazu erst still, dann laut mit Forbrain und wechsle zum Schluss auf eine spontane Erzählung. Dies fördert zusätzlich Sprachbewusstheit und Gedächtnis.

Binokulare Fixation

Wirkung: Das binokulare Sehen ist die Fähigkeit, mit beiden Augen gleichzeitig und deckungsgleich ein Objekt zu fokussieren. Dabei wird das Bild beider Augen im Gehirn zu einer räumlichen, stabilen Wahrnehmung integriert, wofür insbesondere der Okzipitallappen, das Mittelhirn (unter anderem die Colliculi superiores) sowie die Augenmuskulatur verantwortlich sind. Störungen im binokularen System, z. B. Suppression (Unterdrückung eines Auges), führen zu fehlerhafter Raumwahrnehmung, unklarem Sehen/Fokus, verminderter Reaktionsfähigkeit und erhöhter neuronaler Belastung sowie Kopfschmerzen nach visueller Belastung. Das Brock-Schnur-Training ist hier eine wertvolle Übung, da es ein direktes Echtzeit-Feedback über die Funktion beider Augen gibt, die neuronale Zusammenarbeit der visuellen Bahnen fördert und die Vergenzkontrolle sowie die Okulomotorik verbessert.

Material: Brock-Schnur (Seite 144)

Ausgangsposition: Halte die Brock-Schnur mit einer Hand direkt an der Nasenwurzel. Du selbst oder eine externe Halterung fixiert das andere Ende der Schnur in gerader Linie und leicht gespannt nach vorne. Die Kugeln sind entlang der Schnur in einem Abstand von etwa 20 cm, 50 cm und 120 cm von der Nase weg verteilt, wobei der Abstand je nach Zielstellung variieren kann.

Ausführung: Fixiere mit beiden Augen die vorderste Kugel. Bei korrektem binokularem Sehen solltest du zwei Schnüre erkennen, die auf die Kugel zulaufen und sich genau in der Mitte der Kugel kreuzen, sowie zwei Schnüre, die scheinbar hinter der Kugel austreten. Halte diesen Blick für 2–5 Sekunden stabil. Wechsle dann zur mittleren Kugel und wiederhole die Fixation sowie danach zur dritten Kugel (größte Entfernung).

Achte auf folgende Punkte: Siehst du beide Schnüre deutlich? Kreuzen sie sich exakt in der Kugel? Wird eine Seite unscharf, blasser oder verschwindet kurzzeitig? Siehst du eine Kugel doppelt? Die Antworten geben Aufschluss über das Gleichgewicht zwischen beiden Augen sowie mögliche Suppressionsmuster (vgl. Abbildung, Seite 165).

Bei Schwierigkeiten mit dem binokularen Sehen können folgende Hilfestellungen als Korrekturmaßnahme dienen:

- Eine leichte Vibration der Schnur oder das Beleuchten der Kugel mit einer Taschenlampe kann den visuellen Fokus verbessern.
- Ein taktiler Reiz (z. B. Berühren der Kugel mit dem eigenen Finger) kann die räumliche Ortung erleichtern.

Hinweise:

- Das Bild der Schnüre muss stabil sein, um von einem effektiven binokularen Sehen sprechen zu können.
- Erscheint eine Schnur zeitweise oder dauerhaft verschwommen bzw. gar nicht, deutet dies auf eine partielle oder vollständige Suppression hin.

Variation: Das Brock-Schnur-Training bietet sich auch in sportartspezifischen Positionen wie einer Kniebeuge oder mit dem Blick auf den Ball in Schussposition an, da das binokulare Sehen positionsspezifisch variieren kann.

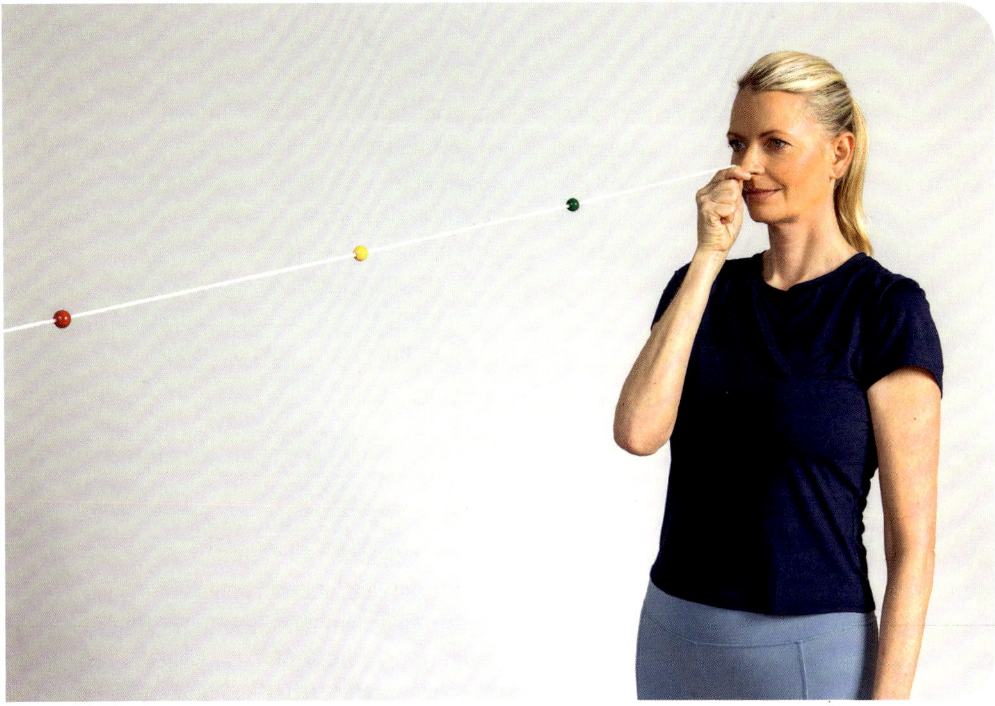

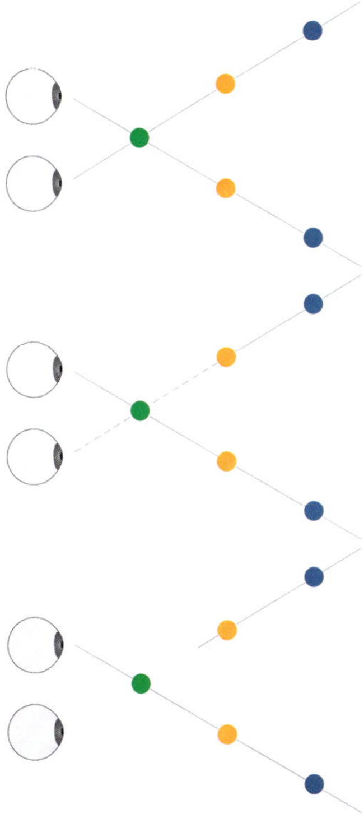

Müller D. Durchführung. In: Grafen K, Müller D, Schauenberg D, Suslik D, Hrsg. Neurozentriertes Training in der Sportphysiotherapie. 1. Aufl. Stuttgart: Thieme; 2024

« Darstellung der regulären visuellen Wahrnehmung, Teilsuppression und Suppression des linken Auges.

Optokinetisches Training

Wirkung: Der optokinetische Reflex (OKR) ist eine rhythmische, reflexartige Augenreaktion, bei der auf eine konstante visuelle Bewegung eine kontinuierliche Folgebewegung der Augen (Smooth Pursuit) und anschließend eine korrektive Sakkade folgt.

Die Stimulation des OKR aktiviert zahlreiche Strukturen im zentralen Nervensystem, darunter den Okzipitallappen, den Frontal- und Parietallappen (Verfolgungsbewegung), das Mittelhirn, den Pons sowie das Kleinhirn (v. a. Vermis). Das Training des optokinetischen Reflexes bietet einen direkten Zugang zur visuellen Bahn sowie zur posturalen Kontrolle, da der OKR eng mit dem vestibulookulären Reflex (VOR) und dem Gleichgewichtssystem verschaltet ist. Diese Übung nutzt den OKR, um gezielt die Verarbeitung visueller Bewegungsinformationen zu stimulieren. Sie eignet sich besonders, um visuelle Instabilität, Koordinationsprobleme, Kopfschmerzen bei Augenbewegung, Müdigkeit, Schwindel oder visuelle Überforderung (z. B. beim Lesen, Autofahren, Sport) zu adressieren. Auch posturale Störungen, die durch eine fehlerhafte visuelle Reizverarbeitung entstehen, lassen sich mit dieser Übung verbessern.

Material: Smartphone oder Tablet mit der App »OptoDrum«, »neurally« oder vergleichbare App

Ausgangsposition: Nimm eine aufrechte Position (stehend oder sitzend) mit langer Wirbelsäule ein. Halte das Smartphone oder Tablet gerade auf Augenhöhe in etwa 30–40 cm Abstand je nach Bildschirmgröße vor dein Gesicht. Je kleiner das Display, desto näher, um ausreichend große Augenbewegungen zu ermöglichen.

Ausführung: Aktiviere die App und lasse den Balken horizontal von links nach rechts oder umgekehrt über den Bildschirm laufen. Richte deinen Blick locker und entspannt auf die Mitte des Displays. Die Augen sollten dem Bewegungsmuster automatisch und ohne bewusste Kontrolle folgen. Bei optimaler Ausführung kommt es zu einem regelmäßigen Wechsel zwischen Augenfolgebewegung und Blicksprüngen, dem typischen Muster des optokinetischen Nystagmus. Führe die Übung je nach aktueller Fähigkeit 2- bis 3-mal für 10–20 Sekunden durch.

Achte auf Auffälligkeiten wie verlangsamte oder abgehackte Augenbewegungen, fehlenden Nystagmus, visuelle Irritationen wie übermäßiges Augentränen, Blinzeln oder visuelle Erschöpfung oder auch posturale Instabilität, Schwanken oder gesteigerte Muskelspannung. Teste beide Richtungen auf ihr jeweiliges Ergebnis.

Hinweis: Eine Balkenbewegung nach rechts aktiviert den rechten Kortex und den rechten Hirnstamm. Eine Bewegung nach links entsprechend die linken.

Variation: Statt einer horizontalen Ausrichtung kann auch der vertikale OKR getestet und trainiert werden. Dies bewirkt eine verstärkte Aktivierung des Mittelhirns.

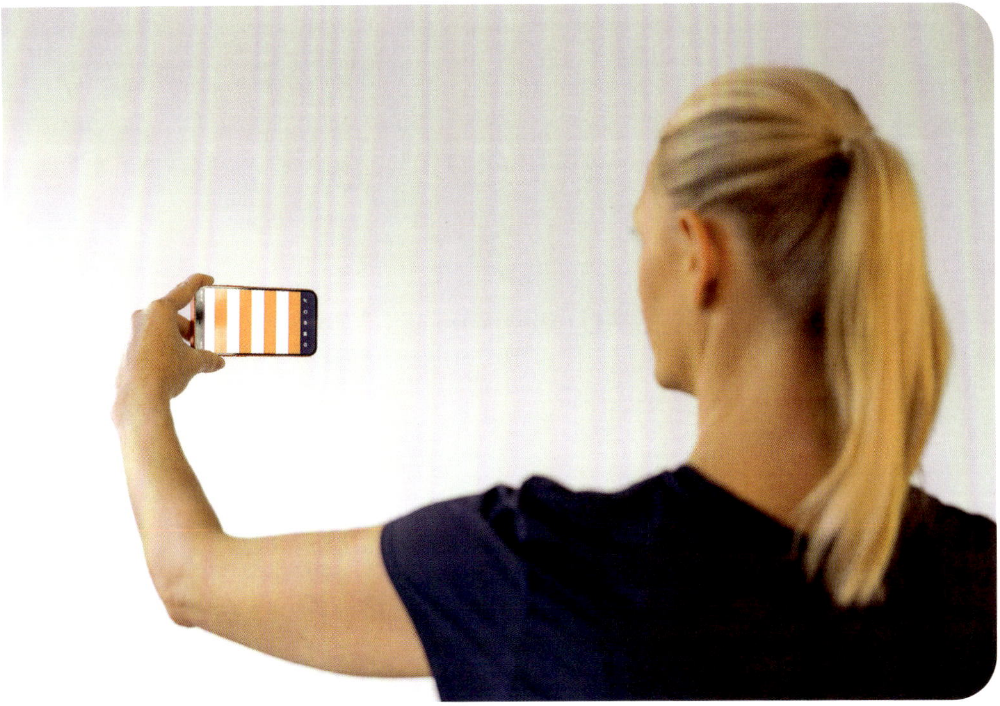

Innenwahrnehmung – Interozeption und Regulation

Die Inselrinde verbindet Körperwahrnehmung, Emotion und Regulation. Dieses Kapitel zeigt Übungen zur Unterstützung der Selbstwahrnehmung und interozeptiven Verarbeitung.

Die Inselrinde, auch Insula genannt, ist eine der funktionell bedeutendsten Strukturen des Großhirns. Versteckt in der Tiefe der Fossa lateralis, wird sie vom Frontal-, Parietal- und Temporallappen überdeckt (Abbildung Seite 170). Es wird angenommen, dass die Insula am Bewusstsein beteiligt ist und eine Rolle bei verschiedenen Funktionen spielt, die normalerweise mit Emotionen oder der Regulierung der viszeralen und autonomen Homöostase im Körper verbunden sind. Diese Funktionen umfassen Wahrnehmung, Motorik, Selbstbewusstsein, kognitive Funktionen und zwischenmenschliche Erfahrung. Die Inselrinde vermittelt zwischen äußeren Reizen und inneren Zuständen, integriert diese Signale und setzt sie zu einem Gesamtbild des inneren Erlebens, der sogenannten Interozeption, zusammen.[62] Dabei bewertet die Insula kontinuierlich, ob der innere Zustand stimmig, bedrohlich oder unausgeglichen ist und triggert daraufhin vegetative Reaktionen.

Anatomische Gliederung und funktionelle Vernetzung

Funktionell lässt sich die Insula primär in drei Bereiche gliedern (Abbildung Seite 169):

- Die hintere Inselrinde verarbeitet primär körpernahe Reize, wie etwa somatische, visuelle oder vestibuläre Informationen (Bottom-up).
- Die mittlere Insula fungiert als interozeptives Zentrum und integriert viszerale Signale wie Atmung, Herzschlag und Körperspannung. Sie ist eng mit der Amygdala und dem Hippocampus verknüpft, die zwei zentrale Strukturen für emotionale Bewertung und Gedächtnisverarbeitung darstellen.
- Die vordere Insula wiederum ist über dichte Bahnen stark mit präfrontalen Arealen verschaltet und übernimmt die emotionale und kognitive Bewertung körperlicher Zustände (Top-down-Regulation).

Über diese Strukturen ist die Inselrinde Teil des Papez-Kreises, ein Netzwerk, das emotionale Inhalte mit vegetativer Reaktion und Gedächtnis verknüpft. Eine schematische Übersicht dieser Verschaltungen findet sich in folgender Abbildung (Seite 170).

Diese funktionelle Architektur erklärt die therapeutische Relevanz bei vielen Beschwerdebildern, wie im Buchteil »Einsatzmöglichkeiten von neurozentriertem Training« (Seite 39) mehrfach genannt. Die Inselrinde zeigt bei Migräne, Gleichgewichtsstörungen, Angstzuständen oder autonomen Dysfunktionen häufig funktionelle Auffälligkeiten. Gerade in der Arbeit mit unspezifischen Symptomen wie Fatigue, vegetativer Instabilität, emotionalem Stress oder chronischen Schmerzen ist die Insula ein zentraler Schlüsselbereich. Bei chronischer Erschöpfung, Angst, Schmerzverarbeitung oder Stressintoleranz zeigt sich häufig eine veränderte Aktivität im anterioren oder mittleren Insula-Bereich.

Die Inselrinde lässt sich nicht direkt aktivieren, aber gezielt über Reize beeinflussen, die die neuronale Kopplung zwischen innerem Signal und zentraler Verarbeitung fördern, also in der bewussten Verknüpfung von Wahrnehmung, Regulation und Gefühl. Diese Reize wirken oft subtil, entfalten aber eine tiefgreifende Wirkung auf vegetative Regulation, emotionale Stabilität und die bewusste Wahrnehmung des eigenen Körpers.

Schematische Darstellung der funktionellen Gliederung der Inselrinde.

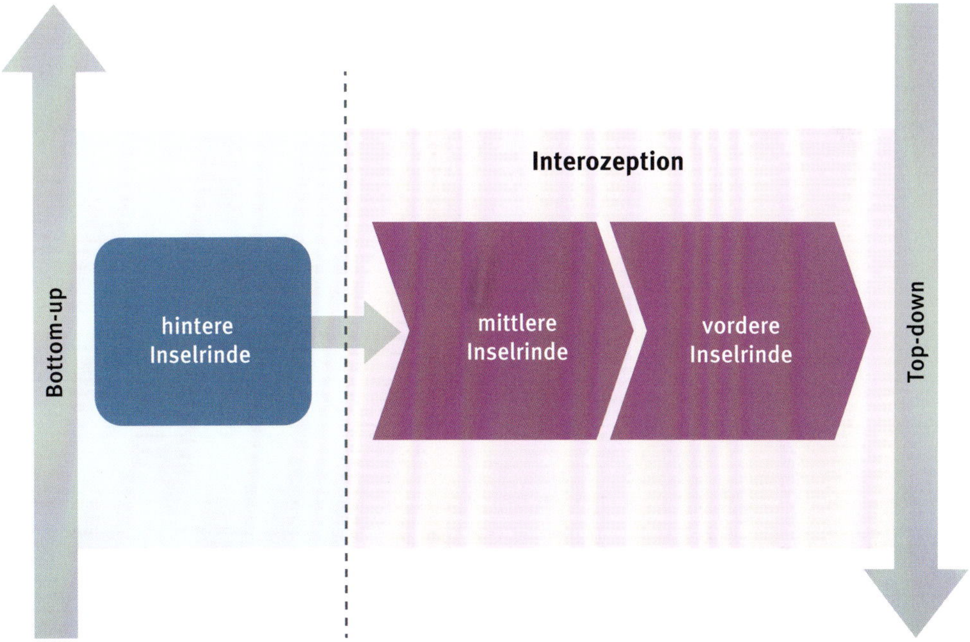

Beispiele hierfür sind die Aktivierung des N. vagus oder über aktive Muskelkontraktionen.

Isometrisches Training durch aktive Muskelkontraktion

Die Fähigkeit, einen Muskel gezielt und gleichmäßig über seine gesamte Länge zu kontrahieren, ist eine der zentralen Grundlagen für leistungsfähige, koordinierte und sichere Bewegung.

Präzise Kontraktionen liefern sensorische Rückmeldungen an das zentrale Nervensystem, was dafür sorgt, dass die neuronale Repräsentation (»Körperkarte«) eines Muskels im Gehirn geschärft wird, wodurch sich die Ansteuerungsqualität verbessert. Aktive Muskelkontraktionen auf der rechten Seite stimulieren überwiegend den linken Kortex inklusive der Inselrinde und umgekehrt. Je differenzierter diese Ansteuerung gelingt, desto stabiler und effizienter können Bewegungen ablaufen. Zudem erhöht ein gutes Körper-Mapping das Sicherheitsgefühl im Gehirn. Das kann sowohl im Leistungsbereich zu erhöhten Kraftwerten führen und die posturale Stabilität verbessern als auch einen Beitrag zur Schmerzreduktion leisten.

▼ Topografische Lage der Inselrinde im menschlichen Großhirn. Die Abbildung zeigt Lage, Funktion und interagierende Bereiche.

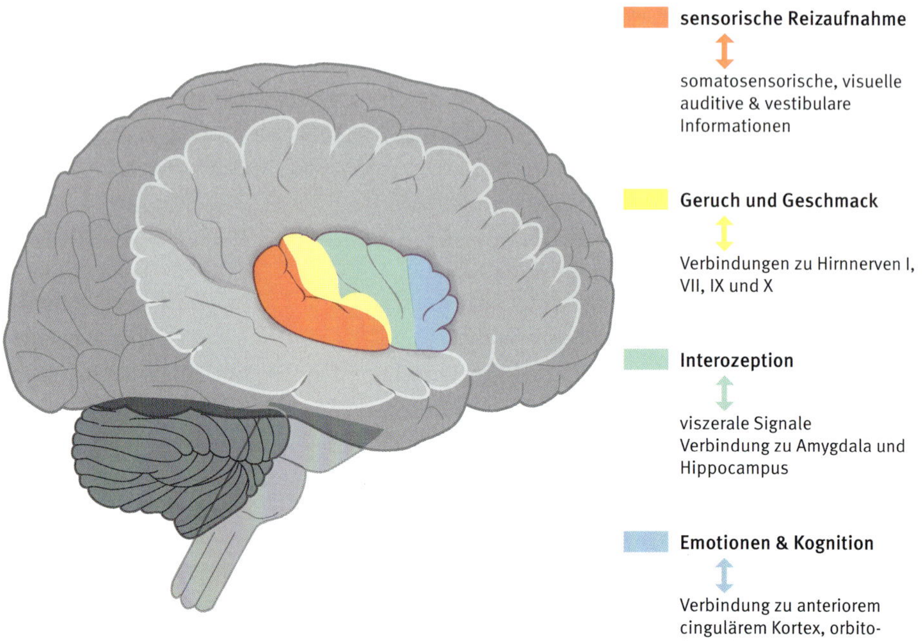

Basierend auf Tisserand A, Philippi N, Botzung A, Blanc F. Me, Myself and My Insula: An Oasis in the Forefront of Self-Consciousness. Biology (Basel). 2023 Apr 14;12(4):599

Wichtige Grundprinzipien für die Ausführung

Bei der Durchführung einer aktiven Muskelkontraktion gilt es, auf folgende Punkte zu achten.

- Während der Ausführung bleibt die Atmung kontinuierlich und ruhig. Ein Anhalten des Atems kann das neuronale Feedback verändern und ist kontraproduktiv.
- Nimm dir vor der Ausführung kurz Zeit, in den Zielbereich hineinzuspüren und die Empfindung dort wahrzunehmen. Auch während der Übung sollte der mentale Fokus stets auf der Zielmuskulatur liegen.
- Bewegungen in angrenzenden Gelenken oder Ausweichbewegungen gilt es zu vermeiden, um den Zielmuskel klar abzugrenzen.
- Beginne mit 2–3 moderaten und kontrollierten Kontraktionen und steigere die Intensität schrittweise bis zur maximal möglichen Spannung.
- Nach der maximalen Anspannung des Muskels gilt es, den Bereich bewusst zu lockern und zu entspannen.

Bei Problemen mit der gezielten Ansteuerung haben sich die nachfolgenden Hilfestellungen als nützlich erweisen.

Visualisierung: Eine Abbildung des Muskels, seines Verlaufs und seiner Aufgaben zur Hand zu nehmen kann hilfreich sein, die Übung besser auszuführen.

Sensorische Vorbereitung: Vor der Kontraktion kann eine taktile Stimulation des Zielmuskels durch Abklopfen, Abreiben oder die Nutzung eines Massagepilzes helfen, die kortikale Repräsentation zu verstärken und die Ansteuerung zu erleichtern.

Externe Hilfe: Das Palpieren von Ansatz und Ursprung durch eine Hilfsperson kann helfen, die beiden Punkte besser zusammenzuführen und die Kontraktion zu verstärken. Das Ziel ist eine gleichmäßige Kontraktion über den gesamten Muskelverlauf. Häufig finden sich Teilbereiche der Muskulatur, die weniger Spannung aufbauen. Auch hier kann eine gezielte Palpation oder leichtes sensorisches Feedback helfen, eine flächige und gleichmäßige Spannung aufzubauen.

Sicherheitsaspekte: Bei Gefäßerkrankungen, zurückliegendem Schlaganfall, Karotisoperation oder unter Einnahme von Blutverdünnern (inkl. Aspirin) sollte die aktive Muskelkontraktion im Nackenbereich vermieden werden. Im restlichen Körper kann sie unter Beachtung der individuellen Belastbarkeit durchgeführt werden.

Generell gilt es, die Intensität der Kontraktion schrittweise und mit Übung zu steigern. Gerade zu Beginn ist nicht die maximale Kontraktion erforderlich. Eine starkes Kontraktionsempfinden ist möglich, Schmerzen sollten aber in keinem Fall auftreten und bei Bedarf die Übungsdurchführung entsprechend angepasst werden.

In den nachfolgenden Übungen schauen wir uns neben einigen Kontraktionsübungen ausgewählter Muskeln weitere Übungen für die Aktivierung der Insula an.

Isometrische Kontraktion des oberen Trapezmuskels (Pars descendens)

Wirkung: Im Schulter-Nacken-Bereich befindet sich eine besonders hohe Dichte an Propriozeptoren und viszerosomatischen Verschaltungen. Die gezielte isometrische Ansteuerung des oberen Trapezmuskels (M. trapezius) bietet eine effektive Möglichkeit, afferente Signale aus dem Schulter-Nacken-Bereich zu generieren. Diese Signale laufen über Hirnnerv XI (N. accessorius) sowie spinale und zervikale Afferenzen in zentrale Hirnregionen, z.B. die Inselrinde. Dort entfalten sie eine weitreichende Wirkung auf Körperkarte und Spannungsempfinden im Hals-Nacken-Bereich sowie die Regulation vegetativer Prozesse.

Insbesondere bei Menschen mit verminderter Körperspannung, chronischen Spannungskopfschmerzen, Schwindel, Dysbalancen im Schultergürtel oder einem gestörten Spannungsempfinden (»Ich spüre mich nicht«) kann diese Übung gezielt eingesetzt werden, um die Selbstwahrnehmung über tiefe Muskelarbeit neu zu justieren. Zusätzlich eignet sie sich in Vorbereitung auf Integrationstrainings im Bereich HWS, Schultergürtel oder vestibulärer Kontrolle.

Ausgangsposition: Stelle oder setze dich aufrecht hin und richte deinen Blick nach vorne. Die Wirbelsäule ist lang und das Brustbein leicht angehoben.

Ausführung: Hebe die linke Schulter in Richtung linkes Ohr an und ziehe das Schulterblatt gleichzeitig leicht nach hinten (Retraktion). Lasse den Arm locker hängen und bringe ihn durch eine Nach-außen-Drehung in eine leichte Außenrotation. Gleichzeitig bringst du den Kopf in leichte Extension (Überstreckung der Halswirbelsäule). Dann neigst du ihn zur linken Seite (Ipsilateralneigung) und drehst ihn leicht nach rechts (kontralaterale Rotation). Ziel ist es, den Abstand zwischen Schulter und Hinterkopf maximal zu verkürzen. Halte diese maximale Kontraktionsposition für 10–15 Sekunden und atme dabei gleichmäßig weiter. Löse die Bewegung langsam und entspanne den Bereich. Wiederhole die Bewegung und führe 4–6 Kontraktionen aus. Der Bewegungsablauf auf der anderen Seite erfolgt analog. Teste beide Seiten auf ihr individuelles Ergebnis hin.

Hinweise:

- Die Aktivierung erfolgt einseitig, um lateralisierte Wahrnehmungssignale zu fördern.
- Als Hilfestellung kann eine Hilfsperson den oberen Trapezmuskel mit den Fingern im Bereich des Ansatzes (laterales Schlüsselbein) und Ursprungs (Hinterhauptbein, Nackenband und Halswirbel) palpieren.

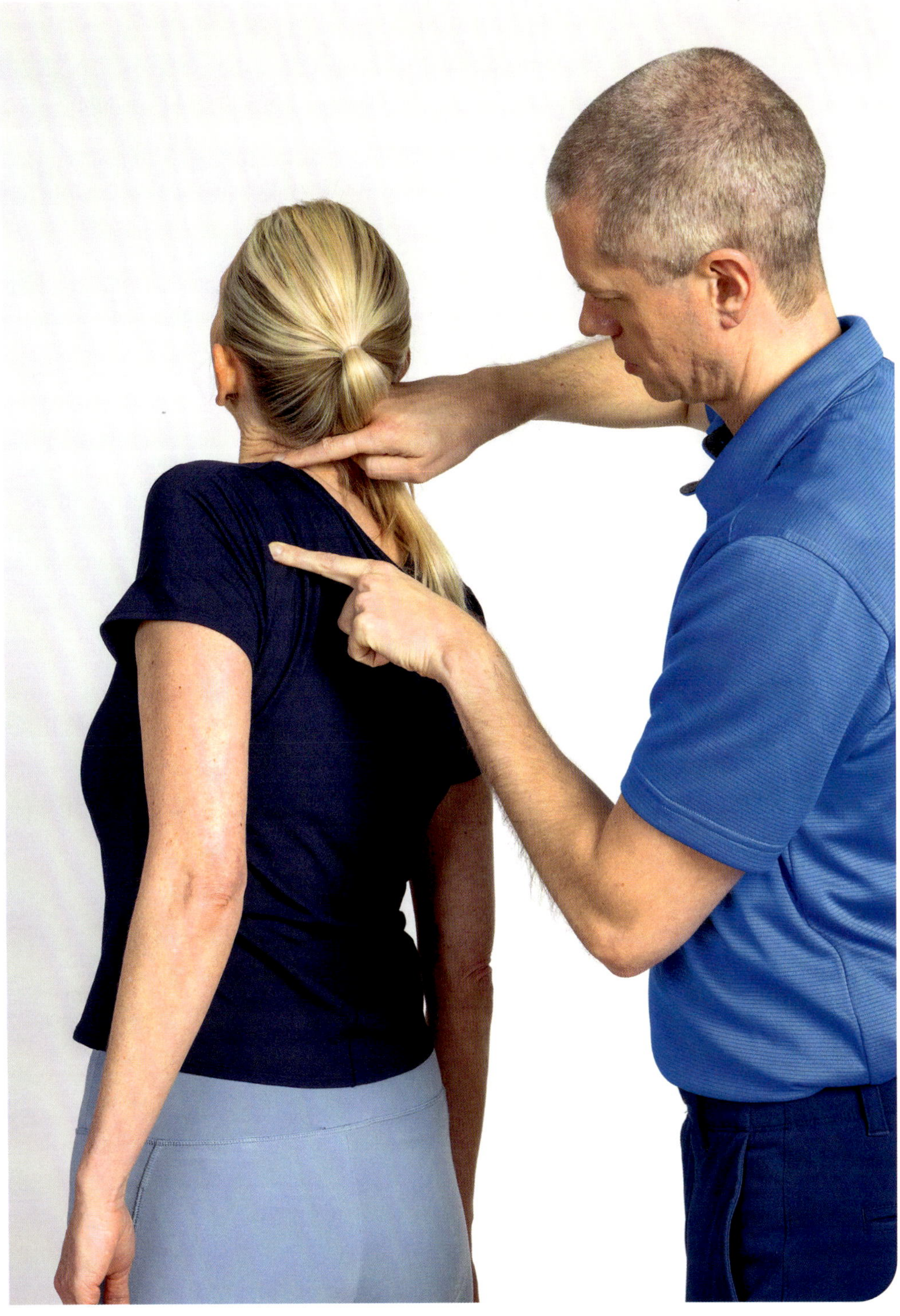

Isometrische Kontraktion des mittleren Trapezmuskels (Pars transversa)

Wirkung: Der mittlere Anteil des Trapezmuskels ist maßgeblich für die Retraktion der Skapula (Heranziehen des Schulterblatts an die Wirbelsäule) verantwortlich. Diese Bewegung ist essenziell für eine stabile Schultergürtelmechanik und bildet die Grundlage für funktionelle Armbewegungen sowie eine aufrechte Haltung.

Durch gezielte isometrische Aktivierung der Pars transversa werden nicht nur segmentale motorische Einheiten angesprochen, sondern auch propriozeptive Informationen aus dem Skapulabereich an zentrale Steuerinstanzen weitergeleitet. Die entstehenden Signale tragen wesentlich zur Integration der Körperwahrnehmung, insbesondere im Bereich des oberen Rumpfs, der Schulterregion und der thorakalen Wirbelsäule, in der Inselrinde bei.

Die Übung eignet sich besonders bei posturaler Instabilität, als vorbereitende Aktivierung vor komplexeren Bewegungsmustern oder zur Stabilisierung der Schulterblätter, um so die Körperkontrolle und das subjektive Spannungsempfinden über die Insula nachhaltig zu verbessern.

Ausgangsposition: Stelle oder setze dich aufrecht mit langer Wirbelsäue hin. Der Blick geht geradeaus und die Arme hängen locker seitlich herab.

Ausführung: Bringe das linke Schulterblatt in eine aktive Retraktion. Dabei ziehst du die linke Schulter bewusst nach hinten in Richtung Wirbelsäule. Ziel ist es, die mediale Skapulakante flächig an den Brustkorb anzunähern und dabei eine gleichmäßige Spannung im mittleren Trapezmuskel mittig über dem Schulterblatt zu erzeugen. Achte darauf, dass diese Bewegung nicht aus dem Arm, sondern ausschließlich aus dem Schulterblatt erfolgt. Halte die Kontraktion für 10–15 Sekunden, während du ruhig weiteratmest. Löse die Bewegung langsam und entspanne den Bereich. Wiederhole die Bewegung und führe 4–6 Kontraktionen aus. Der Bewegungsablauf auf der anderen Seite erfolgt analog. Teste beide Seiten auf ihr individuelles Ergebnis hin.

Hinweise:

- Die Aktivierung erfolgt einseitig, um lateralisierte Wahrnehmungssignale zu fördern.
- Kompensatorische Hebebewegungen von Arm oder Schulter oder eine Rotation im Rumpf sind zu vermeiden.
- Als Hilfestellung kann eine Hilfsperson den Muskel im Bereich des Ursprungs (Brustwirbel [Th3]) und des Ansatzes (Schulterdach [Acromion]) palpieren. Ferner sollte eine flächige Aktivierung der mittleren Skapularregion spürbar sein.

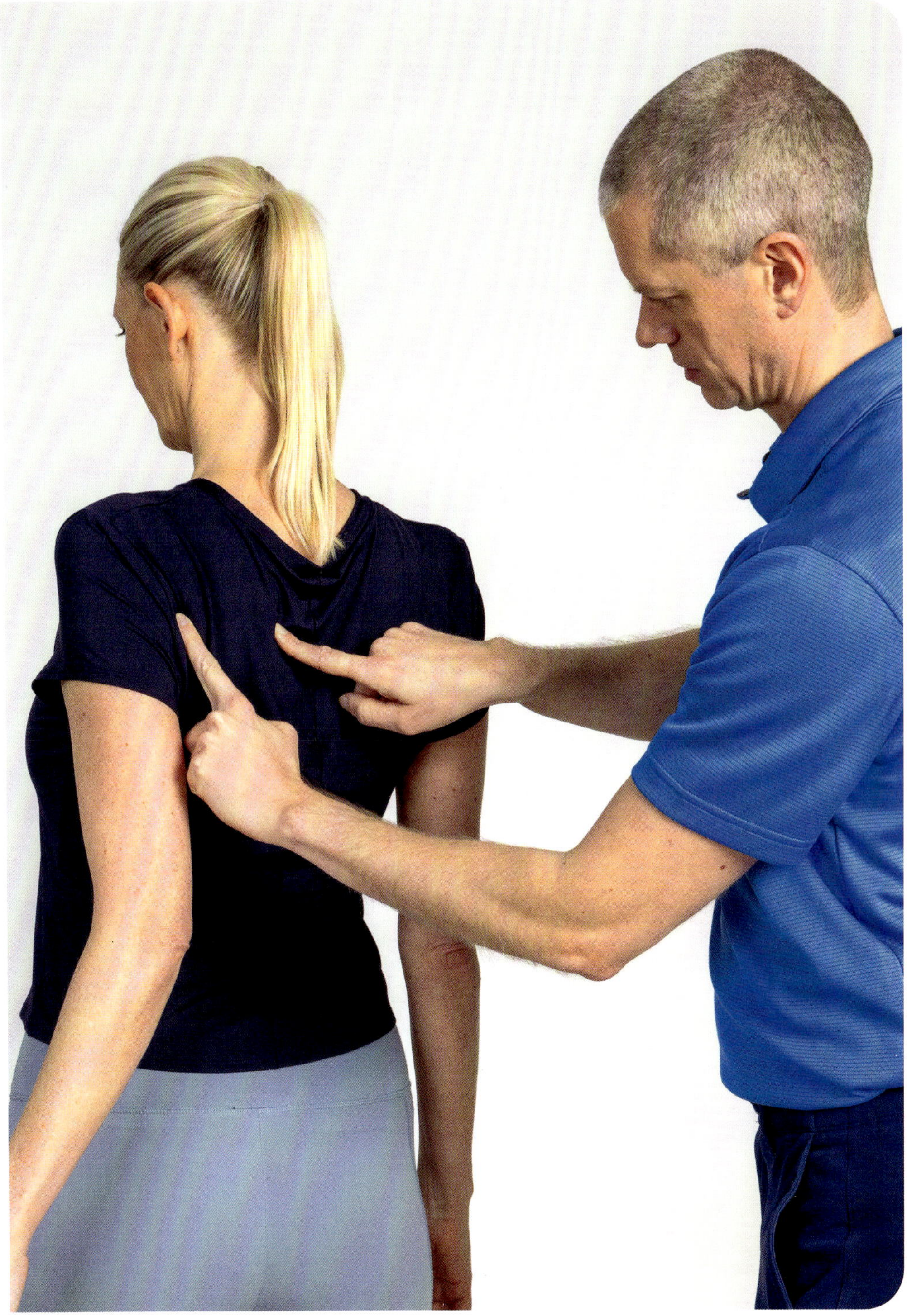

Isometrische Kontraktion des unteren Trapezmuskels (Pars ascendens)

Wirkung: Der untere Anteil des Trapezmuskels ist ein entscheidender Stabilisationsmuskel im Bereich des Schulterblatts und des oberen Rückens. Er unterstützt die Skapula-Depression, wirkt gegen kompensatorische Hochzugmuster und ist wesentlich an der dynamischen Zentrierung des Schulterblatts bei Armbewegungen über 90° beteiligt.

Seine isometrische Aktivierung erzeugt gezielt afferente Signale aus der unteren Skapularegion, die insbesondere im Bereich der thorakalen Propriozeption und Körperspannungsregulation eine wichtige Rolle spielen.

Diese Übung eignet sich besonders bei Schulterblattinstabilität, zur Vorbereitung auf Bewegungen über Kopf, Rundrückenhaltung, schwacher Rumpfanbindung oder mangelndem Spannungsempfinden, um die Stabilität im unteren Schultergürtel zu fördern und die neuronale Repräsentanz dieses Bereichs in der Insula zu schärfen.

Ausgangsposition: Stehe oder sitze aufrecht mit langer Wirbelsäule. Die Arme hängen locker seitlich herab.

Ausführung: Ziehe deine linke Schulter aktiv weg vom Ohr nach unten (Depression) und bringe sie gleichzeitig leicht nach hinten (Retraktion) in Richtung Wirbelsäule. Durch eine leichte Aufwärtsrotation des Schulterblatts lässt sich die Spannung intensivieren. Stelle dir vor, du möchtest die untere Spitze deines Schulterblatts noch ein Stück näher an die Wirbelsäule bringen. Achte darauf, dass du keine Bewegung aus dem Arm erzeugst – die Kraft kommt allein aus der tiefliegenden Muskulatur rund um das Schulterblatt. Halte die Kontraktion für 10–15 Sekunden mit voller muskulärer Kontrolle und unter kontinuierlicher ruhiger Atmung. Löse die Bewegung langsam und entspanne den Bereich. Wiederhole die Bewegung und führe 4–6 Kontraktionen aus. Der Bewegungsablauf auf der anderen Seite erfolgt analog. Teste beide Seiten auf ihr individuelles Ergebnis hin.

Hinweise:

- Die Aktivierung erfolgt einseitig, um lateralisierte Wahrnehmungssignale zu fördern.
- Für taktiles Feedback kann eine Hilfsperson den Muskel im Bereich des Ursprungs (Brustwirbel [Th 4–Th12]) und des Ansatzes (Schulterblattgräte [Spina scapulae]) palpieren. Ferner sollte eine flächige Aktivierung der unteren Skapularegion spürbar sein.

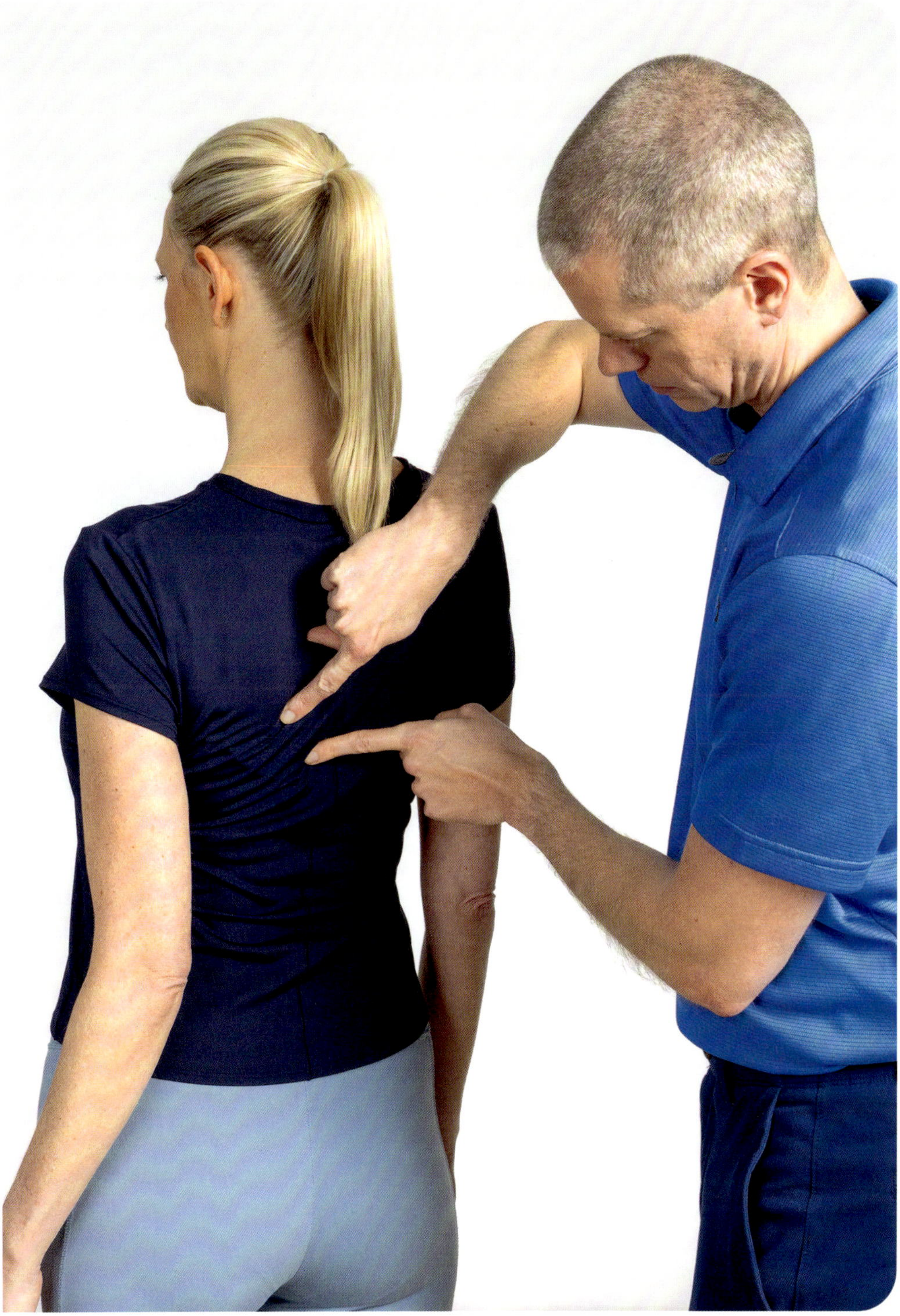

Isometrische Kontraktion des M. latissimus dorsi

Wirkung: Einer der größten, flächenstärksten Muskeln des menschlichen Körpers ist der Latissimus (M. latissimus dorsi). Als Verbindungsglied zwischen Oberarm, Schultergürtel, Brustkorb, Wirbelsäule und Becken spielt er eine zentrale Rolle in der Stabilisierung des Rumpfs, bei Zugbewegungen sowie in der posturalen Kontrolle bei Rotation und Lateralflexion.

Seine gezielte isometrische Aktivierung erzeugt starke afferente Rückmeldungen über die thorakolumbale Faszie, welche in der Inselrinde verarbeitet werden. Gerade interozeptiv relevante Signale durch isometrische Haltearbeit großer Rumpfmuskeln können die Insula-Aktivität messbar erhöhen. Diese Übung eignet sich besonders für Personen mit reduzierter Körperspannung, gestörter Rumpfanbindung, instabiler Haltung oder verminderter Eigenwahrnehmung im Flanken- und Rückenbereich.

Ausgangsposition: Stelle dich aufrecht mit leicht gebeugten Knien und langer Wirbelsäule stabil hin. Die Arme hängen locker seitlich herab. Der Blick ist geradeaus gerichtet.

Ausführung: Ziehe deinen linken Arm in eine leichte Extension nach hinten und gleichzeitig eng an den Körper heran (Adduktion). Drehe dabei den Arm nach innen und spanne gezielt die seitliche Rumpfmuskulatur an. Nun kippe dein Becken anterior, indem du den hinteren Beckenkamm der linken Seite aktiv nach oben ziehst. Ziel ist es, die Flanke auf der aktiven Seite maximal zu verkürzen. Ziehe dann dein linkes Schulterblatt nach unten und hinten (Depression + Retraktion), während du gleichzeitig deinen Oberkörper leicht zur linken Seite neigst und rotierst. Halte diese Kontraktionsposition für 10–15 Sekunden und atme dabei gleichmäßig weiter. Die Spannung sollte über die gesamte linke Rücken- und Flankenfläche, insbesondere im seitlichen Rücken unterhalb der Schulter, spürbar sein. Löse die Bewegung langsam und lockere den Bereich aktiv. Wiederhole die Bewegung und führe 4–6 Kontraktionen aus. Der Bewegungsablauf auf der anderen Seite erfolgt analog. Teste beide Seiten auf ihr individuelles Ergebnis hin.

Hinweise:

- Diese Übung erfordert eine koordinierte Aktivierung mehrerer Gelenke. Beginne deshalb konzentriert und strukturiert.
- Die Aktivierung kann zu Krampfneigung führen. Eine kontrolliert und sich mit zunehmender Wiederholung steigernde Intensität der Kontraktion ist daher empfehlenswert.
- Die Aktivierung erfolgt bewusst einseitig, um lateralisierte Reize in der Inselrinde zu setzen. Die Kontraktion des linken Latissimus aktiviert verstärkt die linke Insula.
- Als Hilfestellung kann eine Hilfsperson den Muskel im Bereich des Ursprungs (Dornfortsatz vom 7.–12. Brustwirbel, Beckenkamm [Crista iliaca] und Schulterblattecke [Angulus inferior scapulae]) und des Ansatzes (Oberarmknochen [Sulcus intertubercularis humeri]) palpieren. Ferner sollte eine flächige Aktivierung der Rücken- und Flankenfläche spürbar sein.

Variation: Alternativ lässt sich die Übung mit einem festen Band mit Schlaufe durchführen. Gehe hierfür in einen breiten Stand, fasse mit einer Hand in die Schlaufe und führe eine unilaterale Ruderbewegung aus. Führe mehrere Kontraktionspositionen in unterschiedlichen Gelenkwinkeln über die gesamte Ruderbewegung durch, um eine Aktivierung im kompletten Bewegungsspielraum zu erzeugen.

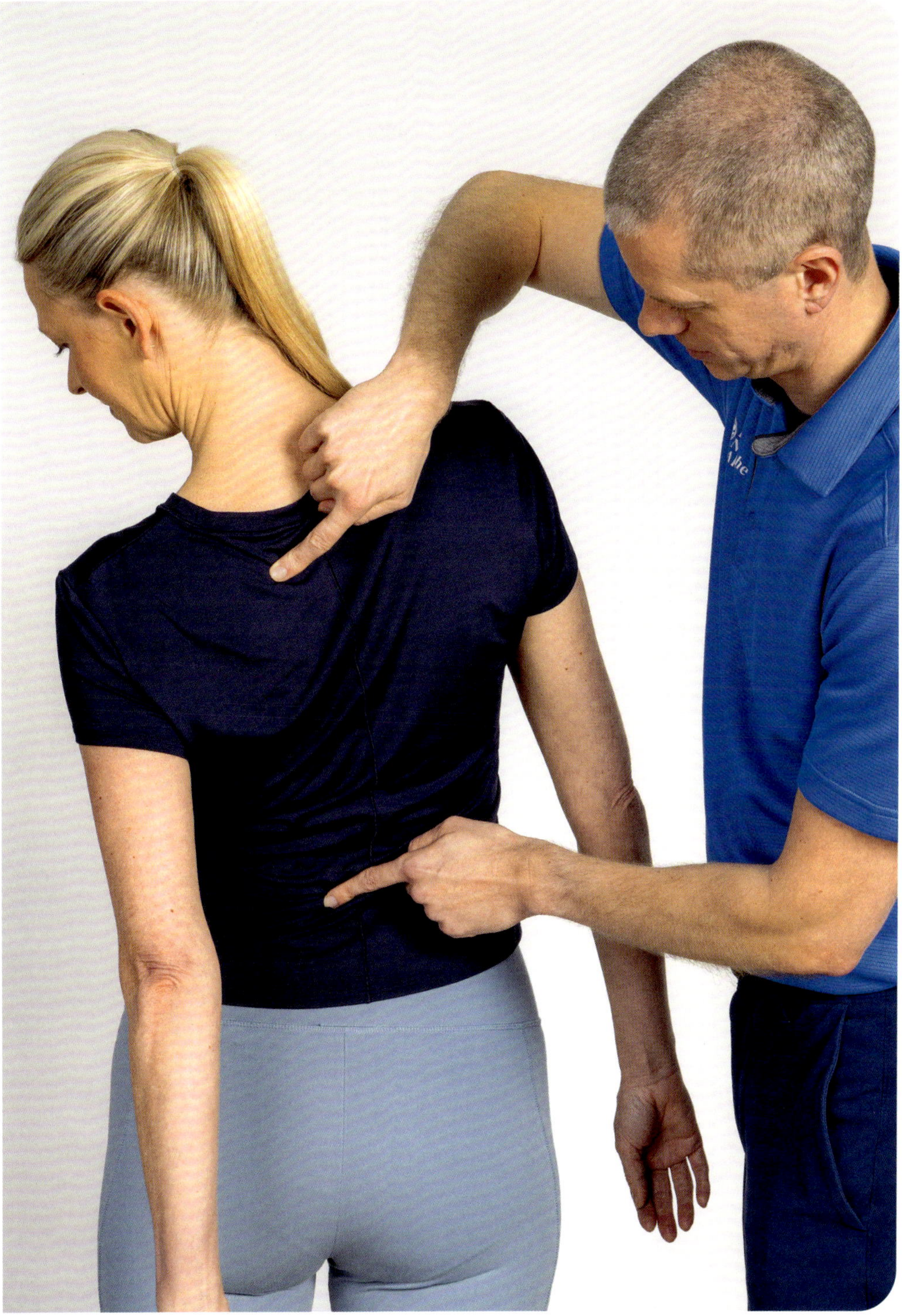

Isometrische Kontraktion des M. pectoralis major

Wirkung: Ein kraftvoller, oberflächlicher Muskel des vorderen Oberkörpers ist der Pectoralis (M. pectoralis major). Er verbindet den Oberarm mit Brustbein und Schlüsselbein und spielt eine zentrale Rolle bei Armbewegungen, Schulterkontrolle und posturaler Stabilität, indem er komplexe Bewegungsmuster wie Umarmung, Druck oder Ziehen zur Körpermitte ermöglicht.

Die gezielte isometrische Aktivierung des Pectoralis erzeugt starke afferente Signale aus dem Bereich der anterioren Rumpffaszie, die über propriozeptive und viszerosomatische Bahnen zentral in die Insula integriert werden. Besonders bei Menschen mit eingeschränkter Brustkorbwahrnehmung, Haltungsinstabilität oder Stresssymptomatik kann diese Übung helfen, die Selbstwahrnehmung über tiefe muskuläre Aktivierung zu stärken.

Ausgangsposition: Stelle dich aufrecht und stabil mit langer Wirbelsäule hin. Dein Brustkorb ist geöffnet und dein Blick ist nach vorne gerichtet.

Ausführung: Hebe den rechten Arm nach vorne in eine Schulterflexion an. Führe den Arm dann in eine Adduktionsbewegung diagonal vor deinen Körper. Nun bringe den Arm in Innenrotation, sodass die Innenseite des Oberarms leicht nach unten zeigt. Die Kontraktion lässt sich weiter verstärken, indem du den Arm noch weiter über die Körpermitte hinwegziehst (horizontale Adduktion) und gleichzeitig deine rechte Schulter nach vorne schiebst (Protraktion). Diese Kombination aus Armführung, Innenrotation und Schulterblattvorschub bringt den Pectoralis major in seine maximale Verkürzungsposition. Halte diese Kontraktion bewusst und kontrolliert für 10–15 Sekunden und atme dabei gleichmäßig weiter. Die Spannung sollte im gesamten Brustmuskelbereich vom Schlüsselbein über das Brustbein bis in die vordere Achselfalte wahrnehmbar sein. Löse die Bewegung langsam und lockere den Bereich aktiv. Wiederhole die Bewegung und führe 4–6 Kontraktionen aus. Der Bewegungsablauf auf der anderen Seite erfolgt analog. Teste beide Seiten auf ihr individuelles Ergebnis hin.

Hinweise:

- Die Aktivierung erfolgt bewusst einseitig, um lateralisierte Reize in der Inselrinde zu setzen.
- Für ein taktiles Feedback kann eine Hilfsperson den Muskel im Bereich des Ursprungs (Schlüsselbein [Clavicula], Brustbein [Sternum], 1.–6. Rippe) und des Ansatzes (Oberarm [Crista tuberculi majoris humeri]) palpieren. Ferner sollte eine flächige und gleichmäßige Aktivierung des Pectoralis spürbar sein.

Variation: Alternativ lässt sich die Übung mit einem festen Band mit Schlaufe durchführen. Gehe hierfür in Schrittstellung oder einen breiten Stand, fasse mit einer Hand in die Schlaufe und führe eine unilaterale Brustpresse oder Butterfly-Bewegung aus. Um eine Aktivierung im gesamten Bewegungsspielraum zu erzielen, können mehrere Kontraktionspositionen in unterschiedlichen Gelenkwinkeln über die gesamte Armbewegung durchgeführt werden.

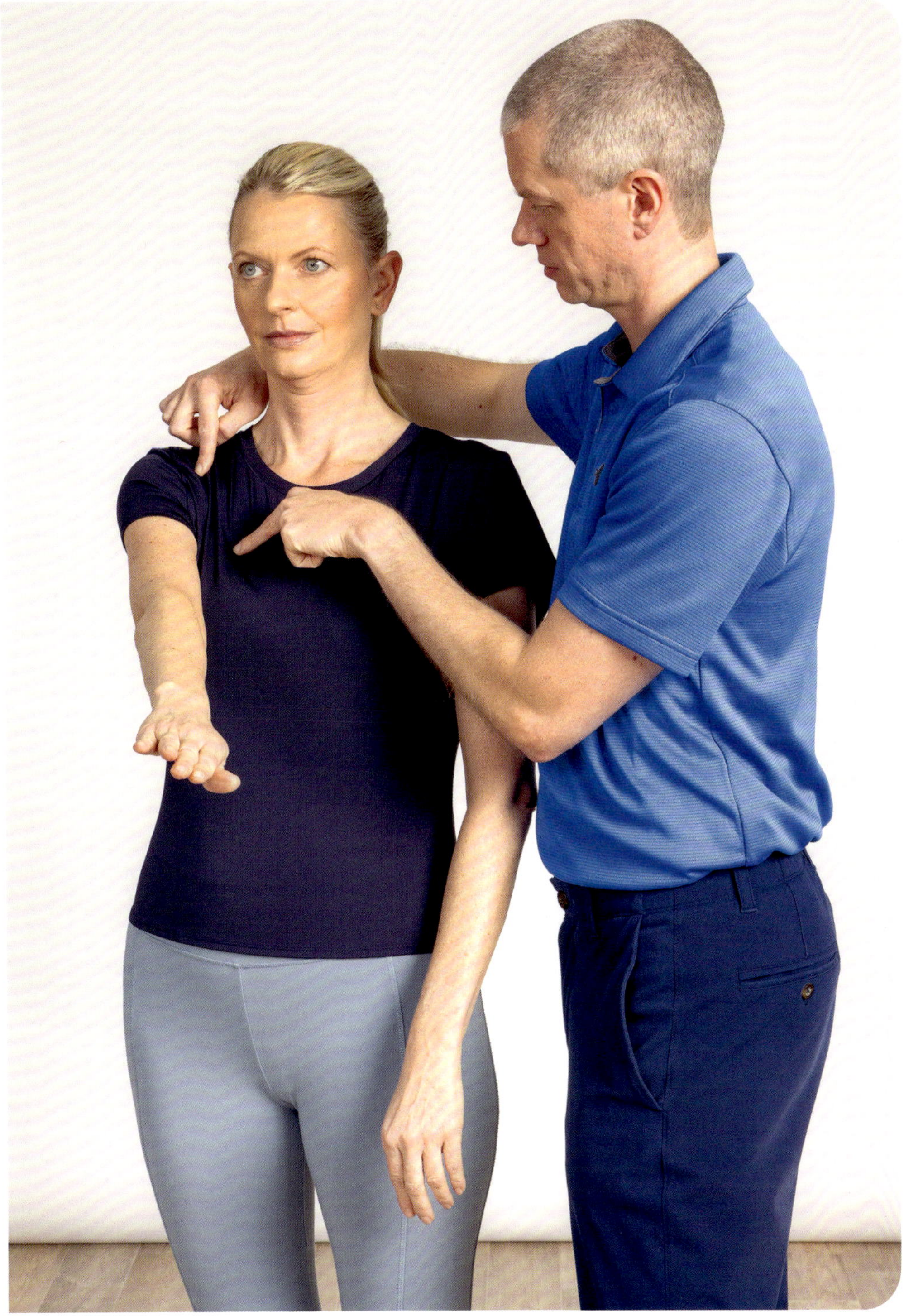

Isometrische Kontraktion des M. rectus abdominis

Wirkung: Ein zentraler Bestandteil der ventralen Rumpfstabilisation ist der gerade Bauchmuskel (M. rectus abdominis), der den Brustkorb mit dem Becken verbindet. Er spielt eine Schlüsselrolle bei der Flexion der Wirbelsäule, der Aufrichtung des Beckens und der Regulierung des intraabdominellen Drucks. Gleichzeitig liefert er durch seine Tieflage und flächenhafte Anlage intensive propriozeptive und viszeroafferente Signale, die zentral im posterioren Anteil der Insula sowie im anterioren cingulären Kortex verarbeitet werden. Diese Signale haben eine starke interozeptive Komponente und schärfen nicht nur die Selbstwahrnehmung im Rumpfbereich, sondern fördern auch die vegetative Regulation. Gerade bei Menschen mit vermindertem Spannungsempfinden, instabilem Becken, unklarer Bauchwahrnehmung oder funktionellen vegetativen Dysbalancen sowie mangelhafter Rumpfansteuerung bzw. Rumpfkraft kann diese Übung hilfreich sein.

Ausgangsposition: Nimm eine aufrechte Stand- oder Sitzposition ein. Achte auf einen entspannten Brustkorb und einen ruhig fließenden Atem. Die Arme hängen locker seitlich herab.

Ausführung: Beginne auf der linken Seite und bringe deine unteren Rippen und die vordere Beckenkante aktiv näher zusammen. Kippe dazu dein Becken leicht nach hinten (posteriore Beckenkippung) und führe gleichzeitig eine seitlich betonte Rumpfflexion aus. Ziel ist es, die linke Bauchseite gezielt zu aktivieren und dort eine maximale Verkürzung und Ansteuerung des M. rectus abdominis zu erreichen. Halte diese Position mit voller Kontrolle für 10–15 Sekunden und atme dabei kontinuierlich weiter. Löse die Spannung langsam auf und kehre in die Ausgangsposition zurück. Wiederhole die Bewegung und führe 4–6 Kontraktionen aus. Der Bewegungsablauf auf der anderen Seite erfolgt analog. Teste beide Seiten auf ihr individuelles Ergebnis hin.

Hinweise:

- Trainiere jeweils einseitig, um gezielt lateralisierte Reize auf die Inselrinde zu setzen.
- Der Atem darf flach sein. Eine Brustatmung gilt es jedoch zu vermeiden.
- Für ein taktiles Feedback kann eine Hilfsperson den Muskel im Bereich des Ursprungs (Knorpel der 5.–7. Rippe und Schwertfortsatz [Processus xiphoideus]) und des Ansatzes (Schambeinleiste [Crista pubica]) palpieren. Ferner sollte eine flächige und gleichmäßige Kontraktion aller Segmente des Muskels vom Rippenbogen bis zur Symphyse spürbar sein.
- Die Wirkung lässt sich durch eine Kombination mit Ausatmung und/oder visuellem Fokus (Blickrichtung nach unten) intensivieren.

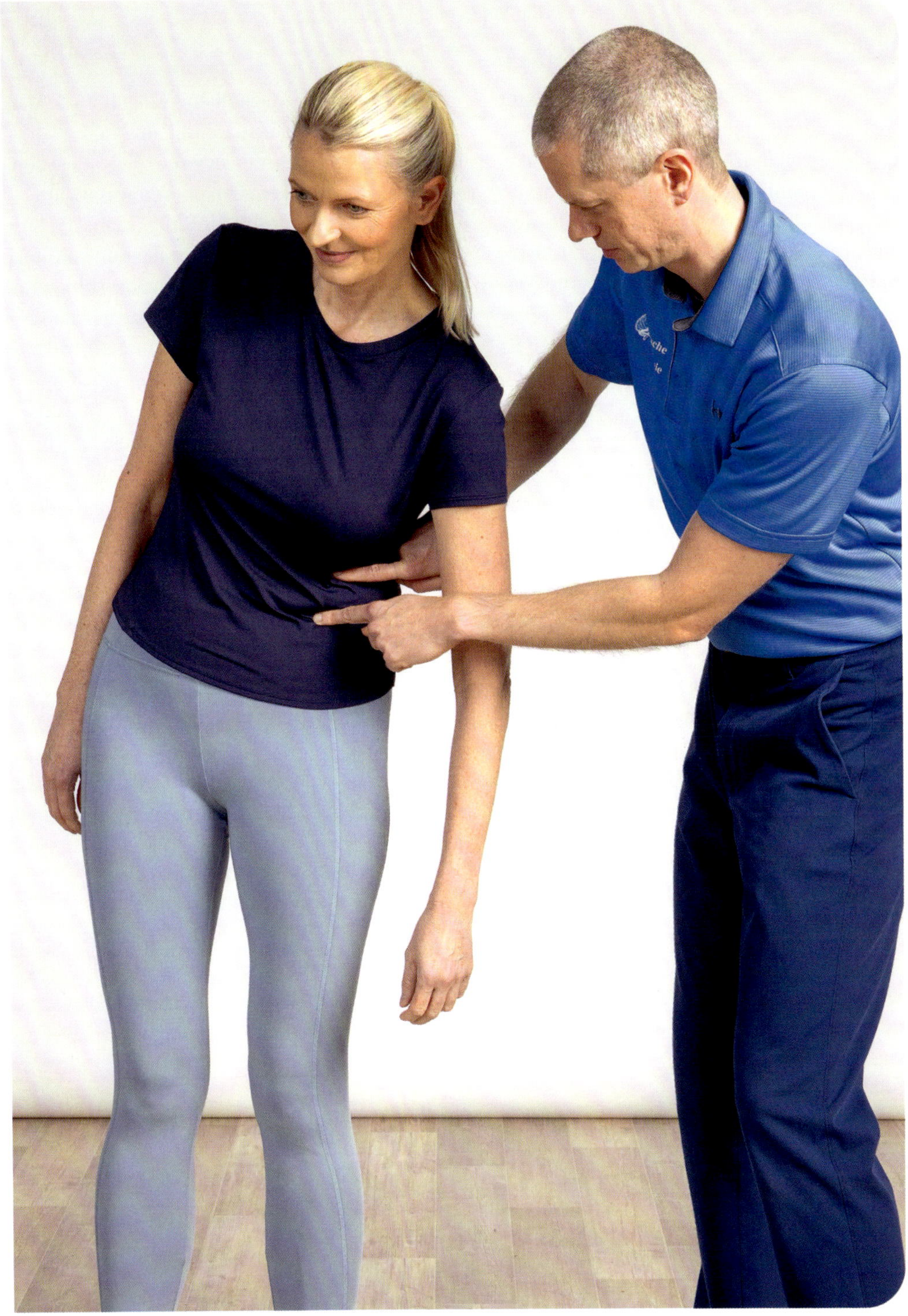

Isometrische Kontraktion des Quadrizeps (M. quadriceps femoris)

Wirkung: Als stärkster Streckmuskel/Extensor des Körpers spielt der Quadrizeps (M. quadriceps femoris) eine entscheidende Rolle für Stabilität, Haltung und Fortbewegung. Er überspannt sowohl das Hüft- als auch das Kniegelenk und besteht aus vier Muskelköpfen, die gemeinsam als funktionelle Einheit wirken. Durch seine großflächige Anbindung an Becken, Femur und Patella erzeugt eine gezielte isometrische Kontraktion des Quadrizeps starke afferente Signale aus dem ventralen Oberschenkel, die über nozizeptive, propriozeptive und viszeroafferente Bahnen zentral – insbesondere in der Insula sowie im prämotorischen Kortex, im anterioren cingulären Kortex und im Kleinhirn – verarbeitet werden. Diese Übung eignet sich besonders zur Körperspannungsregulation, zur Verbesserung der Stand- und Gehfähigkeit, nach längerer Inaktivität, zur Unterstützung bei vegetativen Dysregulationen wie orthostatischen Problemen, bei posturalen Schwierigkeiten im Einbeinstand und zur klaren, neuronalen Kartierung der unteren Extremität.

Ausgangsposition: Stelle dich aufrecht und stabil mit langer Wirbelsäule hin und stütze dich mit einer Hand an der Wand oder einem Stuhl ab. Das Standbein ist leicht gebeugt.

Ausführung: Bringe dein rechtes Knie vollständig in Streckung (Extension) und führe gleichzeitig eine Hüftbeugung (Flexion) durch, sodass sich das gestreckte Bein leicht vom Boden abhebt. Durch eine anterior gerichtete Beckenkippung, indem die Beckenschaufel leicht nach oben gezogen wird, lässt sich die Muskelanspannung im oberen Quadrizepsbereich intensivieren. Ziel ist es, den gesamten Muskel, vom oberen Ansatz am Becken bis hinunter zur Kniescheibe, flächig zu kontrahieren. Halte die Kontraktion für 10–15 Sekunden, während du ruhig und gleichmäßig weiteratmest. Löse die Spannung kontrolliert und entspanne die Muskulatur aktiv. Wiederhole die Bewegung und führe 4–6 Kontraktionen aus. Der Bewegungsablauf auf der anderen Seite erfolgt analog. Teste beide Seiten auf ihr individuelles Ergebnis hin.

Hinweise:

- Trainiere jeweils einseitig, um gezielt lateralisierte Reize auf die Inselrinde zu setzen.
- Der Fuß bleibt während der Übung locker und die Kraft kommt aus dem Oberschenkel.
- Die Kontraktion kann durch einen visuellen Fokus auf die Zielmuskulatur oder taktile Stimulation intensiviert werden.
- Als Hilfestellung kann eine Hilfsperson den Muskel im Bereich des Ursprungs (Leistenregion) und des Ansatzes (oberhalb der Kniescheibe [Patella]) palpieren. Ferner sollte eine flächige und gleichmäßige Aktivierung des Quadrizeps spürbar sein.

Variation: Alternativ lässt sich die Übung auch in Rückenlage durchführen. Die Ausführung erfolgt analog mit leicht angehobenem Bein.

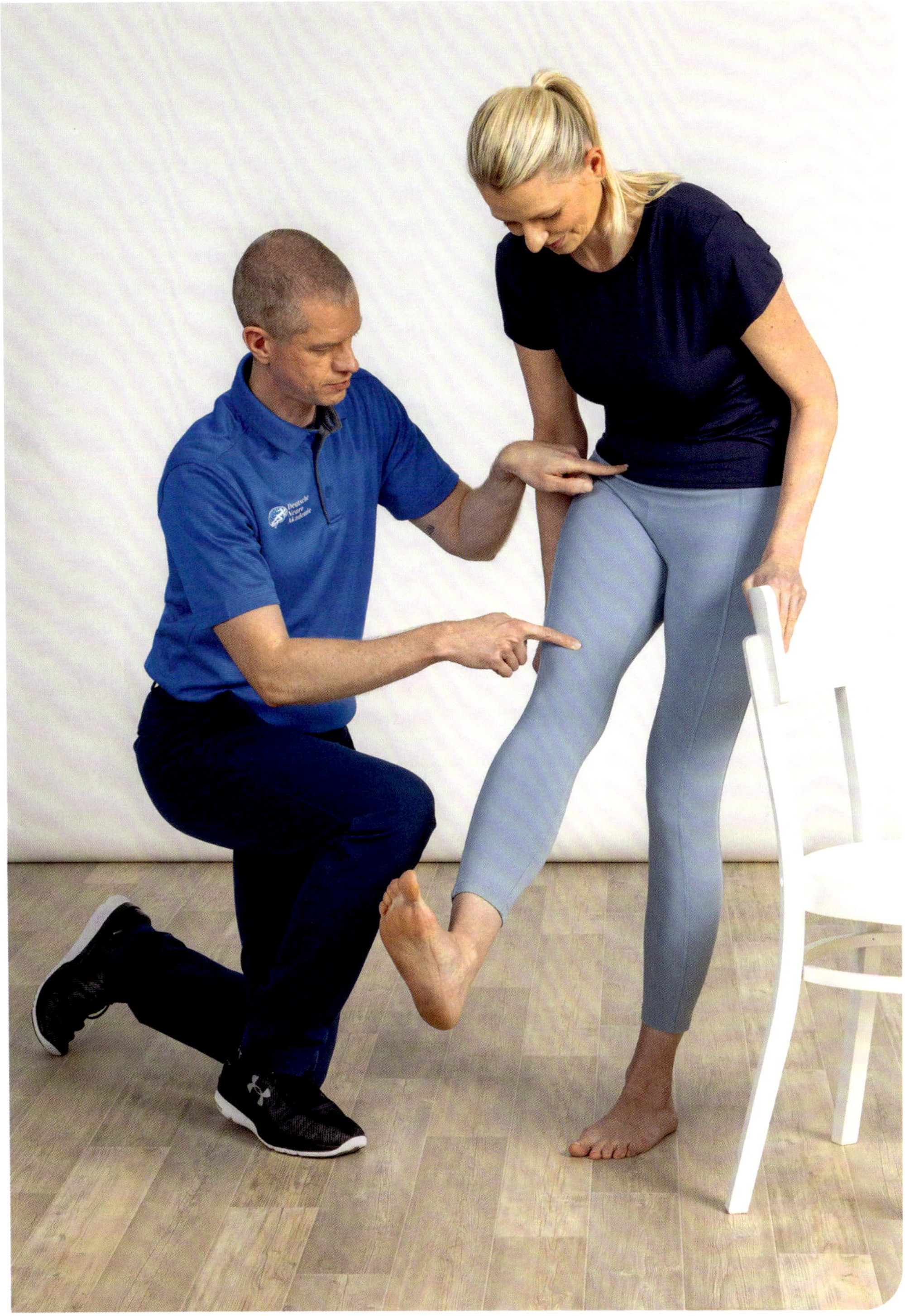
Deutsche
Neuro
Akademie

Isometrische Kontraktion des M. gluteus maximus

Wirkung: Der große Gesäßmuskel (M. gluteus maximus) ist der kräftigste Strecker des Hüftgelenks und bildet das Fundament für aufrechte Haltung, Gangstabilität und dynamische Beckenführung. Seine Aktivität hat nicht nur muskuläre, sondern auch sensorische Relevanz.

Durch seine dichte afferente Verschaltung liefert er eine Vielzahl von Signalen, die über spinale Bahnen an zentrale Integrationsareale wie die Inselrinde, den sensorischen Kortex und das Kleinhirn weitergeleitet werden. Die Inselrinde verknüpft Rückmeldungen aus dem Becken-Hüft-Bereich mit innerer Körperwahrnehmung, Spannungsempfinden und posturaler Kontrolle.

Besonders bei Menschen mit fehlender Körperspannung, funktionellen Instabilitäten, chronischer Becken-Dysbalance, z. B. nach ISG-Problematik, oder zur Re-Aktivierung nach Hüft- oder LWS-Problematiken kann die isometrische Gluteus-Aktivierung die Selbstwahrnehmung und Spannungskontrolle verbessern.

Ausgangsposition: Nimm eine aufrechte und stabile Standposition mit langer Wirbelsäule ein und stütze dich mit einer Hand an der Wand oder einem Stuhl ab. Das Standbein ist leicht gebeugt.

Ausführung: Strecke dein linkes Bein nach hinten (Extension des Hüftgelenks) und rotiere es gleichzeitig leicht nach außen (Außenrotation der Hüfte). Achte darauf, dass du diese Bewegung nicht aus dem Rücken erzeugst, sondern gezielt aus der Gesäßmuskulatur. Das Knie bleibt gestreckt. Um unterschiedliche Fasern des Gluteus maximus zu aktivieren, kannst du das Bein leicht zur Seite führen (Abduktion) oder näher zur Körpermitte bringen (Adduktion). Ziel ist es, die Kreuzbeinregion und den rückwärtigen Oberschenkel maximal zueinanderzubringen und dabei eine deutliche, flächige Spannung in der Gesäßmuskulatur aufzubauen. Halte diese Kontraktion für 10–15 Sekunden und atme dabei ruhig weiter. Löse die Spannung kontrolliert und entspanne die Muskulatur aktiv. Wiederhole die Bewegung und führe 4–6 Kontraktionen aus. Der Bewegungsablauf auf der anderen Seite erfolgt analog. Teste beide Seiten auf ihr individuelles Ergebnis hin.

Hinweise:

- Achte auf saubere Ausführung ohne Kompensation über die Lendenwirbelsäule.
- Führe die Übung einseitig durch, um eine gezielte lateralisierte Aktivierung in der Inselrinde zu erzeugen.
- Als Hilfestellung kann eine Hilfsperson den Muskel im Bereich des Ursprungs (Kreuzbein-Darmbein-Bereich) und des Ansatzes (Gesäß-Rauigkeit [Tuberositas glutea], Iliotibialtrakt) palpieren. Ferner sollte eine flächige und gleichmäßige Aktivierung des Gluteus spürbar sein.

Variation: Alternativ lässt sich die Übung auch in Bauchlage durchführen. Die Ausführung erfolgt analog.

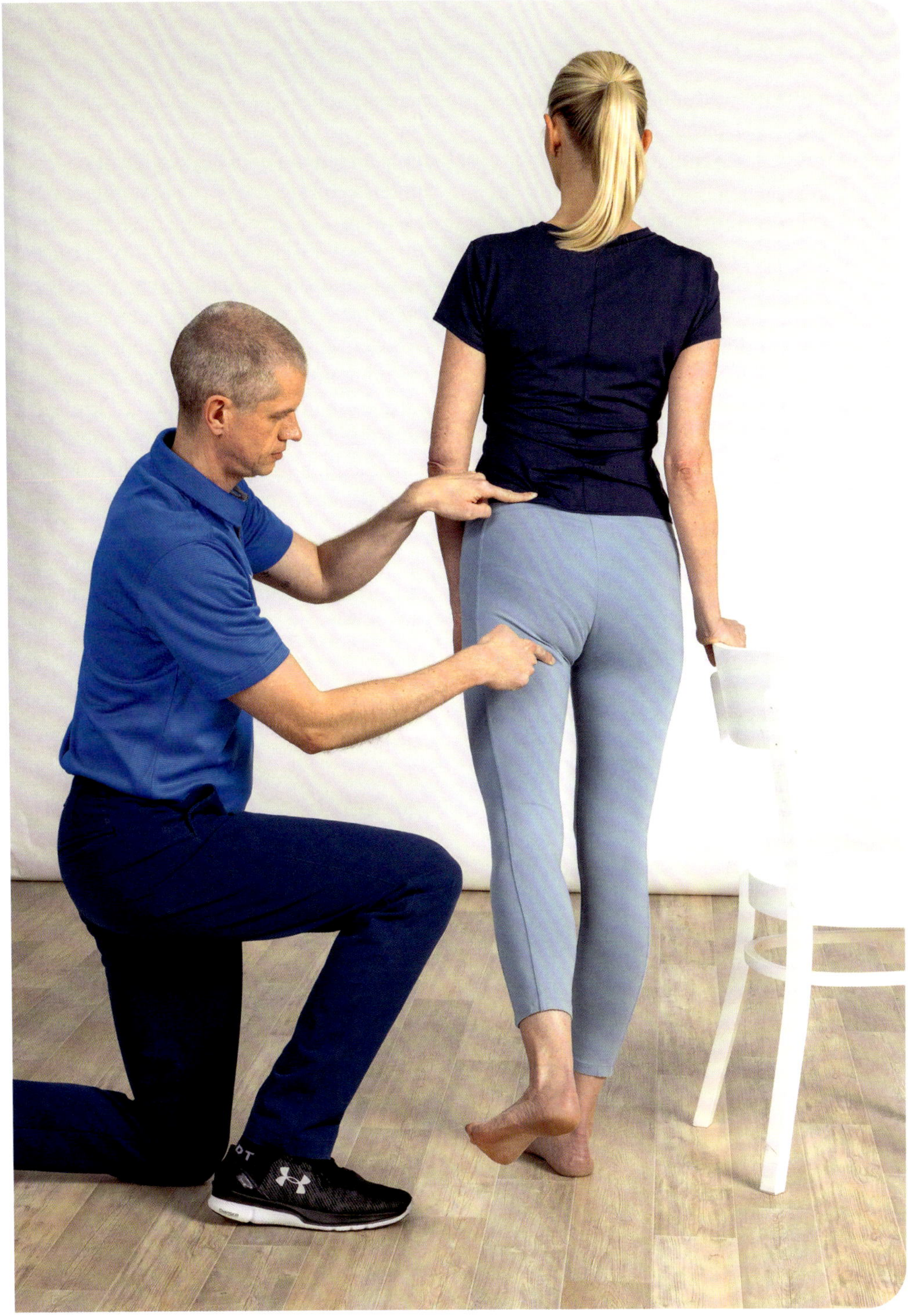

Isometrische Kontraktion der ischiokruralen Muskulatur

Wirkung: Die ischiokrurale Muskelgruppe (bestehend aus M. biceps femoris, M. semitendinosus und M. semimembranosus) ist für die Extension der Hüfte und Flexion des Knies zuständig. Ihre funktionelle Bedeutung geht jedoch weit über reine Bewegung hinaus, indem sie maßgeblich an der posturalen Stabilität, Beckenführung und propriozeptiven Rückmeldung aus der Beinrückseite beteiligt ist. Die isometrische Aktivierung erzeugt intensive afferente Signale entlang der gesamten dorsalen Kette vom Becken bis zum Unterschenkel. Diese Informationen werden zentral über spinale afferente Bahnen in der Inselrinde verarbeitet und unterstützen dort die Wahrnehmung von Spannung, Position und innerer Sicherheit im unteren Körperabschnitt. Die Übung eignet sich besonders für Menschen mit unsicherer Standkontrolle, fehlender Ansteuerung der Beinrückseite und verminderter Wahrnehmung im unteren Rumpf- und Beckenbereich. Zusätzlich kann sie zur Tonusregulierung bei Hypertonus der Oberschenkelvorderseite oder zur Stabilisierung der Beckenposition eingesetzt werden.

Material: Matte oder weiche Unterlage

Ausgangsposition: Lege dich in Bauchlage auf eine Matte oder weiche Unterlage. Die Hände können bequem unter der Stirn platziert werden.

Ausführung: Beuge dein linkes Knie auf ca. 90° (Knieflexion) und strecke gleichzeitig das Hüftgelenk aktiv nach hinten (Hüftextension). Ziel ist es, die beiden Punkte unterhalb des Gesäßes und knapp unterhalb der Kniekehle so nah wie möglich zueinander zu bringen. Unterstütze die Spannung, indem du dein Becken leicht nach hinten kippst (posteriore Beckenkippung). Diese Position erzeugt eine maximale Verkürzung der ischiokruralen Muskulatur. Optional kannst du das Bein leicht innen- oder außenrotieren, um gezielt einzelne Anteile der Muskelgruppe zu aktivieren (z. B. M. semitendinosus vs. M. biceps femoris). Halte diese Position mit voller Kontrolle für 10–15 Sekunden und amte dabei gleichmäßig weiter. Achte auf eine gleichmäßige Spannung über den gesamten Muskelbauch. Wiederhole die Bewegung und führe 4–6 Kontraktionen aus. Der Bewegungsablauf auf der anderen Seite erfolgt analog. Teste beide Seiten auf ihr individuelles Ergebnis hin.

Hinweise:

- Führe die Übung einseitig durch, um lateralisierte afferente Signale zur Insula zu fördern.
- Überprüfe bei Bedarf mit der Hand, ob alle Bereiche aktiviert sind.
- Für ein taktiles Feedback kann eine Hilfsperson den Muskel im Bereich des Ursprungs (Sitzbeinhöcker [Tuber ischiadicum]) und des Ansatzes (Fibulakopf [Caput fibulae], innerer Schienbeinknorren [Condylus medialis tibiae]) palpieren. Ferner sollte eine flächige und gleichmäßige Kontraktion der ischiokruralen Muskulatur spürbar sein.

Variation: Alternativ lässt sich die Übung im Stand durchführen, wobei eine Abstützung zur Stabilisierung empfehlenswert ist.

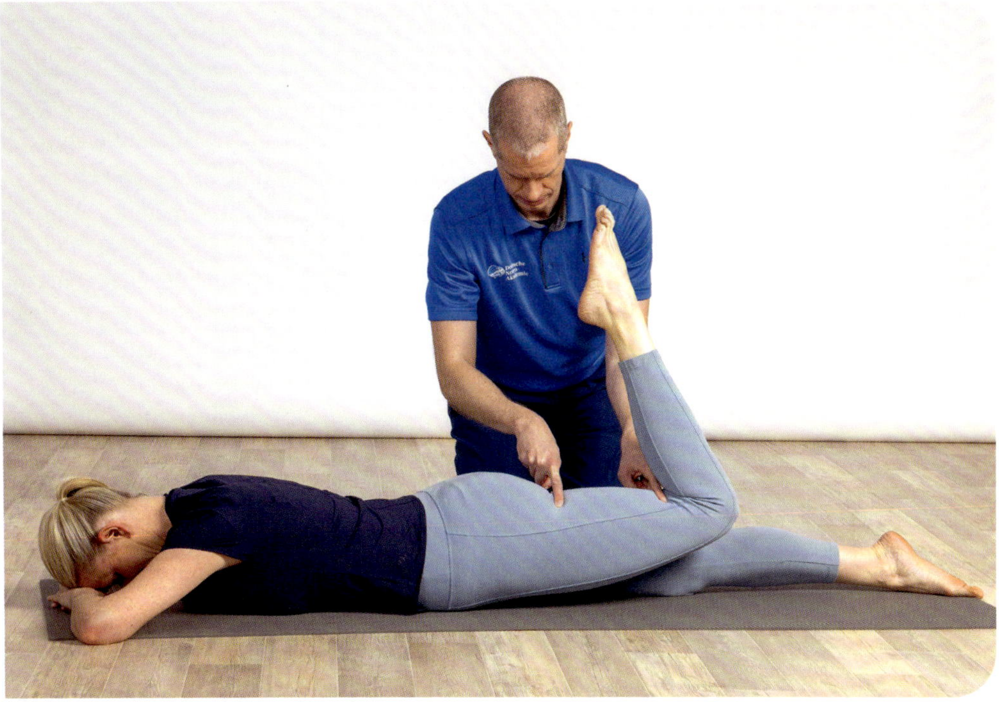

Zungenruhelage

Wirkung: Die Zungenruheposition beeinflusst unmittelbar die Spannung im Kiefer-Nacken-Bereich, das Atemmuster und die posturale Kontrolle. Neuroanatomisch wird die Zunge somatosensorisch von mehreren Hirnnerven innerviert. Die vorderen zwei Drittel von Hirnnerv V (N. trigeminus), dahinter von Hirnnerv IX (N. glossopharyngeus) und am Ende am Übergang zum Rachen von Hirnnerv X (N. vagus). Für die motorische Kontrolle ist Hirnnerv XII (N. hypoglossus) zuständig. Über die afferenten Bahnen der Hirnnerven bestehen direkte Verbindungen in den Hirnstamm, der unter anderem Atem- und Haltungsmuster reguliert, was sich positiv auf die Rumpfstabilität und die vegetative Balance auswirkt. Zusätzlich bestehen über den Hirnstamm Verbindungen zur Inselrinde, worüber auch die Zunge einen Einfluss auf interozeptive Wahrnehmung, Selbstregulation und Schmerzmodulation nehmen kann. Studien zeigen, dass eine korrekte Zungenlage sowohl bei kraniomandibulären Dysfunktionen als auch bei posturalen Problemen und Atemstörungen therapeutisch relevant ist.[63]

Ausgangsposition: Setze oder stelle dich mit langer Wirbelsäule hin. Kopf, Gesicht und Kiefer bleiben entspannt und die Lippen sind locker geschlossen.

Ausführung: Führe die Zungenspitze an die Papilla incisiva (Gaumenerhebung) kurz hinter den oberen Schneidezähnen, ohne diese zu berühren. Mit einem leichten, gleichmäßigen Druck schiebst du die gesamte Zunge sanft nach oben an das Gaumendach. Die Zunge sollte dabei breit und entspannt bleiben, ohne sich zu verdrehen oder auf einer Seite stärker anzuliegen. Halte diese Position für einige Sekunden und atme dabei ruhig durch die Nase. Versuche, die Spannung so gering wie möglich zu halten. Die Zunge ruht aktiv, aber ohne Überdruck an der Position. Wiederhole die bewusste Einnahme dieser Position 2- bis 3-mal täglich, bis du diese Zungenposition unbewusst beibehältst. Idealerweise auch im Schlaf.

Hinweise:

- Achte darauf, dass sich beim Einnehmen der Position weder Stirn noch Kiefer verspannen.
- In der optimalen Ruheposition bleibt der Mund geschlossen und die Atmung erfolgt nasal.

Variation: Um die korrekte Einnahme der Zungenruheposition zu erleichtern, kann dies mit einem Schluckreflex eingeleitet werden. Nimm dazu ein breites Grinsen ein und schlucke bewusst. ❶ Die Zunge wird dabei reflexartig an den Gaumen gezogen. Nutze diesen Moment, um die Position bewusst wahrzunehmen und nach dem Schlucken für einige Sekunden zu halten.

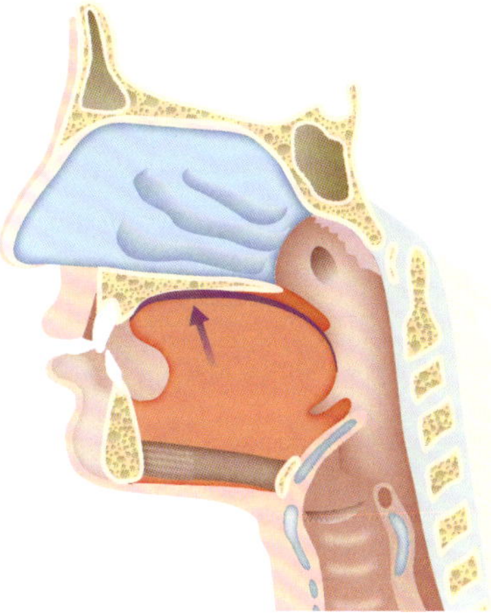

Zerkleinern der Nahrung und Schlucken. In: I care Anatomie Physiologie. 3., aktualisierte Aufl. Stuttgart: Thieme; 2025

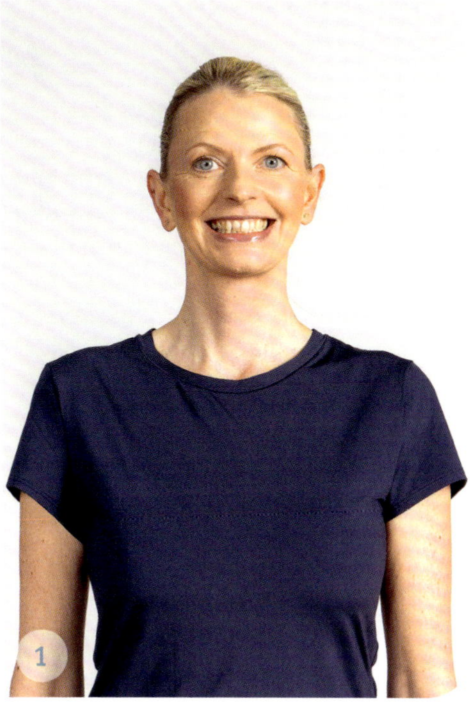

Die korrekte Zungenruheposition.

Zungendehnung

Wirkung: Die Dehnung der Zunge aktiviert über die dabei entstehende Zungenspannung mechanosensitive Rezeptoren im Zungen- und Mundraumbereich. Die afferenten Signale der Zunge werden primär über die Hirnnerven V, IX und X an zentrale Bereiche im Hirnstamm, u.a. den Nucleus tractus solitarii, sowie zur Insula weitergeleitet. Das gezielte Dehnen der Zunge führt zu einem verstärkten sensorischen Reiz, der unmittelbar in den mittleren Anteil der Inselrinde projiziert wird.

Diese neuronalen Verbindungen machen die gezielte und sanfte Dehnung der Zunge zu einer wirksamen Übung für bewusste Körperwahrnehmung, vegetative Regulation, Atemsteuerung, muskuläre Tonuskontrolle bis hin zu emotionaler Selbstregulation.

Die bewusste, sanfte Dehnung der Zunge kann dadurch zur Stressreduktion, zur vegetativen Beruhigung und zur Verbesserung der bewussten Körperwahrnehmung beitragen.[64]

Ausgangsposition: Nimm eine aufrechte, entspannte Haltung mit langer Wirbelsäule ein. Der Atem fließt ruhig und gleichmäßig. Achte darauf, dass der gesamte Schulter-, Kiefer- und Gesichtsbereich entspannt bleibt.

Ausführung: Öffne langsam den Mund und bringe deine Zungenspitze hinter die oberen Schneidezähne. Fahre nun mit der Zungenspitze langsam den Gaumen entlang nach hinten Richtung Rachen. Der Mund ist und bleibt dabei so weit wie möglich geöffnet, um die Zunge in eine deutliche Dehnung zu bringen. Die Zungenspitze berührt während der gesamten Bewegung den Gaumen. Danach schließt du den Mundraum und gönnst dir eine kurze Pause. Wiederhole den Ablauf 3- bis 5-mal in ruhigem, kontrolliertem Tempo.

Hinweise:

- Die Zunge sollte während der gesamten Übung nicht zittern oder sich verdrehen.
- Achte auf eine sanfte, kontinuierliche Dehnung, nicht auf maximalen Zug.
- Wenn du während der Übung vermehrt Schlucken, Gähnen oder tiefes Einatmen bemerkst, ist das ein Zeichen für eine gelungene Aktivierung des vegetativen Nervensystems.

Variation: Die Zungendehnung lässt sich auch passiv mit einem Tuch durchführen. Nimm dafür ein sauberes Stofftuch zwischen Daumen, Zeige- und Mittelfinger einer Hand und greife den vorderen Teil deiner Zunge. Ziehe sie sanft gerade nach vorne, bis eine angenehme Dehnung spürbar wird. Das Tuch erleichtert dabei die kontrollierte Bewegung, besonders bei eingeschränkter Zungenbeweglichkeit oder muskulären Spannungen im Mundraum. Diese Variante eignet sich auch zur gezielten Bearbeitung unterschiedlicher Zugrichtungen (z.B. rechts, links, oben), sollte jedoch stets behutsam und in Verbindung mit ruhiger Atmung ausgeführt werden.

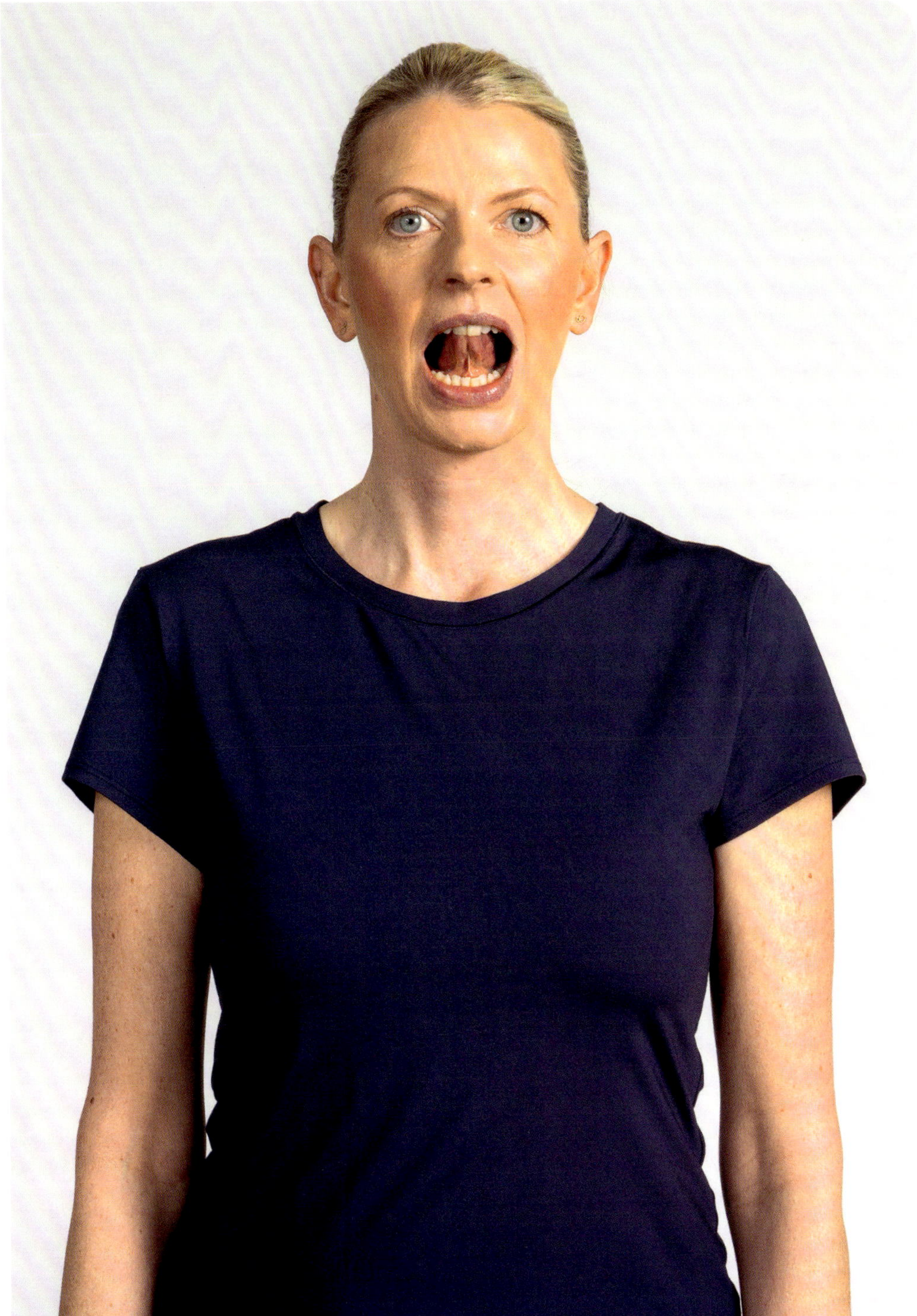

Diaphragma-Dehnung

Wirkung: Das Diaphragma (Zwerchfell) ist unser wichtigster Atemmuskel und spielt eine zentrale Rolle für ein funktionelles Atemmuster. Bei Stress, Schmerzen oder chronischer Fehlatmung ist es häufig verspannt und bewegt sich zu wenig. Als Folge kommt es zu Kompensationen über die Atemhilfsmuskulatur, was zu Spannungen in Schulter, Nacken und Rücken führen kann.

Mit dieser Übung lässt sich das Zwerchfell gezielt in Bewegung bringen (Abbildung, Seite 196). Diese mechanischen Reize aktivieren viszerale Afferenzen, die unter anderem über den N. phrenicus sowie den N. vagus an die Insula gesendet werden. Die Zwerchfelldehnung ist daher nicht nur biomechanisch wirksam, sondern auch eine wirkungsvolle Übung zu vegetativer Regulation, vagaler Aktivierung und emotionaler Stabilität, insbesondere bei chronischen Schmerzsyndromen, viszeralen Beschwerden oder posturaler Instabilität, sowie zur Verbesserung der Energieversorgung über ein funktionelleres Atemmuster.

Material: Matte

Ausgangsposition: Lege dich in Rückenlage auf eine Matte und stelle die Füße hüftbreit auf. Kippe nun das Becken leicht nach hinten (posterior), sodass die Lendenwirbelsäule vollständig Kontakt zum Boden hat. Die Arme führst du langsam über den Kopf und legst sie locker und lang ausgestreckt auf dem Boden ab. Sollte dies nicht möglich sein, nimm eine Unterlage, wie ein Kissen, zur Hilfe. Gesicht, Hals und Kiefer bleiben entspannt.

Ausführung: Atme tief durch die Nase in den Bauch ein, sodass sich die Bauchdecke anhebt. Anschließend bringst du die Halswirbelsäule in eine leichte Überstreckung, öffnest den Mund und beginnst eine zügige, lange, kontrollierte und kräftige Ausatmung. Arme und Lendenwirbelsäule bleiben bei der Ausatmung am Boden. Versuche, so schnell und vollständig wie möglich auszuatmen, bis ein natürlicher Einatemreflex einsetzt. Das hörbare Rauschen beim Ausatmen ist normal und sogar erwünscht. Je nach individueller Spannungslage kann ein intensives Dehngefühl in Rücken, Brustkorb oder Bauchraum spürbar sein. Führe 3–4 Wiederholungen mit kleinen Pausen durch.

Hinweise:
- Der Fokus liegt auf der vollständigen Ausatmung. Nicht auf dem Atemvolumen.
- Am Ende der Ausatmung kann ein Hustenreiz auftreten. Dieser ist Folge einer normalen Dehnreaktion des Zwerchfells.

Variation: Über eine aktive Beckenhebung lässt sich der fasziale Zug auf das Zwerchfell intensivieren, das sorgt für eine noch tiefere Dehnreaktion. Hebe dazu das Becken nach der Einatmung in eine Brückenposition an. Die Arme bleiben über den Kopf gestreckt. Halte diese Position, während du über den geöffneten Mund kräftig ausatmest. Wenn sich die Ausatmung vollständig anfühlt, senkst du das Becken langsam wieder ab und atmest dabei weiter aus.

» Zwerchfell in der Ansicht von ventral (a) und dorsal (b).

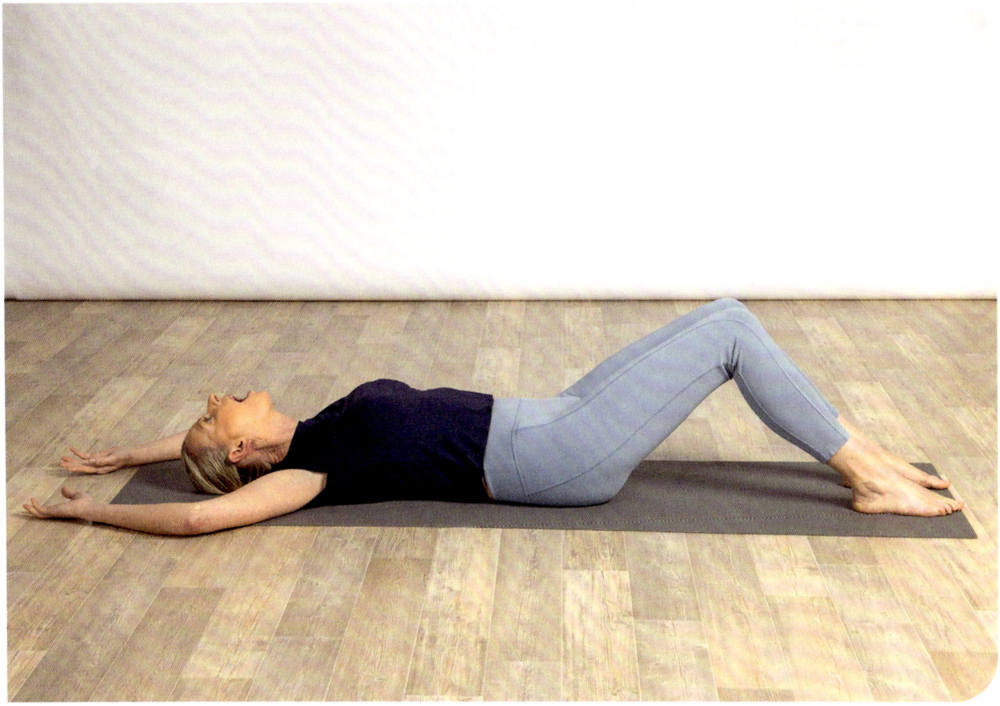

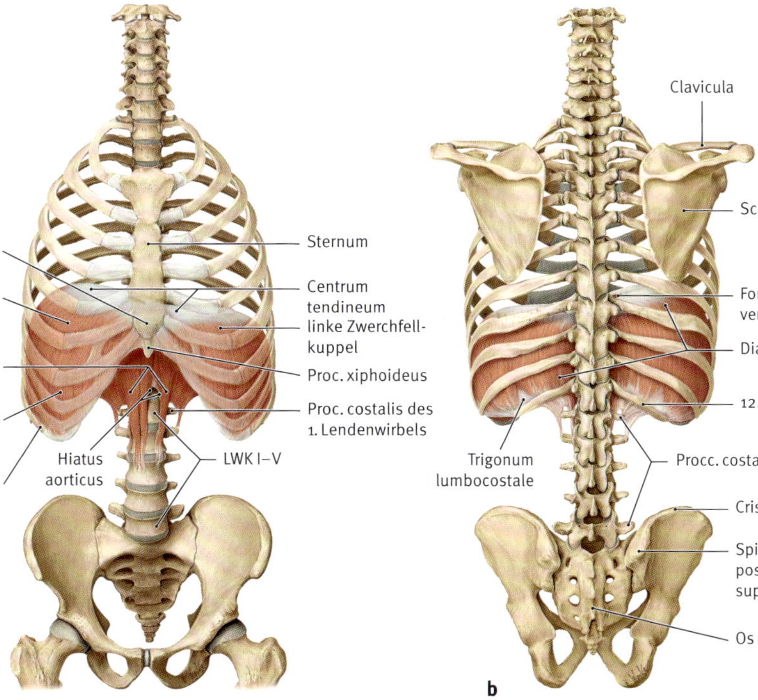

Schünke M, Schulte E, Schumacher U. PROMETHEUS LernAtlas, Grafiken: Voll M, Wesker K; Thieme; 2022

Verlängerte Ausatmung

Wirkung: Die verlängerte Ausatmung ist ein wirksames Training zur Aktivierung des parasympathischen Systems und zur Regulation des autonomen Nervensystems.[65] Durch das Ausatmen gegen einen einstellbaren Widerstand, z. B. des Relaxators, verlängert sich die Ausatmungsphase automatisch. Dies steigert die Aktivität des N. vagus und aktiviert das Atemzentrum in der Medulla oblongata.

Die Übung fördert die interozeptive Wahrnehmung und steigert sowohl über vagale Afferenzen des Vagus die Aktivität der hinteren als auch durch die bewusste Atemlenkung den vorderen Anteil der Inselrinde.[66] Dies ist vor allem bei chronischem Stress, viszeralen Beschwerden, emotionaler Instabilität oder diffuser innerer Unruhe therapeutisch relevant.

Grundlagen der Atemmechanik und Zwerchfellbewegung.

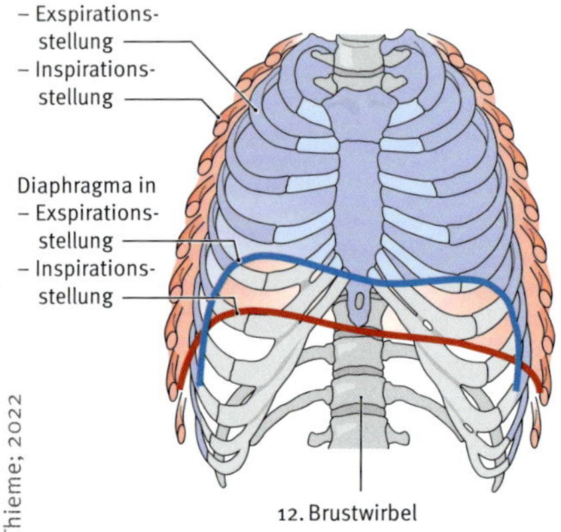

nach: Schünke M, Schulte E, Schumacher U. PROMETHEUS LernAtlas, Grafiken: Voll M, Wesker K; Thieme; 2022

Material: Relaxator (Seite 144) oder vergleichbares Atemtrainingsgerät mit regulierbarem Ausatemwiderstand

Ausgangsposition: Begib dich in eine bequeme und aufrechte Position. Die Wirbelsäule ist lang, die Schultern entspannt. Dein Atem fließt ruhig und gleichmäßig. Wähle einen Widerstand am Relaxator, der angenehm, aber spürbar ist. Platziere das Mundstück zwischen deinen Lippen. Der Kiefer bleibt dabei locker und die fasziale Muskulatur entspannt.

Ausführung: Atme tief und ruhig durch die Nase in den Bauch ein. Danach atmest du kontrolliert und ohne Pressen durch den Mund »gegen den Widerstand« des Relaxators aus. Der Widerstand sollte bei der Ausatmung nicht spürbar sein, dadurch wird diese automatisch verlängert. Versuche, einen gleichmäßigen Rhythmus zu finden, z. B. 2 Sekunden Einatmung, 4 Sekunden oder länger Ausatmung. Eine bewusste Fokussierung auf den Luftstrom oder die Veränderung im Brust- und Bauchraum fördert die interozeptive Wahrnehmung zusätzlich. Beginne mit 5 Minuten in Ruhe und steigere dich auf bis zu 20 Minuten pro Tag.

Hinweise: Die Übung sollte zu Beginn nur im Sitzen oder Liegen und in entspannter Atmosphäre durchgeführt werden. Später, mit vertrauter Ausführung, kann die Atemübung auch bei Spaziergängen oder leichten Alltagstätigkeiten integriert werden.

Einatmung gegen Widerstand

Wirkung: Eine gezielte Form des Atemmuskeltrainings ist die Einatmung gegen Widerstand, die primär die Inspirationsmuskulatur (Zwerchfell, Interkostalmuskulatur, Skalenusmuskeln) stärkt. Durch den kontrollierten Widerstand beim Einatmen wird das neuronale Zusammenspiel zwischen Atemmechanik und posturaler Stabilität verbessert. Es zeigt sich, dass eine gestärkte Atemmuskulatur nicht nur die Atmungsökonomie optimiert, sondern auch direkt zur Verbesserung von Gleichgewicht und Körperhaltung beiträgt, da die Atem- und Rumpfmuskeln eng mit der Tiefenstabilität des Körpers verknüpft sind.[67]

Neuroanatomisch werden bei dieser Übung die Inselrinde, die Formatio reticularis und die sensomotorische Integration im Kleinhirn aktiviert. Diese Kombination wirkt regulierend auf das autonome Nervensystem, steigert die Wahrnehmung der eigenen Atmung und kann bei Schwindel, Schmerzproblematiken, Instabilität und stressbedingten Atemdysfunktionen eingesetzt werden.[68]

Material: Atemtrainer (Seite 145) (der Firma ARTZT oder vergleichbares Gerät) mit einstellbarem Widerstand

Ausgangsposition: Nimm eine aufrechte Position mit langer Wirbelsäule ein. Die Schultern sind entspannt. Stelle den Widerstand das Atemtrainers auf eine niedrige bis moderate Stufe ein, um die Technik korrekt zu erlernen, und platziere das Mundstück locker, jedoch sicher, zwischen den Lippen.

Ausführung: Atme langsam durch die Nase aus. Beginne dann, kräftig und tief durch den Mund über das Gerät einzuatmen, bis die Lunge maximal gefüllt ist. Halte die Spannung kurz, ohne zu pressen, und atme anschließend wieder entspannt durch die Nase aus. Die Einatmung erfolgt kraftvoll, aber nicht ruckartig. Wiederhole diesen Atemrhythmus 10- bis 15-mal pro Trainingseinheit. Mit steigender Routine kann der Widerstand des Gerätes schrittweise erhöht und die Übung auf bis zu 30 Atemzüge gesteigert werden.

Hinweise:

- Die Übung sollte ohne Pressatmung und ohne Anspannung von Nacken oder Schultern durchgeführt werden.
- Ein leichtes Brennen der Atemmuskulatur ist normal und zeigt die Beanspruchung an.
- Bei Schwindel oder Unwohlsein lege eine Pause ein und reduziere den Widerstand.

Viszerale Kompression

Wirkung: Das Tragen eines Atemgürtels (elastischer Bauchgurt) ist eine alltagstaugliche Möglichkeit, die Interozeption gezielt zu fördern und die neuronale Aktivität der Inselrinde zu erhöhen. Über sanften, anhaltenden Druck auf Haut, Faszien und Organe im Bauchraum werden mechanosensible C-Fasern und viszerale Afferenzen stimuliert, was einen effektiven Weg zur Aktivierung des Vagusnervs darstellt. Gleichzeitig entsteht durch die leichte Druckspannung ein unmittelbares sensorisches Feedback, das die bewusste Wahrnehmung der eigenen Atmung und Körpermitte deutlich erleichtert.

Gerade zur Stressregulation, bei emotionaler Reizbarkeit, chronischen Verdauungsbeschwerden oder diffuser innerer Unruhe kann das Tragen eines Atemgürtels helfen, die Selbstwahrnehmung zu stärken und das vagale Gleichgewicht zu stabilisieren.

Material: Atemgürtel (Seite 145)

Ausgangsposition: Stelle dich aufrecht, mit lang gestreckter Wirbelsäule hin. Lege den Bauchgurt zwischen Rippenbogen und Beckenkamm um den Bauch und ziehe ihn so weit zu, dass er angenehm, aber deutlich spürbar anliegt. Du solltest noch gut in den Bauch einatmen können, ohne Druckgefühl oder Atemeinschränkung. Der Gurt kann sowohl links- als auch rechtsherum befestigt werden. Teste beide Zugvarianten und finde heraus, welche Richtung für dich subjektiv oder im Re-Test die stärkste Wirkung entfaltet.

Trage den Gurt je nach Bedarf zwischen 10 Minuten und 2 Stunden. Ideal sind Alltagssituationen mit geringer körperlicher Belastung, z. B. beim Arbeiten im Sitzen, bei Haushaltstätigkeiten, kleinen Spaziergängen oder im Liegen.

Hinweise: Das Tragen des Atemgurts direkt nach dem Essen oder während intensiver Bewegung ist ungeeignet.

Variation: Die Wirkung des Atemgürtels kann durch eine milde Wärmeanwendung verstärkt werden. Platziere dazu eine nicht zu heiße Wärmflasche (unter 40 °C) unter dem Gurt – achte darauf, dass der Druck nicht zu stark wird und die Wärme als angenehm empfunden wird. Wärme verstärkt die viszerale Durchblutung, beruhigt viszerale Afferenzen und kann über zusätzliche thermische Aktivierung die Insulaaktivität weiter steigern.

Der Bauchgurt kann als Kombination (Stacking) mit Atemübungen wie z. B. der verlängerten Ausatmung eingesetzt werden.

Herzschlag spüren

Wirkung: Die bewusste Wahrnehmung des eigenen Herzschlags ist eine gezielte Trainingsmöglichkeit zur Förderung der Interozeption. Es zeigt sich, dass dabei insbesondere die vordere Inselrinde aktiviert wird. Gleichzeitig wird der mediale präfrontale Kortex involviert, der die bewusste Aufmerksamkeitslenkung sowie die kognitive Bewertung innerer Signale steuert. Durch diese Kombination aus fokussierter Wahrnehmung und emotionaler Regulation eignet sich das Training besonders bei chronischen Schmerzen, Angstzuständen und stressbedingten Symptomen.

Ausgangsposition: Setze dich bequem aufrecht, mit langer Wirbelsäule hin. Alternativ ist auch die Rückenlage auf einer Matte möglich. Die Umgebung sollte ruhig und ohne äußere Ablenkungen sein. Lege deine Hände locker neben den Körper oder auf die Oberschenkel. Wenn möglich, schließe die Augen, um deine Aufmerksamkeit besser nach innen zu richten.

Ausführung: Atme ruhig und gleichmäßig ein und aus und lenke deine Aufmerksamkeit bewusst auf deinen Thorax. Versuche, deinen Herzschlag wahrzunehmen, ohne ihn über den Puls am Handgelenk oder die Brust zu ertasten. Bleibe dabei ruhig sitzen oder liegen und beobachte, ob du den Herzschlag als Pochen, Pulsieren oder Druckwelle an einer Stelle deines Körpers spürst.

Übe diese bewusste Selbstwahrnehmung idealerweise 1- bis 2-mal täglich für einige Minuten, z. B. als bewusst gesetzte Pause im Alltag.

Variation: Mit zunehmender Übung kannst du beginnen, deinen Herzschlag gezielt zu beeinflussen. Versuche beispielsweise, ihn um 3–5 Schläge pro Minute zu verlangsamen oder leicht zu beschleunigen. Dabei kann dir vor allem die Atmung helfen: Eine verlängerte Ausatmung (Seite 196), kann den Herzschlag senken, während eine betont kraftvolle Einatmung mit aktivierendem Gedanken den Puls beschleunigen kann. Diese Form der Selbstregulation stärkt das vegetative Gleichgewicht und verbessert die neuronale Verbindung zwischen Körperwahrnehmung, emotionaler Stabilität und kognitiver Kontrolle.

Kleinhirn – Integrationszentrum für Bewegung

Das Kleinhirn spielt eine zentrale Rolle für Koordination und Bewegungsqualität. Dieses Kapitel zeigt, wie gezielte Reize Timing, Stabilität und motorische Effizienz verbessern.

Das Kleinhirn (Cerebellum) ist ein hochdifferenziertes Kontrollzentrum und weist im Gehirn die höchste Neuronendichte auf. Es liegt in der hinteren Schädelgrube, unter dem Großhirn, hinter Pons und Medulla oblongata. Analog dem Kortex ist das Cerebellum in Hemisphären gegliedert und weist mit seinen schmalen Windungen (Folia) und tiefen Furchen eine stark gefaltete Oberfläche auf. Die Hauptaufgaben des Cerebellums liegen in der Aufrechterhaltung von Haltung und Gleichgewicht, Koordination willkürlicher Bewegungen und im motorischen Lernen. Es stoppt ungewollte Bewegungen und ist für die Akkuratheit, Balance und Korrektur von Bewegung verantwortlich.

Anatomische Gliederung und funktionelle Vernetzung

Strukturell und funktionell lässt sich das Kleinhirn in drei Hauptteile gliedern:

Das Vestibulocerebellum (Flocculus und Nodulus) ist mit dem Nucleus vestibularis lateralis verbunden und hautsächlich für die Stabilisierung der Blickmotorik sowie die Gleichgewichtserhaltung zuständig.

Das Spinocerebellum besteht in der Mitte aus dem Vermis und der angrenzenden paravermalen (intermedialen) Zone. Es erhält afferente Informationen aus dem Tractus spinocerebellaris. Seine efferenten Informationen gib es in erster Linie über den Tractus rubospinalis, Tractus vestibulospinalis sowie Tractus reticulospinalis weiter. Seine Hauptaufgabe besteht darin, Bewegungen des Körpers und der Extremitäten zu koordinieren und den Muskeltonus zu kontrollieren.

Das Pontocerebellum (laterale Hemisphären) ist der größte Anteil des Kleinhirns. Über Pons und Thalamus hat es eine intensive Verbindung zum Kortex und ist an kognitiven Funktionen sowie der Feinabstimmung präziser motorischer Bewegungen beteiligt.

Zentral für alle cerebellaren Aufgaben ist das Prinzip der Integration. Das Kleinhirn erhält sensorische Informationen aus Rückenmark, Vestibularapparat, Großhirnrinde und visuellen Systemen. Es verrechnet diese in Echtzeit und moduliert motorische Signale. Hierbei hat es keine initiierende Funktion, sondern korrigiert, steuert und stabilisiert. Diese Verschaltung läuft über die vier tiefen Kleinhirnkerne (u. a. Nucleus dentatus und Nucleus fastigii) sowie über spezifische afferente und efferente Bahnsysteme.

Afferente und efferente Verschaltungen des Kleinhirns. Das Kleinhirn erhält Eingänge aus Kortex, sensorischen Systemen (somatosensorisch, visuell, vestibulär) sowie aus spinalen Bahnen. Über die drei Funktionsbereiche Pontocerebellum, Spinocerebellum und Vestibulocerebellum moduliert es motorische Koordination, Gleichgewicht und Haltungskontrolle und projiziert zurück zu Thalamus, Hirnstamm und Rückenmark.

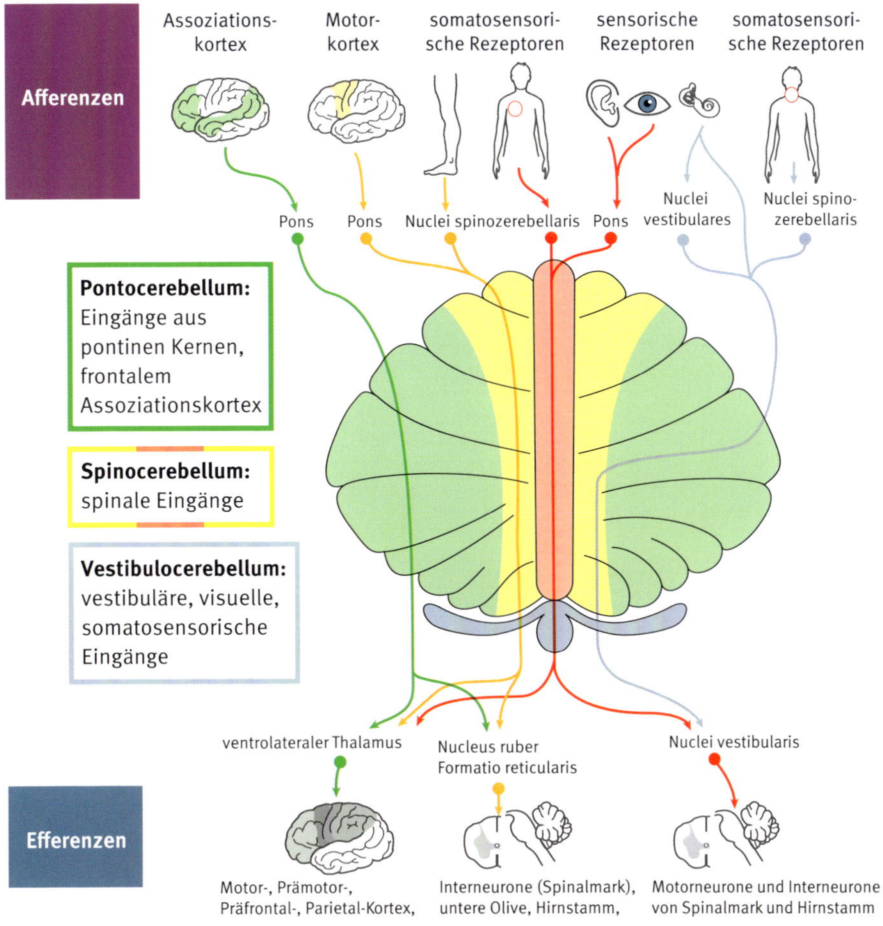

Wischmeyer E. Funktionelle Gliederung des Kleinhirns. In: Gekle M, Wischmeyer E, Gründer S, Petersen M, Schwab A, Markwardt F, Klöcker N, Pape H, Baumann R et al., Hrsg. Taschenlehrbuch Physiologie. 2., überarbeitete Auflage. Stuttgart: Thieme; 2015

Aufgrund der zentralen Funktion des Kleinhirns wurde es bei einer Vielzahl von Einsatzgebieten im Buchteil »Einsatzmöglichkeiten von neurozentriertem Training« (Seite 39) erwähnt. Die gezielte Aktivierung cerebellarer Funktionen ist essenziell und dient dazu, fehlerhafte Integration zu korrigieren, automatisierte Bewegungen wiederherzustellen und adaptive Kontrollmechanismen zu stärken. Diese Übungen basieren auf dem Prinzip der sensorisch-motorischen Rückkopplung. Sie fordern das cerebellare System heraus, durch Bewegungserfahrung und sensomotorische Irritation eigene Reorganisationsprozesse einzuleiten.

Motorische Kontrollübungen

Eine präzise motorische Kontrolle der Gelenke ist maßgeblich für gute Bewegung und ein zentraler Faktor für das Sicherheitsbedürfnis des Gehirns. Je besser die Bewegungskontrolle ist, desto höher ist die Leistungsfähigkeit und desto geringer sind das Verletzungsrisiko sowie die Wahrscheinlichkeit für Schmerzreaktionen. Erst wenn ein Gelenk isoliert und kontrolliert bewegt werden kann, lassen sich daraus dynamische und komplexe Bewegungsabläufe entwickeln. Motorische Kontrollübungen fördern das motorische Fein-Tuning über das Pontocerebellum.

Auf folgende Punkte ist bei der Ausführung von motorischen Kontrollübungen zu achten:

Schmerzfreiheit als Grundprinzip: Während der Ausführung sollte es zu keinen Schmerzen kommen. Schmerz ist immer ein Warnsignal und Ausdruck eines erhöhten Bedrohungslevels im Nervensystem und führt oft zu kompensatorischen Schutzmustern. Treten Schmerzen auf, sollten der Bewegungsumfang reduziert, die Geschwindigkeit verlangsamt oder auf benachbarte Gelenke ausgewichen werden. Alternativ bietet sich die Arbeit nach dem Spiegelgelenk-Prinzip an.

Bewegungsumfang: Ziel ist ein größtmöglicher kontrollierter Bewegungsumfang. Sichere Bewegung auch in den Endbereichen (end range of motion) erhöht das Vertrauen des Gehirns und aktiviert zahlreiche Mechanorezeptoren, die wertvolle Lage- und Bewegungsinformationen liefern. So erhält das Kleinhirn umfassende Informationen über Lage, Position und Bewegung.

Neuro-Praxis

Das Kleinhirn wirkt seitenidentisch (ipsilateral). Die linke Kleinhirnhemisphäre ist vorrangig für die Kontrolle der linken Körperhälfte zuständig, die rechte entsprechend für die rechte Körperseite.
Übungen wie z. B. motorische Kontrollübungen, die gezielt auf der linken Körperseite durchgeführt werden, aktivieren primär die linke Kleinhirnhemisphäre. Entsprechend stimulieren rechte Bewegungen das rechte Kleinhirn.
Dieses Prinzip gilt es bei der Trainingsplanung zu berücksichtigen.

Das Gehirn kann Bewegung nur so gut steuern, wie es deren Verlauf vorhersagen kann. Deshalb ist präzises, kontrolliertes Training in allen Bewegungswinkeln unverzichtbar.

Atmung: Die Atmung sollte während der gesamten Bewegung kontinuierlich und ruhig erfolgen. Ein Anhalten des Atems erhöht unbewusst Muskelspannung und Stresslevel, was beides die Bewegungsqualität und -präzision beeinträchtigen kann.

Fokus und Ansteuerung: Die Aufmerksamkeit richtet sich vollständig auf das Zielgelenk. Bei Problemen in der Ansteuerung kann entweder eine gezielte sensorische Vorbereitung durch sanftes Klopfen, Streichen oder Vibration oder auch eine Palpation bei der Bewegungsausführung helfen.

Qualität: Entscheidend ist nicht die Quantität, sondern die Qualität jeder einzelnen Ausführung. Saubere, flüssige und präzise Bewegungen sind wichtiger als hohe Wiederholungszahlen. Die Anzahl der Wiederholungen kann daher individuell angepasst werden.

Progression: Die Übungsdurchführung erfolgt vom Einfachen zum Komplexen. Die lineare Bewegung eines Gelenks stellt weniger Anforderungen an das Nervensystem als nicht lineare Bewegungen wie Kreise. Folgende Reihenfolge bei Mobilisationsübungen erhöht die Komplexität: Beugen/Stecken, Kreise malen, Unendlichzeichen ausführen.

Je komplexer die Bewegung, desto mehr ist das Kleinhirn involviert. Es zeigt sich, dass insbesondere rhythmisch koordinierte Bewegungen, die eine differenzierte Steuerung einzelner Gelenksegmente erfordern, die Funktion des Cerebellums fördern. »Loaded Mobility« oder gezielte Perturbationen (kleine, unvorhersehbare Störungen), die schnelle Korrekturen erfordern, steigern die Kleinhirnaktivität noch mehr.

Variation: Für langfristige und kontinuierliche Verbesserungen benötigt das Nervensystem stets abwechslungsreiche und neue Anforderungen. Regelmäßige Variation in Bewegungsrichtung, Körperposition, Geschwindigkeit (von sehr langsam bis schnell) oder das Training mit Metronom sorgen dafür, dass das Gehirn aufmerksam bleibt und fördern die neuronale Anpassung. Neue, lösbare Herausforderungen sind der Schlüssel, um die motorische Kontrolle nachhaltig zu verbessern und von den sich daraus ergebenden Vorteilen zu profitieren.

Auf den folgenden Seiten schauen wir uns neben ausgewählter motorischer Kontrollübungen weitere Möglichkeiten für die Aktivierung des Kleinhirns an, die gezielt die unterschiedlichen Bereiche adressieren.

Mobilisation der Halswirbelsäule – laterales Gleiten

Wirkung: Die Halswirbelsäule (HWS) ist mit ihren sieben Wirbeln (C1–C7) nicht nur für die Beweglichkeit und Stabilität des Kopfes zuständig, sondern spielt auch eine zentrale Rolle bei der Informationsweiterleitung zwischen Gehirn und Körper. Durch ihre anatomische Lage verlaufen hier das Rückenmark sowie zahlreiche auf- und absteigende Nervenbahnen, die motorische und sensorische Signale übertragen.

Einschränkungen in der Beweglichkeit können zu verminderten sensorischen Rückmeldungen, Kompensationsmustern im gesamten Bewegungsapparat und einer erhöhten Belastung angrenzender Strukturen führen. Eine gezielte Mobilisation verbessert die neuronale Ansteuerung, steigert die Bewegungsgenauigkeit und unterstützt die zentrale Verarbeitung von Lage- und Bewegungsinformationen im Gehirn. Besonders bei Gleichgewichtsstörungen, Nackenverspannungen, Kopfschmerzen, Haltungsdefiziten oder nach Verletzungen der Halswirbelsäule kann diese Übung zu einer besseren Stabilität und Koordination beitragen.

Ausgangsposition: Stelle oder setze dich aufrecht mit langer Wirbelsäule hin. Die Schultern bleiben locker, der Blick ist geradeaus gerichtet. Die Arme hängen entspannt seitlich am Körper. ❶

Ausführung: Bewege den Kopf langsam und kontrolliert in einer Gleitbewegung seitlich nach rechts, ohne ihn dabei zu neigen oder zu rotieren. Die Bewegung erfolgt ausschließlich aus der Halswirbelsäule und verläuft in einer horizontalen Ebene. ❷ Schiebe nun den Kopf über die Mitte anschließend nach links ❸ und führe die Bewegung in beide Richtungen 3- bis 5-mal aus. Achte während der gesamten Ausführung auf einen aufrechten Oberkörper und entspannte Schultern.

Hinweise:

- Bei Problemen in der Ansteuerung kann eine sensorische Vorbereitung im Bereich der Halswirbelsäule helfen.
- Führe die Übung bei Bedarf vor einem Spiegel aus, um visuelles Feedback zu erhalten, oder nutze deine beiden Zeigefinger rechts und links in 2–3 cm Abstand zur Schläfe als externes Ziel.

Variation: Neben dem seitlichen Gleiten können weitere Bewegungsrichtungen für die Mobilität der Halswirbelsäule eingesetzt werden, z. B. Rotation, Flexion/Extension, frontales oder Vor-und-zurück-Gleiten. Auch kombinierte Bewegungsmuster oder komplexe Bewegungen wie kreisende Bewegungen der Halswirbelsäule fordern die präzise Bewegungssteuerung und sorgen für eine verstärkte cerebellare Aktivität.

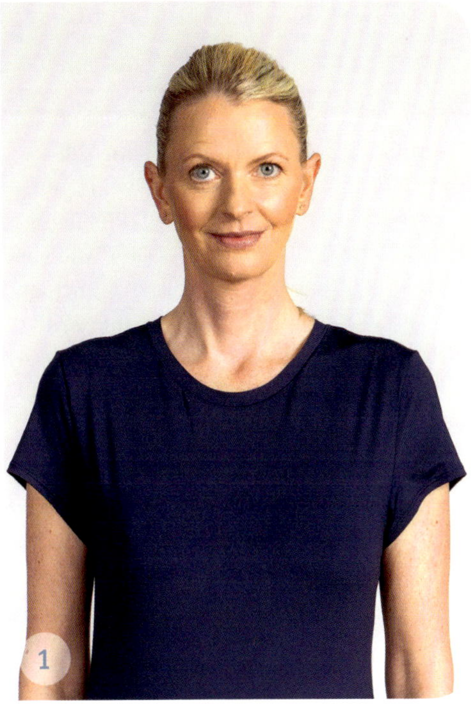
1

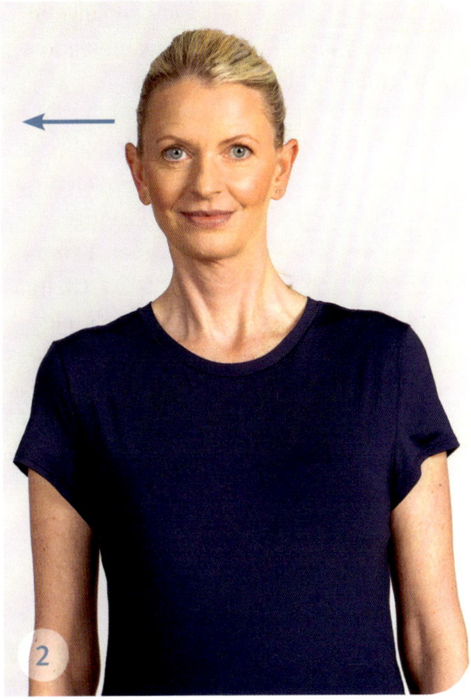
2

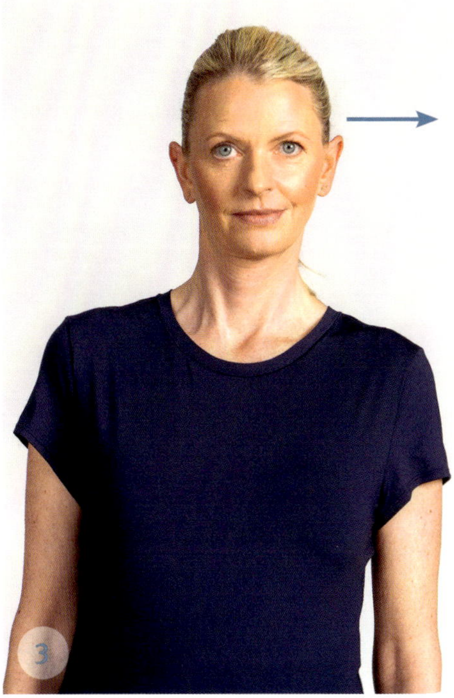
3

Laterales Gleiten der Brustwirbelsäule

Wirkung: Die Brustwirbelsäule (BWS) besteht aus 12 Wirbeln (Th1–Th12), die über Gelenkflächen mit den Rippen verbunden sind und so eine zentrale Rolle für die Stabilität und Beweglichkeit des Oberkörpers spielen. Eine gute Mobilität der BWS verbessert die neuromechanischen Bedingungen der Spinalnerven, optimiert den Informationsfluss zwischen Gehirn und Körper und entlastet angrenzende Strukturen wie Hals- und Lendenwirbelsäule. Für die Haltungskontrolle, die Atmung und eine kraftvolle Rumpfstabilität ist eine bewegliche BWS essenziell. Präzise, segmentale Bewegungen helfen, die propriozeptive Karte der Wirbelsäule im Gehirn zu schärfen. Die Mobilisation aktiviert zusätzlich das Kleinhirn, was die Koordination, Gleichgewichtskontrolle und posturale Stabilität verbessert.

Ausgangsposition: Stelle dich aufrecht mit leicht gebeugten Knien hin. Die Füße stehen hüftbreit, das Becken ist neutral ausgerichtet. Der Oberkörper ist lang aufgerichtet, die Schultern locker. Die Arme hängen locker seitlich herab. ❶

Ausführung: Schiebe den Oberkörper durch ein seitliches Gleiten in der Brustwirbelsäule langsam und kontrolliert nach rechts, ohne das Becken mitzubewegen oder seitlich zu kippen. Achte darauf, dass die Bewegung segmental über die BWS eingeleitet wird, insbesondere im Bereich zwischen den Schulterblättern. ❷ Kehre anschließend zur Mitte zurück und gleite in die entgegengesetzte Richtung. ❸ Wiederhole den Bewegungswechsel 3- bis 5-mal. Ziel ist ein flüssiges und kontrolliertes Gleiten in beide Richtungen.

Hinweise:

- Achte darauf, dass das Becken stabil bleibt und sich nicht seitlich verschiebt.
- Für ein visuelles Feedback kann die Übung vor einem Spiegel ausgeführt werden.
- Bei Unsicherheiten im Stand lässt sich die Übung auch im Sitzen durchführen.

Variation: Für eine umfassende Mobilisation können weitere Bewegungsmuster wie Flexion/Extension, Lateralflexion sowie Rotationen oder auch Kombinationen daraus in der BWS ausgeführt werden. So entstehen komplexere Bewegungsmuster.

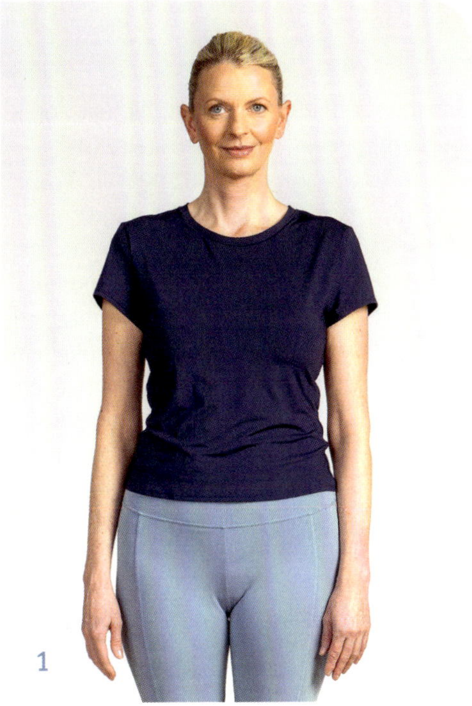

1

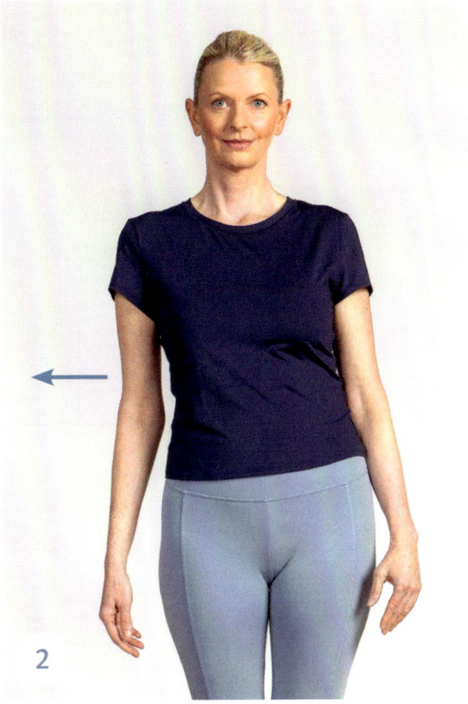

2

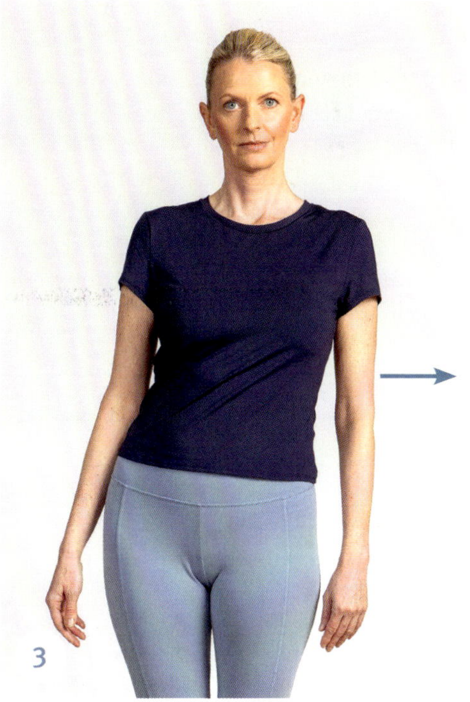

3

Sprunggelenkkreisen auf dem Fußballen

Wirkung: Das Sprunggelenk stellt eine zentrale Schnittstelle in der Kraftübertragungskette zwischen Unterkörper und Boden dar. Anatomisch setzt es sich aus dem oberen Sprunggelenk (Articulatio talocruralis), gebildet aus Tibia, Fibula und Talus, und dem unteren Sprunggelenk (Articulatio subtalaris) zusammen, die gemeinsam eine hohe Bewegungsfreiheit in Dorsalextension, Plantarflexion sowie In- und Eversion ermöglichen. Aufgrund seiner komplexen Gelenkstruktur ist es reich mit Mechanorezeptoren ausgestattet, die eine präzise Propriozeption sicherstellen. Aus neuronaler Sicht ist das Sprunggelenk im sensorischen und motorischen Kortex überproportional groß repräsentiert. Dies verdeutlicht seine hohe Relevanz für das Nervensystem und macht die Sprunggelenkmobilisation zu einer schnellen »Shortcut-Übung«, die bei vielen Menschen unmittelbar positive Effekte im Re-Test zeigt.

Die präzise Kontrolle und Mobilisation des Sprunggelenks liefert dem Kleinhirn kontinuierlich komplexe afferente Informationen zu Gelenkstellung, Bewegungsrichtung und Belastung. Die hier vorgestellte Übung ist die einfachste Variante, möglichst viele Gelenkflächen zu adressieren.

Eine eingeschränkte Beweglichkeit oder unzureichende sensorische Rückmeldung aus diesem Bereich kann nicht nur das Verletzungsrisiko erhöhen, sondern auch zu Einschränkungen in Gleichgewicht, Haltungskontrolle und sportlicher Leistungsfähigkeit führen, da die neuronale Ansteuerung von Muskelketten und die reaktive Stabilität reduziert werden. Durch gezielte Mobilisationsübungen wird nicht nur die Gelenkmechanik verbessert, sondern auch die zentralnervöse Ansteuerung optimiert.

Ausgangsposition: Stelle dich aufrecht hin und platziere den Fußballen des zu mobilisierenden Sprunggelenks fest auf dem Boden. Die Ferse ist leicht angehoben. Das Körpergewicht ist gleichmäßig verteilt, das Standbein bleibt stabil. Halte Oberkörper und Becken in neutraler Position, während die Wirbelsäule lang und aufrecht bleibt.

Ausführung: Bewege nun aus der Position des Fußballens heraus das Sprunggelenk in kleinen, kontrollierten Kreisen. Achte darauf, dass die Bewegung ausschließlich aus dem Sprunggelenk kommt und nicht aus Knie oder Hüfte. Führe die Kreisbewegung zunächst 3- bis 5-mal im Uhrzeigersinn und anschließend 3- bis 5-mal gegen den Uhrzeigersinn aus. Die Zehen bleiben dabei entspannt, der Ballen behält durchgehend den Kontakt zum Boden.

Hinweise: Bei Gleichgewichtsproblemen kannst du dich an einer Wand oder einem Stuhl abstützen.

Variation: Die Sprunggelenkmobilisation kann auch in unterschiedlichen Schrittpositionen, z. B. im Ausfallschritt oder in einer sportartspezifischen Position, durchgeführt werden. Dadurch wird die Mobilisation nicht nur gelenkspezifisch, sondern auch positions- und belastungsspezifisch trainiert. Besonders im Sportkontext lassen sich so funktionelle Bewegungsmuster und die Integration ins gesamte Bewegungssystem verbessern.

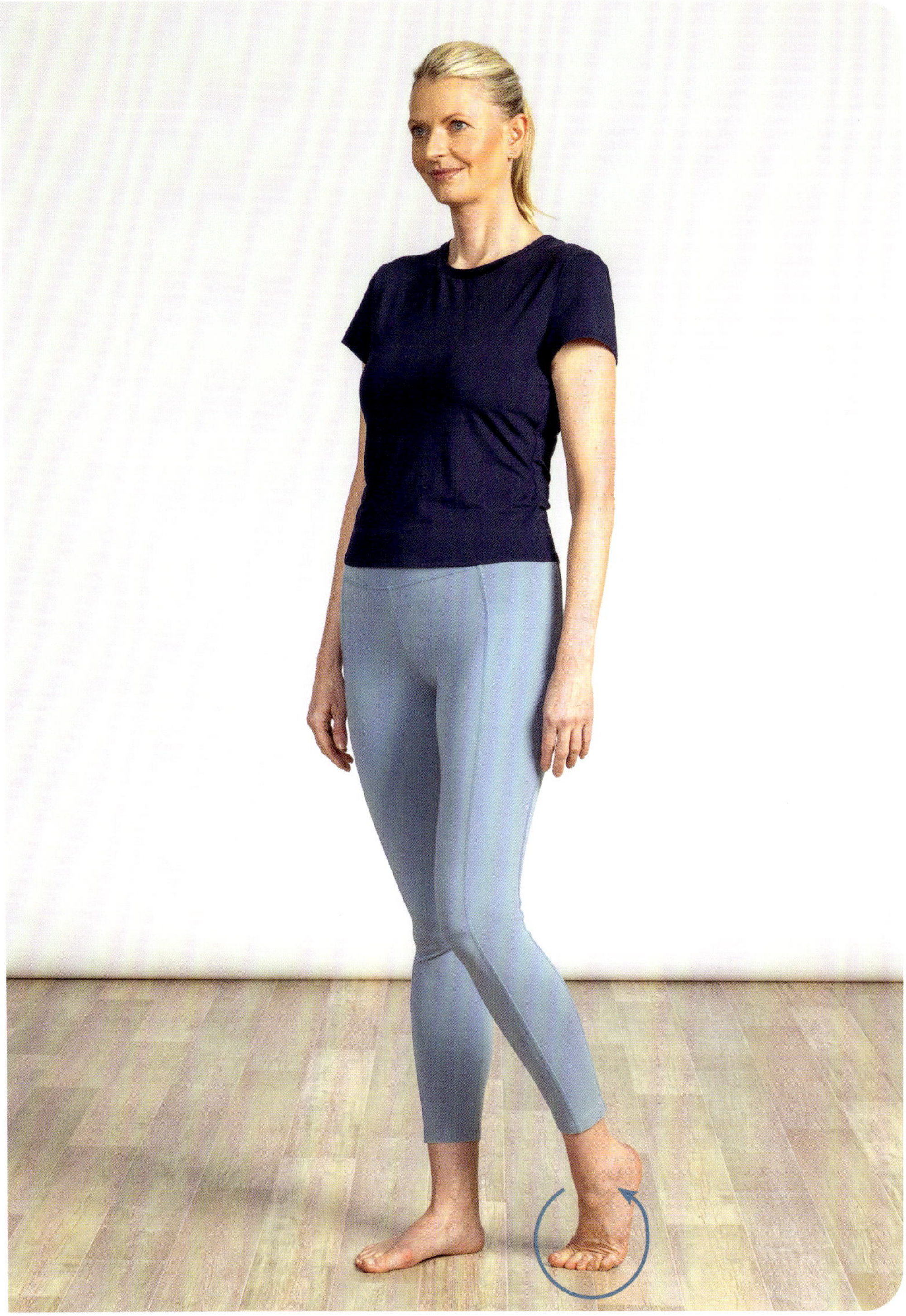

Ellenbogenmobilisation von Radius und Ulna

Wirkung: Das Ellenbogengelenk (Articulatio cubiti) verbindet den Oberarmknochen (Humerus) mit den beiden Unterarmknochen Speiche (Radius) und Elle (Ulna) und ist ein oft vernachlässigter, aber funktionell bedeutsamer Gelenkbereich. Einschränkungen in der Beweglichkeit und Kontrolle des Ellenbogens wirken sich negativ auf Schultermechanik, Griffkraft und Bewegungsökonomie aus. Die Mobilisation des Ellenbogens trägt nicht nur zur propriozeptiven Verbesserung und lokalen Mobilisation bei, sondern aktiviert auch cerebellare Regelkreise.

Die Ellenbogenmobilisation eignet sich daher hervorragend zur Verbesserung der Armkoordination und Griffstabilität und kann gerade bei einseitiger Armnutzung, nach längeren Phasen eingeschränkter Beweglichkeit oder bei sportartspezifischen Belastungen wie Tennis, Golf oder Wurfbewegungen hilfreich sein.

Ausgangsposition: Stelle dich aufrecht in einen neutralen Stand und hebe deinen rechten Arm seitlich bis auf Schulterhöhe an. Die Handfläche zeigt nach unten. Achte auf eine lange Wirbelsäule und entspannte Schultern. ❶

Ausführung: Beginne bei einem oberen Ellenbogenkreis für die Ulna mit einer kreisenden Bewegung des Unterarms. Bringe dazu den Unterarm zuerst mit der Handfläche nach unten, nach innen in Richtung Schulter ❷ und führe die Hand über die Schulter nach außen weiter. ❸ Bewege den Unterarm über außen in einer Kreisbewegung weiter nach vorne, sodass der Unterarm eine möglichst große Bewegungsspanne abdeckt, der Oberarm dabei aber möglichst ruhig bleibt. Die Bewegung endet mit gestrecktem Arm und Handfläche nach oben. ❹ Drehe die Handfläche wieder in der Ausgangsposition und führe 3–5 langsame und kontrollierte Wiederholungen aus. Wechsle danach in die entgegengesetzte Richtung und teste beide Richtungen auf ihre individuelle Wirkung.

Hinweise: Achte darauf, dass sich die Schulter möglichst wenig mitbewegt und der Fokus auf einer sauberen Gelenkbewegung im Ellenbogen liegt.

Variation: Für einen unteren Ellenbogenkreis, der sich auf die Mobilisation des Radius konzentriert, führst du die Kreisbewegung unterhalb deines Oberarms entlang. Die Handfläche zeigt zu Beginn nach oben und der kleine Finger führt die Bewegung an. Der Unterarm kreist von vorne nach hinten unter der Achsel hindurch, wobei du ebenfalls darauf achtest, dass der Oberarm ruhig bleibt und die Bewegung ausschließlich im Ellenbogengelenk ausgeführt wird.

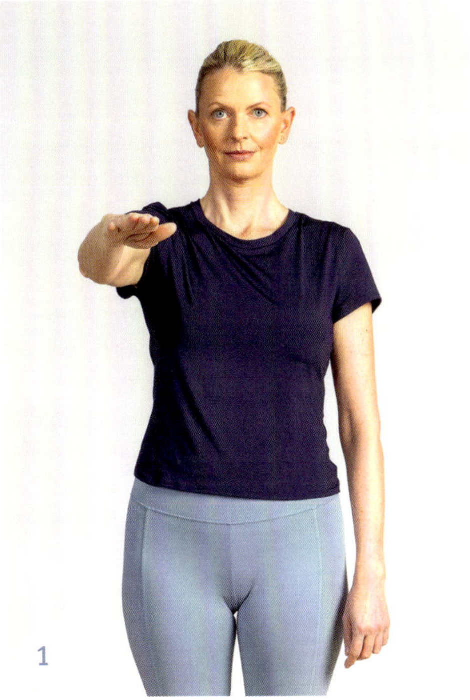

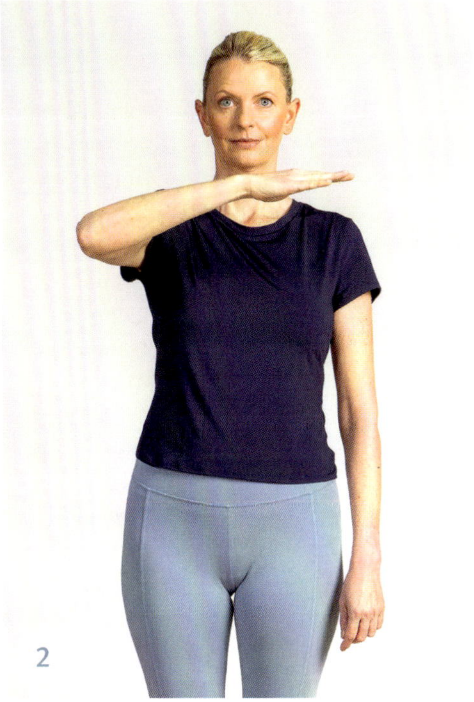

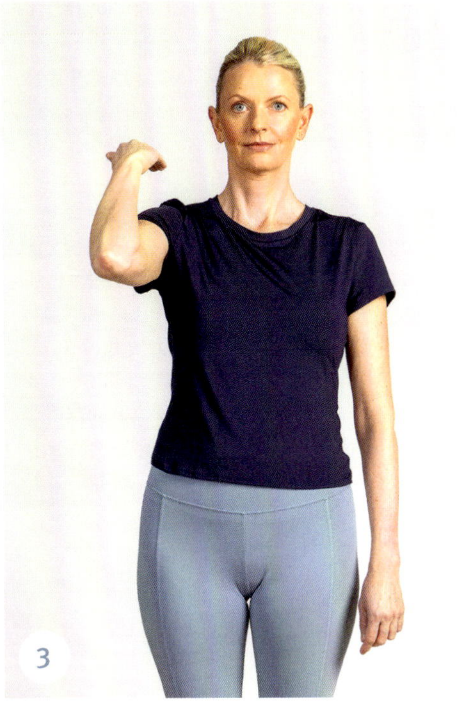

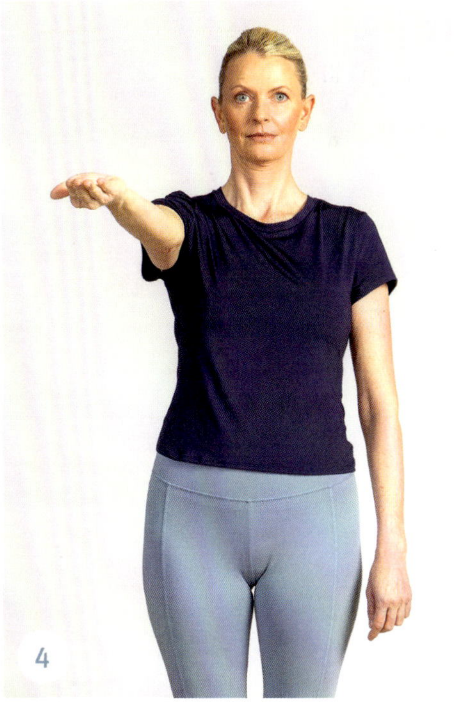

Hüftmobilisation

Wirkung: Das Hüftgelenk (Articulatio coxae) ist ein Kugelgelenk, das durch das Zusammenspiel von Femurkopf und Azetabulum eine hohe Bewegungsfreiheit ermöglicht. Es spielt eine zentrale Rolle in der Kraftübertragung zwischen Rumpf und Beinen. Über seine Propriozeptoren sendet es kontinuierlich sensorische Informationen an das zentrale Nervensystem, die im Kleinhirn verarbeitet werden. Eine gezielte Hüftmobilisation steigert daher nicht nur die lokale Beweglichkeit, sondern aktiviert auch das Kleinhirn und optimiert die motorische Kontrolle, was besonders sinnvoll bei Bewegungseinschränkungen, muskulären Dysbalancen und Kompensationsmustern, z. B. durch langes Sitzen, einseitige Belastung oder nach Verletzungen, der Fall ist. Ferner kann die Hüftmobilisation Überlastungsbeschwerden in Knie und Lendenwirbelsäule vorbeugen.

Aufarbeitungsposition

Vor der Ausführung kann es sinnvoll sein, die sogenannte Aufarbeitungsposition (Rehab-Position) zu ermitteln. Hierbei handelt es sich um die Hüftstellung (entweder in Innen- oder Außenrotation), in der die Beweglichkeit am stärksten eingeschränkt ist. Hebe dazu das Bein leicht nach vorne an und rotiere die Hüfte nacheinander nach innen und außen. Vergleiche dabei, in welcher Position der Bewegungsradius kleiner ist und welche Richtung sich eingeschränkter anfühlt. Die Aufarbeitungsposition kann sich zwischen rechter und linker Seite unterscheiden. Führe die Hüftkreise bevorzugt in der eingeschränkteren Position aus, um eine gezielte Verbesserung der neuronalen Karte zu erreichen.

Ausgangsposition: Stelle dich aufrecht hin und hebe ein Bein gerade nach vorne vom Boden ab. Der Fuß befindet sich locker in der Luft. Das Standbein ist leicht gebeugt und das Becken neutral ausgerichtet.

Ausführung: Führe nun aus dem Hüftgelenk heraus eine gleichmäßige Kreisbewegung im Uhrzeigersinn aus. ❶ Die Bewegung erfolgt flüssig und kontrolliert. Wechsle nach 3–5 Wiederholungen die Richtung. Führe den Ablauf anschließend mit jeweils einer kurzen Pause dazwischen noch in folgenden Positionen durch: seitlich neben dem Körper, ❷ hinter dem Körper, ❸ diagonal vor dem Körper. ❹ Teste jede Position auf ihre individuelle Wirkung und wiederhole die Durchführung mit dem anderen Bein.

Hinweise: Generell ist es empfehlenswert, sich bei der Übung an einer Wand oder einem Stuhl festzuhalten. Dies erleichtert den Fokus auf die Zielbewegung und reduziert die Anforderungen an das vestibuläre System.

Variation: Statt Kreisbewegungen können mit besserer motorischer Kontrolle komplexere Bewegungsmuster wie Unendlichzeichen oder eine Acht ausgeführt werden.

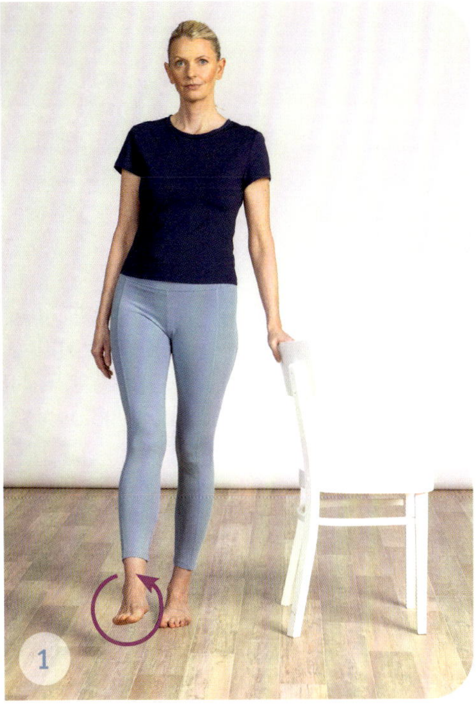
1

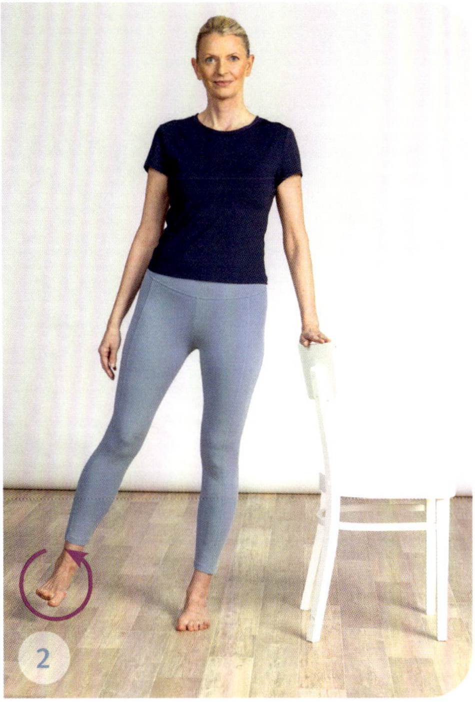
2

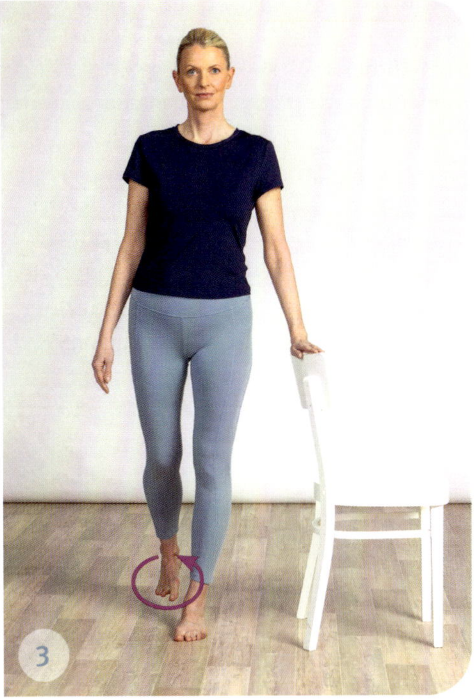
3

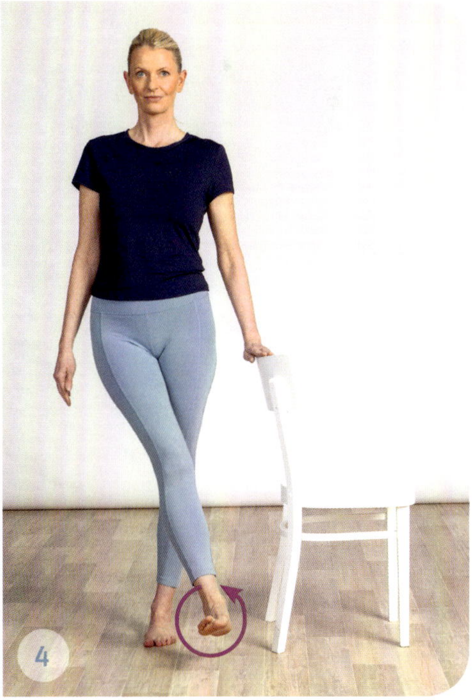
4

Fingerwelle

Wirkung: Die Hand und insbesondere die Finger nehmen im motorischen und sensorischen Kortex (Homunkulus) einen überproportional großen Bereich ein. Dies verdeutlicht die enorme Relevanz von Fingerbewegungen für die kortikale Repräsentation und die neuronale Aktivierung. Dies macht die Fingermobilisation zu einer schnellen »Shortcut-Übung«, die bei vielen Menschen unmittelbar positive Effekte im Re-Test zeigt.

Durch die isolierte und differenzierte Bewegung der einzelnen Finger werden afferente Signale über Mechanorezeptoren und Propriozeptoren an das zentrale Nervensystem gesendet, was die sensomotorische Integration verbessert. Die Fingerwelle ist eine hochkomplexe, feinmotorische Bewegung, die eine präzise Ansteuerung der Fingerbeuger- und -streckmuskulatur erfordert und das Kleinhirn stark integriert.

Im neurozentrierten Kontext können Mobilisationsübungen für die Finger gezielt zur Förderung der Feinmotorik und zur Optimierung kortikaler Verschaltungen bis hin zur Prävention von neurodegenerativen Erkrankungen wie Alzheimer und Demenz eingesetzt werden.

Ausgangsposition: Nimm eine aufrechte Haltung im Sitzen oder Stehen ein und halte den Unterarm waagerecht vor dich. Das Handgelenk ist stabil in einer neutralen Position. Die Finger sind locker gestreckt. ❶

Ausführung: Führe die Finger zur Handfläche und halte sie dabei so lange wie möglich gestreckt. ❷, ❸ Rolle nun alle Finger gemeinsam langsam und kontrolliert Gelenk für Gelenk wieder in die Streckung. ❹ Achte darauf, dass jede Bewegung fließend und kontrolliert erfolgt und das Handgelenk stabil bleibt. Der Daumen bleibt bei der Bewegung entspannt. Wiederhole die Bewegung 3- bis 5-mal und führe anschließend dieselbe Abfolge separat für den Daumen aus, wobei hier die restlichen Finger entspannt bleiben.

Hinweise:

- Achte auf eine saubere, isolierte Fingerbewegung ohne Ausweichbewegungen im Handgelenk oder Unterarm.
- Zur besseren Bewegungswahrnehmung kann der Blick auf die Hand gerichtet werden.

Variation: Statt mit der Streckbewegung zu starten, kann auch mit der Fingerflexion begonnen werden. Rolle hierzu die Finger zunächst erst zu einer Faust ein und bringe dann die Finger über die Streckung in die Ausgangsposition zurück. Die Ausführung mit dem Daumen erfolgt im Anschluss analog. Die abwechselnde Kombination beider Bewegungsmuster schult die selektive Aktivierung der Beuge- und Streckmuskulatur und erhöht den koordinativen Anspruch.

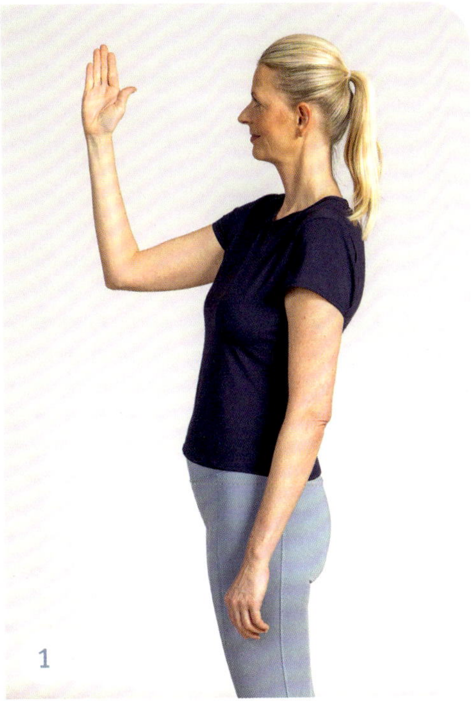
1

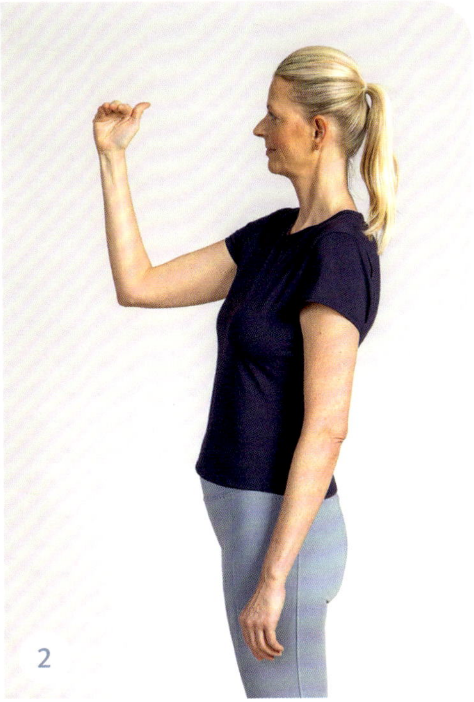
2

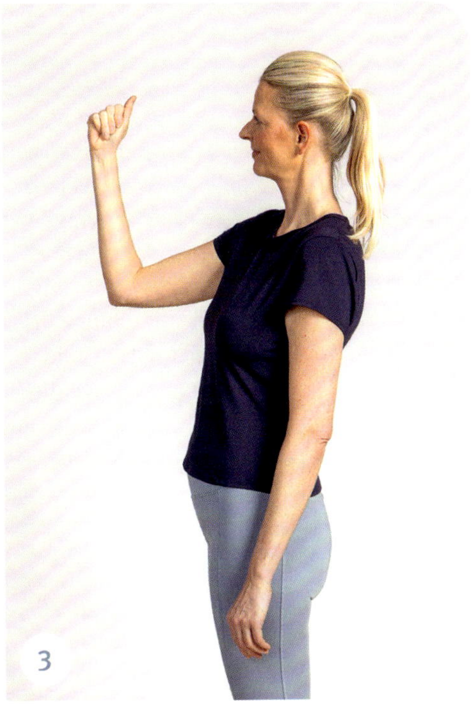
3

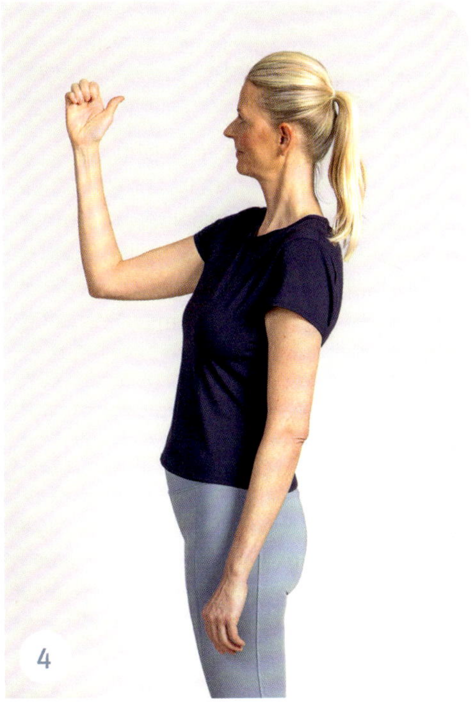
4

Lasergestützte Bewegung

Lasergestütztes Training ermöglicht ein visuelles Feedback von Bewegungen. Hier werden die Einsatzgebiete und praktische Umsetzungsmöglichkeiten vorgestellt.

Bei lasergestützten Bewegungen handelt es sich um Mobilisationsübungen, bei denen ein kleiner Laser als visuelles Feedback-Instrument dient, um präzise visuelle Rückmeldungen zu liefern und so Bewegungsqualität und Bewegungsumfang gezielt zu verbessern. Der Laser wird direkt am bewegten Körperteil, z. B. an Arm, Bein, Kopf oder Rumpf, befestigt und projiziert während der Bewegung einen Lichtpunkt auf eine Fläche wie Boden, Wand oder Mustertafel. Dieses visuelle Echtzeit-Feedback ermöglicht eine präzise Kontrolle der Bewegungsrichtung, -geschwindigkeit und -ausführung. Dadurch, dass Abweichungen, Zittern oder ungleichmäßige Bewegungen sofort sichtbar werden, kann die Bewegungsausführung gezielt korrigiert und verfeinert werden.

Das projizierte Licht dient als externes Ziel und lenkt die Aufmerksamkeit bewusst nach außen, was neurophysiologisch zu einer Reduktion der unbewussten Schutzspannung, einer Verbesserung der Bewegungsökonomie und einer Steigerung der Gelenkmobilität führen kann.

Aus neuroanatomischer Sicht werden bei dieser Trainingsform mehrere Systeme gleichzeitig angesprochen: Das visuelle System liefert kontinuierlich Informationen zur Position des Laserpunkts, das propriozeptive System erfasst die Gelenkstellung und die Bewegungsrichtung und das Kleinhirn integriert diese Daten, um präzise motorische Anpassungen zu ermöglichen.

Typische Einsatzgebiete für lasergestützte Bewegungen:

- Rehabilitation nach Verletzungen zur Wiederherstellung koordinierter Bewegungen
- unspezifische Schmerzen zur Verbesserung der Gelenkpositionswahrnehmung und Reduktion von Schmerzepisoden
- Feinmotorik-Training zur Verbesserung der Bewegungsqualität und Körperkontrolle, z. B. präzise Kopfbewegungen bei vestibulären Dysfunktionen
- sportartspezifische Bewegungsoptimierung/Technikarbeit mit erhöhter Feedback-Genauigkeit, z. B. Schulterblattkontrolle bei Wurfsportarten oder gezielte Kopfrotation beim Schwimmen

Die Schulung der Gelenkpositionswahrnehmung ist ein entscheidender Faktor für Stabilität, Koordination und Schmerzreduktion. Bei Nackenschmerzen und zervikogenem Kopfschmerz zeigen Studien, dass das gezielte Training der Positionswahrnehmung zu einer deutlichen Verbesserung der funktionellen Kontrolle und zu einer Verminderung der Symptomatik führen kann.[69]

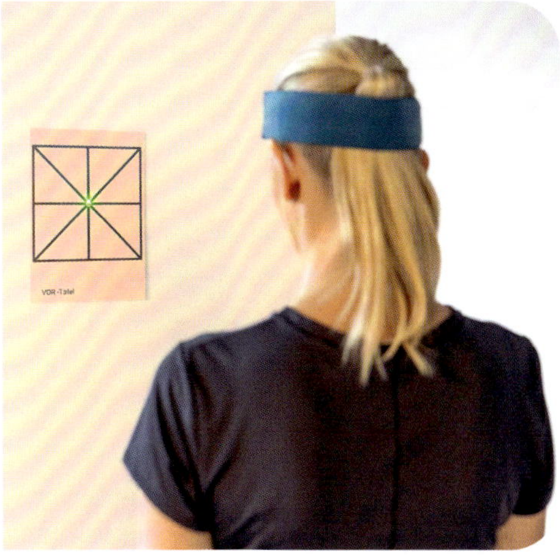

Die Methode ist sowohl für isolierte Gelenkmobilisation als auch für komplexe Bewegungsabläufe geeignet. Die Durchführung erfolgt je nach Zielsetzung in 3–10 Wiederholungen, gefolgt von einem Re-Test, um den Trainingseffekt zu überprüfen.

Laser-Feedback-System

Laser-Feedback-Systeme bestehen aus einem leichten, verstellbaren Halteband, an dem ein kleiner Laserpointer befestigt wird. Das Band kann über eine Klett-Manschette an verschiedenen Körperregionen wie Kopf, Armen oder Beinen angebracht werden. Der 360° schwenkbare Laser projiziert während der Bewegung einen präzisen, sichtbaren Punkt in Echtzeit auf eine Fläche (z. B. Wand, Boden oder Zieltafel).

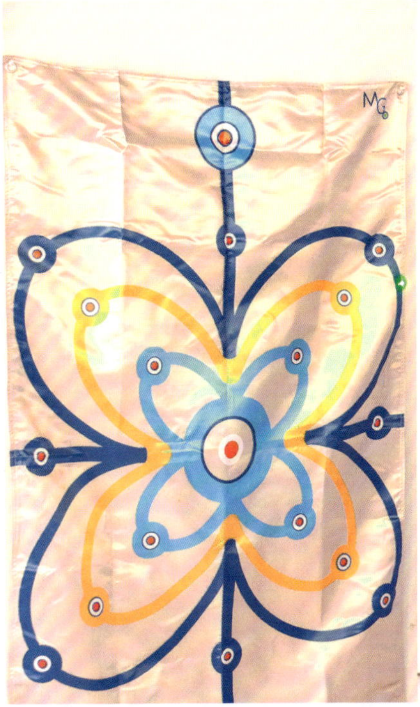

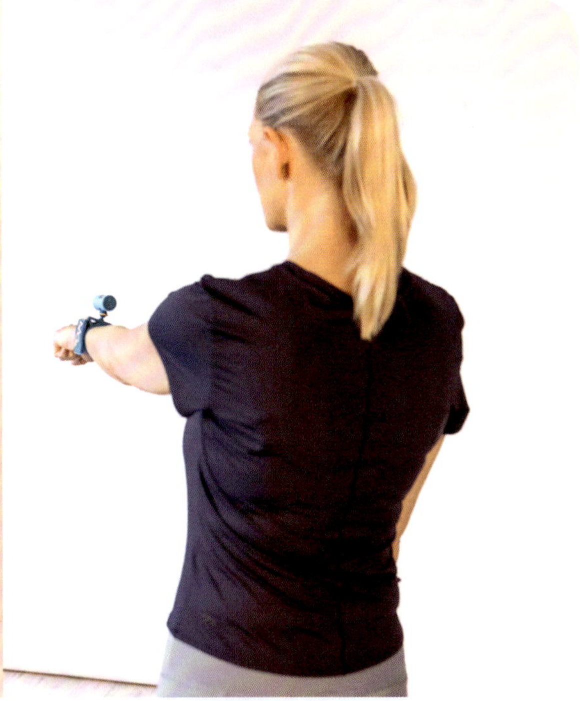

Pendel – bewusste Gleichgewichtsverlagerung

Wirkung: Kontrollierte Pendelbewegungen aktivieren das Kleinhirn und hier insbesondere vermisnahe Strukturen im Spinocerebellum, die für die Aufrechterhaltung der Körperachse und das Gleichgewicht entscheidend sind. Durch die langsame, wiederholte Gewichtsverlagerung lernt das Gehirn, den Körper zu stabilisieren und motorische Impulse präzise zu planen. Dies verbessert die posturale Kontrolle, Koordination und motorische Antizipation. Gleichzeitig wird über die vestibulären und propriozeptiven Afferenzen auch die Inselrinde stimuliert, was die Interozeption und Stabilität im Körpergefühl unterstützt.

Ausgangsposition: Stelle beide Füße nebeneinander auf den Boden. Deine Wirbelsäule ist lang und gerade, die Schultern locker, die Arme hängen entspannt entlang des Körpers. Wenn möglich, schließe die Augen.

Ausführung: Verlagere dein Körpergewicht nun langsam und kontrolliert von rechts nach links, sodass dein Oberkörper wie eine Säule pendelt. Die Wirbelsäule bleibt bei der Bewegung lang und die Atmung gleichmäßig. Spüre die Verschiebung über die Fußsohlen und die Beinmuskulatur, wobei die Füße stets am Boden bleiben. Führe insgesamt 5–10 solcher Pendelbewegungen durch. Führe das Pendel anschließend vor und zurück zwischen Fersen und Fußballen aus. Teste beide Richtungen auf ihre individuelle Wirkung.

Hinweise:
- Beginne die Übung bei Bedarf mit offenen Augen und steigere dich zu geschlossenen Augen, sobald du dich stabil fühlst.
- Bewege dich langsam und kontrolliert ohne Ruckbewegungen oder Ausweichreaktionen.
- Der bewusste Fokus auf Bein-, Hüft- und Fußsohlenmuskulatur unterstützt die sensorische Integration.

Variation: Bei einer guter Körperkontrolle kann die Übung intensiver gestalten werden, indem zusätzlich eine leichte Drehung im Becken oder Oberkörper integriert wird. Beginne mit der Gewichtsverlagerung seitlich, kombiniert mit minimaler Bewegung nach vorne oder hinten, wie ein diagonales Pendel.

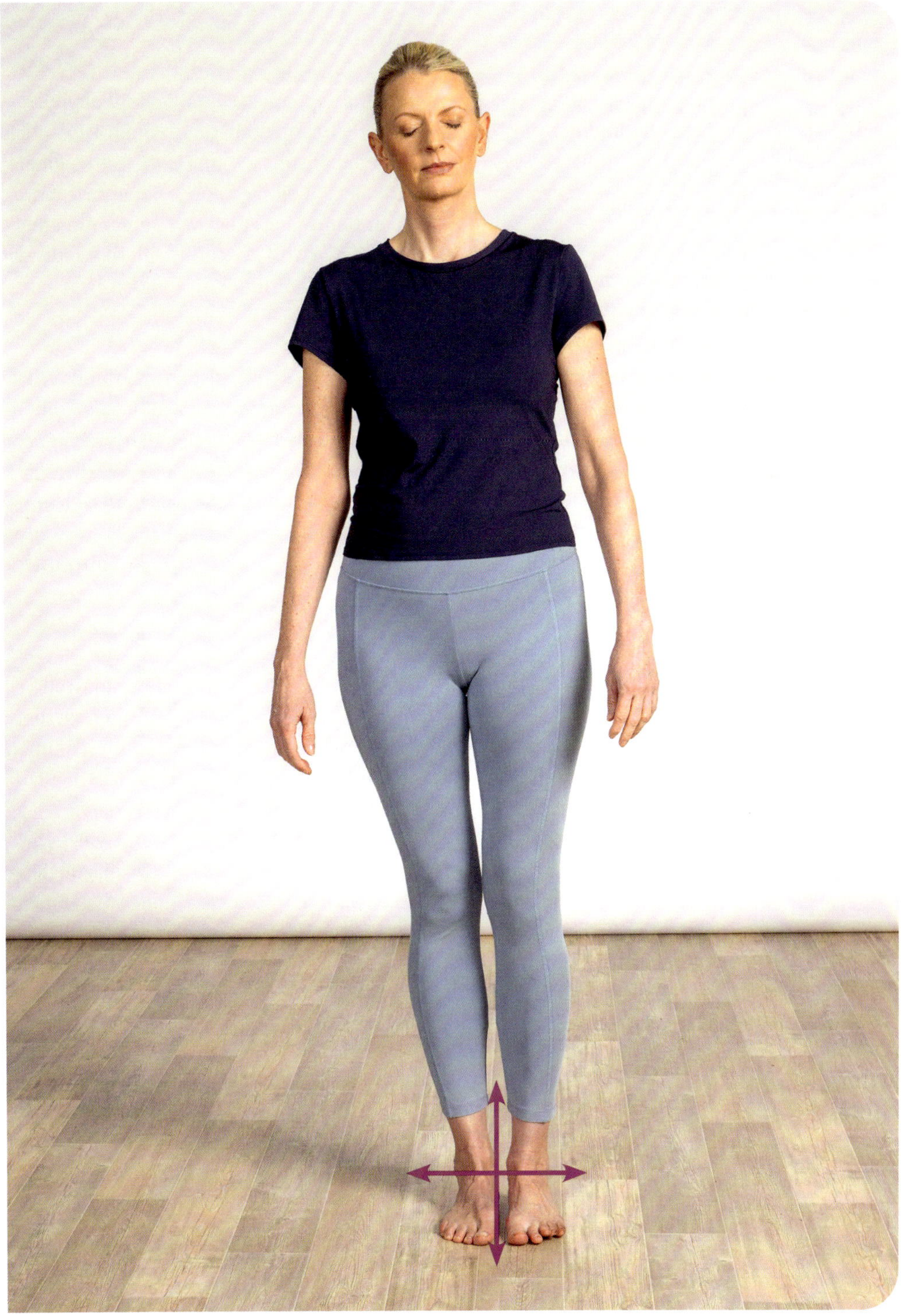

Training des vestibulookulären Reflexes (VOR)

Wirkung: Der vestibulookuläre Reflex (VOR) (Seite 54) als essenzielle Verbindung zwischen dem visuellen und vestibulären System wird bei schnellen Kopfbewegungen (½–1 Sekunde) ausgelöst. Ziel ist es, die visuelle Stabilität während schneller Kopfbewegungen zu verbessern und auch in dynamischen Situationen klare visuelle Informationen zu verarbeiten. Dies ist nicht nur für sportliche Leistung, sondern auch für alltägliche Bewegungsabläufe essenziell, insbesondere bei schneller Blickrichtungsänderung, Drehbewegungen oder Reaktionen auf plötzliche Reize. Der a-VOR (angular VOR) bei Rotationsbewegungen aktiviert vor allem die Bogengänge mit Einfluss auf reflektorische Stabilität und Tonusregulation. Der l-VOR (linear VOR) bei linearer Beschleunigung aktiviert vornehmlich die Markulaorgane.

Darüber hinaus spielt das Kleinhirn bei der Kalibrierung des VOR eine zentrale Rolle, insbesondere bei der Anpassung der Reflexantwort an veränderte Bedingungen, z. B. neue Bewegungsgeschwindigkeiten oder die Steuerung visueller Zielgrößen. Durch das gezielte Training des VOR lassen sich daher sowohl Gleichgewicht und visuelle Wahrnehmung als auch cerebellare Verarbeitungsprozesse nachhaltig verbessern.

Ausgangsposition: Stelle dich hüftbreit und mit langer Wirbelsäule hin. Halten einen Vision-Stick auf Augenhöhe so vor dich, dass du einen Buchstaben klar und deutlich erkennen kannst. Dein Blick bleibt dabei ruhig auf das Ziel gerichtet. Die Schultern sind entspannt und das Gewicht gleichmäßig auf beide Füße verteilt.

Ausführung: Bewege deinen Kopf zügig waagerecht von rechts nach links. Dein Blick bleibt dabei stets auf den Buchstaben fixiert, der während der gesamten Bewegung klar erkennbar und im Blickfeld beider Augen bleibt. ❶, ❷ Im Anschluss führst du die Bewegung entlang einer diagonalen Linie von rechts oben nach links unten aus. ❸, ❹ Danach erfolgt dieselbe Bewegung in entgegengesetzter Richtung von links oben nach rechts unten. Wiederhole jede Bewegungsrichtung 5- bis 10-mal. Der gesamte Körper bleibt während der Übung möglichst ruhig und stabil. Teste jede Richtung auf ihre individuelle Wirkung.

Hinweis:

- Bei vestibulären Dysfunktionen oder cerebellarer Unteraktivität kann die Übung zunächst im Sitzen oder mit reduzierter Amplitude durchgeführt werden, um die Anforderungen zu minimieren.
- Sollte der Buchstabe unscharf werden oder die Stabilität nachlassen, verringere den Bewegungsradius oder die Geschwindigkeit.
- Die Übung erfordert ein hohes Maß an propriozeptiver Kontrolle im Nackenbereich. Bei Schwierigkeiten in der Ausführung kann eine sensorische oder motorische Aktivierung der Halswirbelsäule vorangehen.
- Mit fortgeschrittenem Training sollte die Geschwindigkeit erhöht werden.

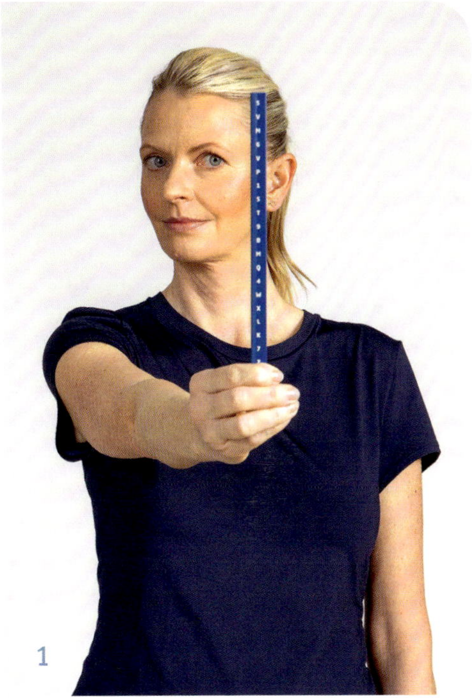
1

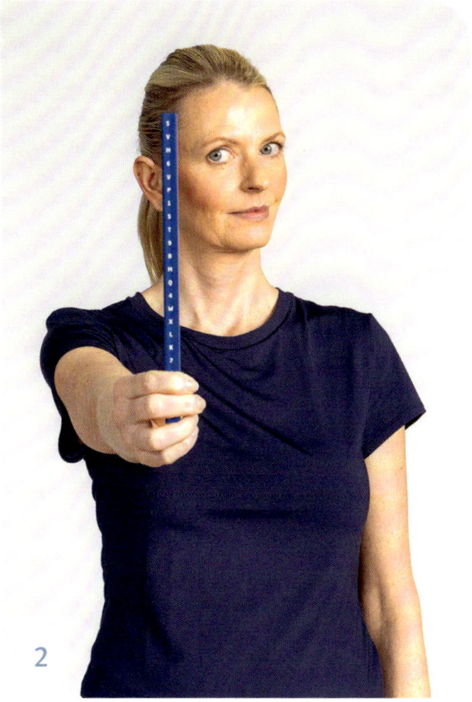
2

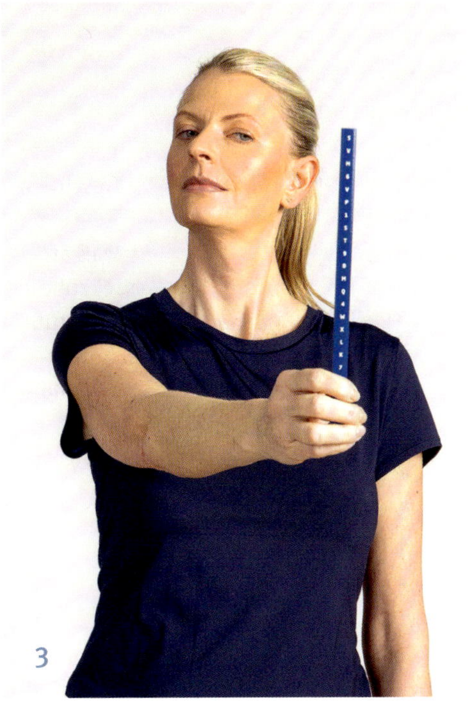
3

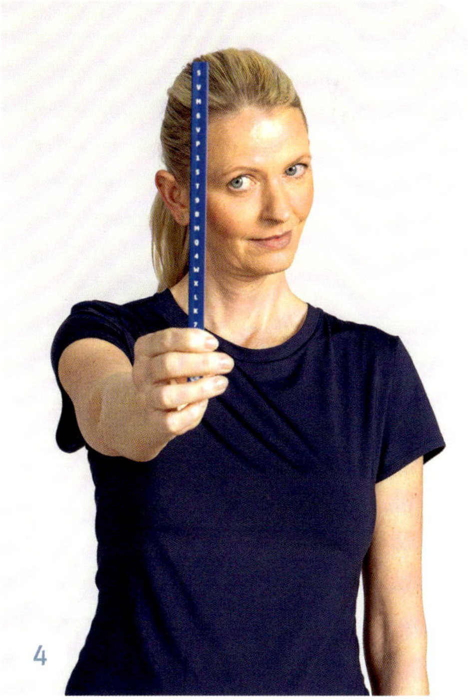
4

Rückwärtsgehen

Wirkung: Eine gezielte Herausforderung für das Kleinhirn sowie das Gleichgewichtssystem stellt das Rückwärtsgehen dar. Im Gegensatz zum gewohnten Vorwärtsgehen aktiviert Rückwärtsgehen spezifischere neuronale Netzwerke, insbesondere im Bereich des medialen Anteils des Kleinhirns (Spinocerebellum und Vermis), der für die axialen Körperfunktionen, das Gleichgewicht und die Rumpfstabilität eine zentrale Rolle spielt. Gleichzeitig erfordert die ungewohnte Bewegungsrichtung eine sensorische Neukoordination und verstärkte Verarbeitung vestibulärer, propriozeptiver und visueller Reize und beansprucht auch exekutive Funktionen und die räumliche Orientierung stärker. Das Gehirn wird gezwungen, Bewegungsmuster neu zu bewerten und zu adaptieren.

Es zeigt sich, dass rückwärts gerichtetes Gehen unter anderem die kortikale Aktivierung erhöht, die Haltungskontrolle verbessert und die motorische Flexibilität fördert. Darüber lässt es sich als effektive Übung zur Verbesserung der Körperhaltung, Reduktion von Sturzrisiken im Alter sowie zur Förderung einer symmetrischen Muskelaktivierung der unteren Extremitäten einsetzen.[70]

Ausgangsposition: Nimm eine aufrechte Haltung ein und richte deinen Blick nach vorne. Die Arme hängen locker seitlich herab.

Ausführung: Beginne nun, dich langsam und kontrolliert rückwärts zu bewegen. Setze den Fuß gleichmäßig, über die Fußspitze nach hinten auf die Ferse abrollend auf. Achte auf einen gleichmäßigen Bewegungsfluss und versuche, mit beiden Füßen dieselbe Schrittlänge zu halten. Die Arme pendeln normal mit und der Oberkörper bleibt zentral ausgerichtet. Die Bewegung sollte leise, stabil und rhythmisch erfolgen. Die Übung kann entweder über eine festgelegte Strecke (z. B. 5 m) oder über eine bestimmte Zeit (z. B. 30 Sekunden) durchgeführt werden.

Hinweise:

- Bei Gleichgewichtsproblemen kann eine Absicherung durch eine Wand, ein Geländer oder eine Hilfsperson hilfreich sein. Auch der Blick auf den Boden ist erlaubt.
- Die Bewegung sollte ausschließlich aus den Beinen erfolgen – vermeide kompensatorische Ausweichbewegungen des Oberkörpers.
- Achte während der Bewegung auf eine gleichmäßige Atmung.

Variation: Das Rückwärtsgehen lässt ich auf vielfältige Weise variieren und komplexer gestalten. Geübte Personen können bei der Übung die Augen schließen (mit Aufsicht) und/oder eine zusätzliche kognitive Aufgabe (z. B. Rückwärtszählen, Farbbenennung) einbinden. Auch die Durchführung auf einen externen auditiven Takt (Metronom) ist möglich. Im Sportkontext bieten sich unterschiedliche Schrittbewegung wie z. B. ein rückwärtiger Ausfallschritt mit ggf. unterschiedlichen Geschwindigkeiten an.

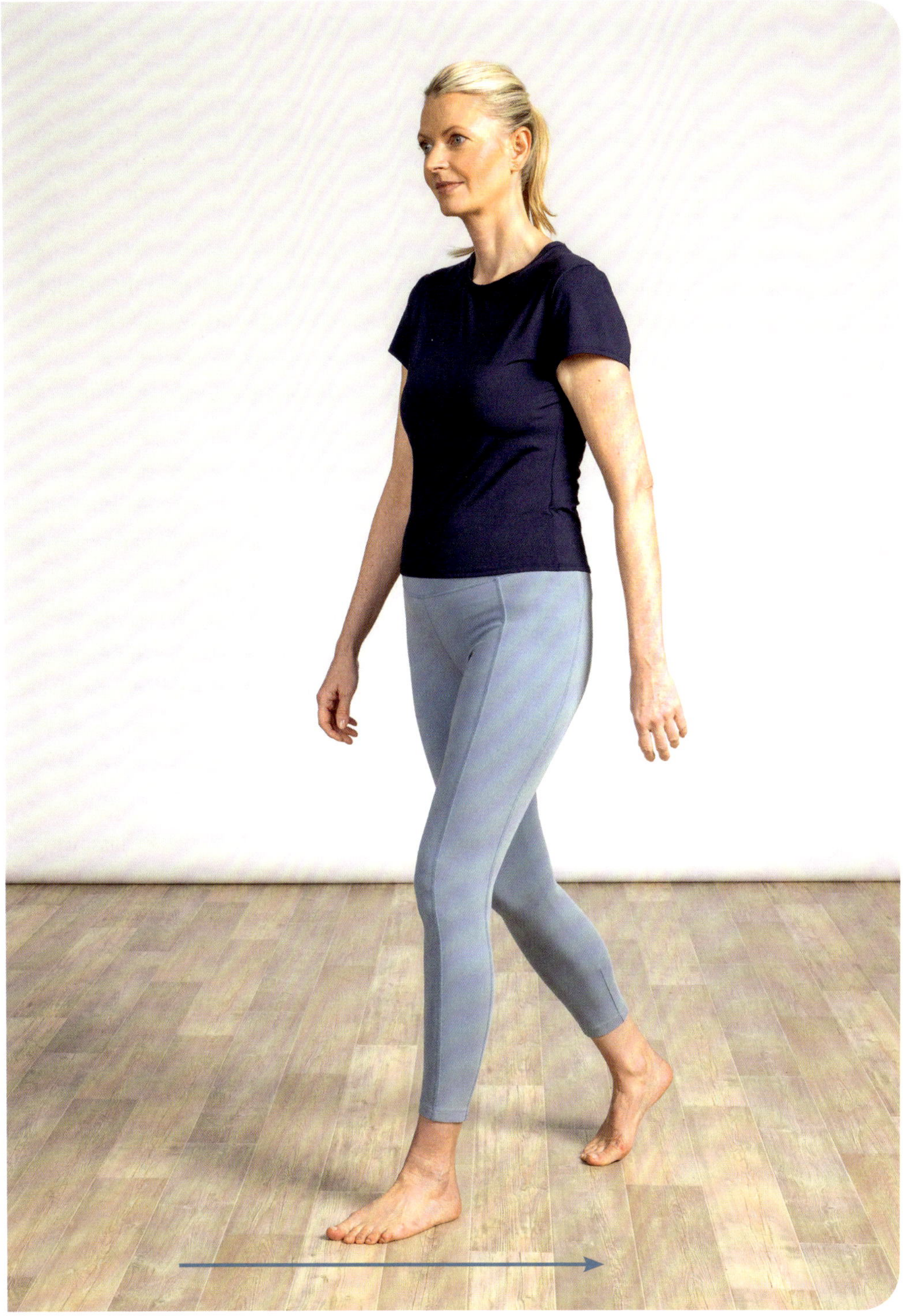

Hirnstamm – Steuerzentrale für das Überleben

Der Hirnstamm steuert grundlegende Schutz- und Überlebensfunktionen. Dieses Kapitel zeigt Übungen zur Förderung von Sicherheit und Regulation.

Der Hirnstamm befindet sich an der Basis des Gehirns und ist der älteste Teil unseres Gehirns. Er bildet die funktionelle Brücke zwischen Rückenmark und Kortex (Diencephalon) und ist eine zentrale Schaltstelle für auf- und absteigende Bahnen, Hirnnervenkerne und vegetative Regulation. Funktionell überlebenswichtig steuert der Hirnstamm elementare Funktionen wie Atmung, Blutdruck, Schlucken und Schlaf-wach-Zyklus. Während der Kortex für höhere Funktionen verantwortlich ist und das Kleinhirn koordinative Aufgaben übernimmt, stellt der Hirnstamm sicher, dass elementare Regelkreise stabil ablaufen. Das macht diesen Abschnitt zu einem der zentralen Bereiche im neurozentrierten Training.

Im Buchteil »Einsatzmöglichkeiten von neurozentriertem Training« (Seite 39) wurde bereits auf seine Relevanz bei neurovegetativen Symptomen wie Schwindel (Seite 56), Erschöpfung, Blutdruckproblemen (Seite 50) oder unklare Instabilität (Seite 60) hingewiesen.

Anatomischer Aufbau und funktionelle Zentren

Anatomisch gliedert sich der Hirnstamm in drei Abschnitte: Mittelhirn (Mesencephalon), Brücke (Pons) und verlängertes Mark (Medulla oblongata). Eine schematische Übersicht über den Hirnstamm zeigt die Abbildung (Seite 225). Aufgrund der unglaublichen Dichte von Hirnnerven, Nervenkernen sowie afferenter und efferenter Fasern im Hirnstamm hat er einen enormen Einfluss auf praktisch alle Körpersysteme, wobei jeder Bereich spezifische Aufgaben erfüllt.

Das Mittelhirn, als kleinster Teil des Hirnstamms, verarbeitet unter anderem visuelle und auditive Reflexe. Es beherbergt verschiedene Kerne wie den Nucleus des III. und IV. Hirnnervs, Teile des V. Hirnnervs sowie Colliculi superiores und inferiores. Zwei besonders wichtige Kerne sind die Substantia nigra und der Nucleus ruber. Die Substantia nigra ist ein Kernkomplex und Teil der

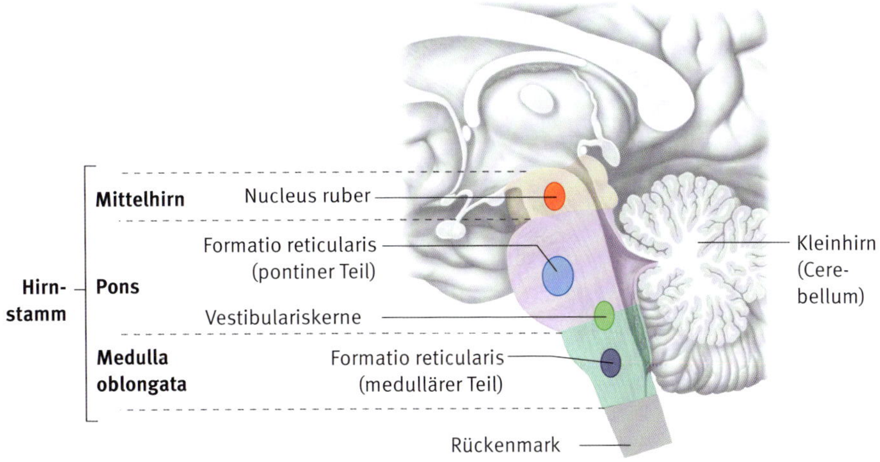

Übersichtlicher Längsschnitt des Hirnstamms mit Markierung von Mesencephalon (Mittelhirn), Pons und Medulla oblongata, relevanter Kerne sowie seine topografische Lage.

Behrends J, Bischofberger J, Deutzmann R, Ehmke H, Frings S, Grissmer S, Hoth M, Kurtz A, Leipziger J et al., Hrsg. Duale Reihe – Physiologie. 4., unveränderte Auflage. Stuttgart: Thieme; 2021; nach: Schünke, Schulte und Schumacher. Prometheus – Kopf, Hals und Neuroanatomie. Thieme; 2015.

Basalganglien-Verschaltungen und spielt eine entscheidende Rolle bei der Einleitung von Bewegung. Ein Ausfall führt unter anderem zu Symptomen des Morbus Parkinson. Der Nucleus ruber wiederum ist über den Tractus rubrospinalis an der Steuerung der Flexormuskulatur der oberen Extremität beteiligt und steht in enger Verbindung mit dem Kleinhirn. Beide Strukturen sind integraler Bestandteil der extrapyramidalen Steuerung.

Auch das periaquäduktale Grau (PAG) liegt im Mittelhirn. Es ist ein weiterer funktionell hochrelevanter Bereich als zentrale Schaltstelle für die Modulation von Schmerz sowie der Beteiligung an Schutzreflexen und vegetativen Reaktionen. Das PAG erhält Afferenzen aus dem limbischen System sowie von nozizeptiven Bahnen und kann über absteigende Bahnen die Weiterleitung von Schmerzimpulsen im Rückenmark hemmen. Im neurozentrierten Training spielt es daher eine Rolle bei der Behandlung chronischer Schmerzen, Angstzuständen oder Stresssymptomatik.

Der Pons ist an zahlreichen motorischen Funktionen beteiligt. Über die pontocerebellare Bahn werden willkürliche Bewegungen feiner abgestuft und präzisiert. Damit dient er der feinmotorischen Verbesserung der Willkürmotorik. Als einzige Verbindung zum Kleinhirn fungiert er als wichtige Umschaltstelle zwischen Kleinhirn und Kortex und ist unter anderem an der Verarbeitung vestibulärer Informationen, Körperhaltung und Muskeltonus beteiligt. Er enthält die Kerne der Hirnnerven V, VI, VII und VIII.

Die Medulla oblongata ist die intrakraniale Fortsetzung des Rückenmarks und spielt eine zentrale Rolle bei der Atmung und Herz-Kreislauf-Kontrolle. Sie enthält zahlreiche afferente und efferente Bahnen, die Kerne der Hirnnerven IX–XII sowie die Oliven.

Ein weiterer wichtiger Bestandteil des Hirnstamms, der nicht lokalisiert, sondern diffus verteilt ist, ist die Formatio reticularis (häufig als pontomedulläre retikuläre Formatio oder kurz PMRF bezeichnet). Es handelt sich dabei um ein netzartiges Nervenzellsystem, das sich durch alle drei Hirnstammabschnitte (Mittelhirn, Pons und Medulla oblongata) zieht und eine Vielzahl zentraler Schaltfunktionen/nicht willkürlicher Funktionen übernimmt.

Funktionelle Gliederung der Formatio reticularis mit ihren Aufgaben und Bezug zu anderen Bereichen des Nervensystems.

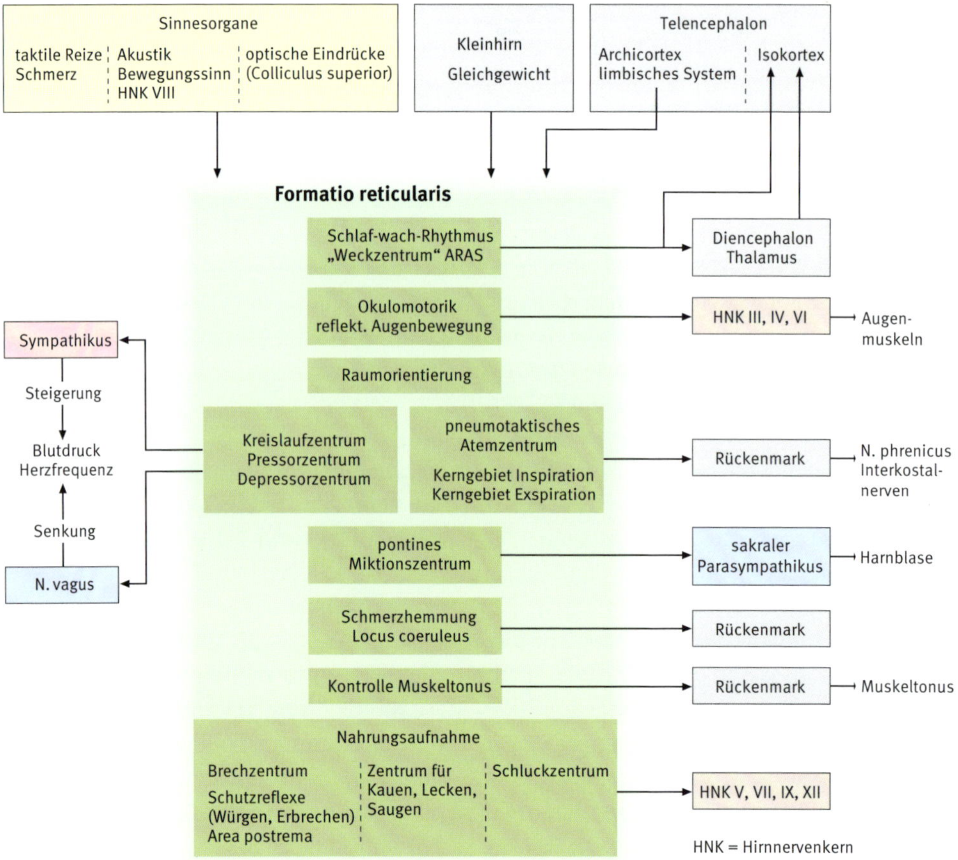

Schünke M, Schulte E, Schumacher U. PROMETHEUS LernAtlas, Grafiken: Voll M, Wesker K; Thieme; 2022

Eine schematische Darstellung der Aufgaben und Verbindungen zu anderen Bereichen des Nervensystems findet sich in der Abbildung (Seite 226).

Aus funktioneller Sicht ist die PMRF für das neurozentrierte Training insbesondere aus folgenden Gründen relevant:

Muskeltonus: Die PMRF steuert über retikulospinale Bahnen im Zusammenspiel mit dem gleichseitigen Kleinhirn den globalen Muskeltonus im Körper. Eine gesunde Grundspannung ist essenziell für aufrechte Haltung, ökonomische Bewegung und sichere Reaktionen auf äußere Reize. Dysbalancen in diesem System äußern sich häufig in Haltungsproblemen, erhöhter Muskelsteifigkeit oder Instabilität.

Körperhaltung: Die Formatio reticularis wirkt kontinuierlich auf Halte- und Stellreflexe ein und trägt so maßgeblich zur Aufrichtung des Körpers bei, insbesondere im Zusammenspiel mit vestibulären und visuellen Informationen. Die PMRF hemmt die anteriore Muskulatur oberhalb von T6 (BWS) sowie die posteriore Muskulatur unterhalb von T6 (BWS).

Hinweise auf eine gestörte Integration finden sich z. B. bei einem entsprechenden Hirnstamm-Gangbild (Seite 118).

Neuro-Praxis

Neuroanatomisch ist die Formatio reticularis ipsilateral organisiert, d. h. die linke PMRF kontrolliert vorrangig die linke Körperhälfte, die rechte PMRF entsprechend die rechte. So ist die linke PMRF z. B. für die Schmerzhemmung oder Blutdruckkontrolle auf der linken Körperseite verantwortlich. Diese laterale Verschaltung erlaubt im Trainingskontext eine gezielte, seitengetrennte Ansteuerung und Bewertung.

Schmerzregulation: Als Teil zentraler schmerzmodulierender Netzwerke kann die PMRF inhibitorisch auf die Schmerzentstehung wirken. Gerade bei chronischen Schmerzzuständen ist eine gezielte (Re-)Aktivierung dieses Systems von großem Interesse, da es sowohl periphere als auch zentrale Schmerzverarbeitung beeinflusst.

Überlebenswichtige Funktionen: Die PMRF übernimmt grundlegende Vitalfunktionen wie Atemrhythmus, Herzfrequenz, vegetative Prozesse (z. B. Blutdruckregulation, Verdauung) sowie Schutzreflexe wie Husten oder Erbrechen. Zudem beherbergt sie das aufsteigende retikuläre Aktivierungssystem (RAS) (Seite 89).

Hirnstammaktivierung mit Knochenschallkopfhörern

Wirkung: Das vestibuläre System liefert wesentliche Informationen zur Kopf- und Körperhaltung, Orientierung, klare Sicht bei Bewegung und zur Bewegungssicherheit und leitet diese Signale über Nervenbahnen, z. B. Hirnnerv VIII, direkt an den Hirnstamm, insbesondere an den Nucleus vestibularis sowie das Cerebellum und die Insula, weiter. Die Knochenschallstimulation bietet eine einfache, hochwirksame Möglichkeit, das vestibuläre System und zentrale Hirnstammstrukturen zu aktivieren. Diese Vibrationen werden über den Schädelknochen auf das Innenohr übertragen und dort nicht nur akustisch, sondern auch somatosensorisch wahrgenommen. Besonders das Gleichgewicht, die posturale Kontrolle, aber auch vegetative Funktionen können hiermit positiv beeinflusst werden. Über unterschiedliche Frequenzbereiche lassen sich die Makulaorgane gezielt ansprechen:

- ~100 Hz für den Utriculus
- ~500 Hz für den Sacculus

Material: Knochenschallkopfhörer (Seite 145) und Frequenzgenerator-App

Ausgangsposition: Stelle dich in aufrechter Haltung mit langer Wirbelsäule hin und platziere die vibrierenden Pads des Knochenschallkopfhörers auf dem Schläfenbein, direkt vor dem Ohr. Dort kann die Schwingung effizient in das Innenohr übertragen werden.

Ausführung: Verbinde die Kopfhörer mit dem Frequenzgenerator und wähle eine Startfrequenz wie z. B. 100 Hz. Aktiviere die Vibration für 30–40 Sekunden und beobachte deine Reaktion. Zur Evaluierung der Übung bzw. des Frequenzbereichs eignet sich ein Gleichgewichts-Assessment wie der Romberg-Test. Notiere die Veränderungen. Danach wechselst du in einen anderen Frequenzbereich, z. B. 500 Hz, und wiederholst das Vorgehen. Verbleibe bei der Frequenz, die subjektiv oder messbar zu einer Verbesserung führt. Nutze die Knochenschallkopfhörer idealerweise 2- bis 3-mal täglich für je 3–5 Minuten.

Hinweise:

- Teste auch Zwischenfrequenzen wie 150 Hz oder 450 Hz, da die individuelle Reaktion auf bestimmte Frequenzbereiche unterschiedlich ausfallen kann.
- Ziel ist nicht die Lautstärke, sondern eine **spürbare Vibration.**

Variation: Die Knochenschallstimulation kann für eine Aktivierung des ipsilateralen Hirnstamms auch unilateral durchgeführt werden. Bei Gleichgewichtsproblemen rechts erfolgt die Stimulation am rechten Schädelknochen.

Soundmapping – Geräuschlokalisation

Wirkung: Die Fähigkeit, akustische Reize räumlich korrekt zu lokalisieren, ist ein zentraler Bestandteil unserer sensorischen Orientierung. Das Training der Geräuschlokalisation zielt auf die Aktivierung der **unteren Hügel (Colliculi inferiores)** im Mittelhirn (Mesencephalon) ab. Diese Region nimmt akustische Informationen auf, integriert sie und gleicht sie mit visuellen und propriozeptiven Inputs ab. Dies hilft, die »akustische Landkarte« des Gehirns zu schärfen. Eine präzise Geräuschlokalisation unterstützt die posturale Kontrolle, verbessert die Bewegungssicherheit sowie die Reaktionsschnelligkeit und steigert die Fähigkeit, relevante Reize von irrelevanten zu unterscheiden. Gerade in komplexen Umgebungen ist eine gute akustische Orientierung besonders wertvoll und erhöht das Gefühl von Kontrolle über die Umgebung.

Material: Hilfsperson

Ausgangsposition: Stelle dich mit deinem Gegenüber in einem Abstand von ca. 1 ½–2 m auf und schließe deine Augen. Wichtig ist eine leise Umgebung.

Ausführung: Die Hilfsperson erzeugt ein akustisches Signal durch Fingerschnipsen oder Klatschen an einem beliebigen Punkt im Raum. Zeige mit dem ausgestreckten Finger in die Richtung, aus der das Geräusch kommt. Öffne nach der Orientierung die Augen und überprüfe, ob die Richtung korrekt erfasst wurde. Ist dies nicht der Fall, wird der Zeigefinger zur tatsächlichen Geräuschquelle korrigiert. Schließe danach die Augen erneut. Das Geräusch ertönt an einer neuen Position. Wiederholt diesen Ablauf 5- bis 8-mal, wobei alle vier Raumquadranten abgedeckt werden sollten. Die Auswahl der Geräuscherzeugung erfolgt dabei zufällig.

Hinweise:
- Zeigt sich in bestimmten Raumquadranten eine wiederkehrende Unsicherheit, sollte dieser Bereich verstärkt trainiert werden.
- Die Qualität der korrekten Geräuschlokalisation steht im Vordergrund, nicht die Geschwindigkeit der Reaktion.
- Die Übung lässt sich mit einer sensorischen Stimulation wie der Übung »Kontraktion der Kaumuskulatur« (Seite 244) kombinieren. Dies aktiviert über den trigeminalen Input das Hirnstammniveau und kann die auditive Wahrnehmung in bestimmten Fällen verbessern.

Variation: Tonfrequenz-Erkennung: Mithilfe eines Tongenerators können gezielt unterschiedliche Frequenzen (z. B. 60 Hz, 500 Hz, 2000 Hz) abgespielt werden. Der Übungsablauf ist identisch, wobei der Fokus auf der Unterscheidung und Ortung unterschiedlicher Töne liegt.

Zur Förderung der dynamische Raumorientierung eignet sich die Tonverfolgung. Hierbei wird eine konstante Geräuschquelle (z. B. Tongenerator oder piepender Timer) während der Übung bewegt. Die Testperson verfolgt dabei mit geschlossenem Auge die Bewegung der Geräuschquelle mit ausgestrecktem Finger.

Training der peripheren Wahrnehmung

Wirkung: Die periphere Wahrnehmung trägt maßgeblich zur räumlichen Orientierung, einer frühzeitigen Gefahrenwahrnehmung und zur Stabilisierung der Körperhaltung bei.

Durch ein optimales peripheres Sehen kann das Gehirn Bewegungen in der Umgebung besser und früher erkennen und koordinativ adäquate motorische Reaktionen auslösen. Die periphere Wahrnehmung wird vorwiegend im Mittelhirn, im Colliculus superior, verarbeitet. Eine reduzierte periphere Wahrnehmung kann sich negativ auf das Gleichgewicht, die Bewegungseffizienz und die Raumorientierung auswirken. Das Training der peripheren Wahrnehmung bietet eine gezielte Möglichkeit, die visuelle Orientierung zu verbessern.

Material: periphere Sehtafel (Seite 145)

Ausgangsposition: Halte die periphere Sehtafel so nah wie möglich (so, dass der Buchstabe in der Mitte klar zu sehen ist) mittig auf Augenhöhe vor dein Gesicht. Dein Blick ist ruhig auf den zentralen Buchstaben im Zentrum der Tafel gerichtet.

Ausführung: Beginne nun, die umliegenden Buchstaben von innen nach außen entlang der jeweiligen Linien leise oder laut zu lesen. Bewege dabei deine Augen nicht. Ziel ist es, mithilfe der peripheren Wahrnehmung die Buchstaben zu erkennen, ohne den Blick vom Zentrum abzuwenden.

Achte darauf, ob du Unterschiede in den einzelnen Richtungen feststellst: Gibt es Bereiche, in denen Buchstaben undeutlich erscheinen oder gar nicht erkannt werden? Diese Felder deuten auf eine eingeschränkte periphere Sicht hin und sollten stärker trainiert werden.

Hinweise:

- Kommt es in einem Quadranten zu gänzlichen Ausfällen des peripheren Sichtfeldes, ist unverzüglich ein Arztbesuch empfohlen, um schwerwiegende Erkrankungen auszuschließen.
- Achte auf einen gleichbleibenden Abstand zur Tafel.
- Bei erhöhter visueller Instabilität oder Problemen in der posturalen Kontrolle empfiehlt sich eine Durchführung im Sitzen.
- Periphere Reize wirken in verschiedenen Lichtverhältnissen unterschiedlich stark. Trainiere daher auch bei veränderten Lichtbedingungen (dunkler Raum, helle Umgebung, seitliches Licht).

Variation: Das Gehirn bevorzugt in der Regel die Informationen desjenigen Auges mit besserer visueller Integration. Mit fortgeschrittenem Training lässt sich die Übung mit einer Augenklappe exakt wie oben beschrieben einäugig ausführen. Hierdurch wird das unterrepräsentierte Auge gezielt trainiert und die neuronale Verarbeitung verbessert.

Die periphere Wahrnehmung lässt sich auch im Alltag trainieren. Beobachte beispielsweise während eines Spaziergangs die Bewegungen oder Objekte in deinem seitlichen Sichtfeld, z. B. Passanten, Bäume, Schatten, während der Blick auf der Gehstrecke bleibt.

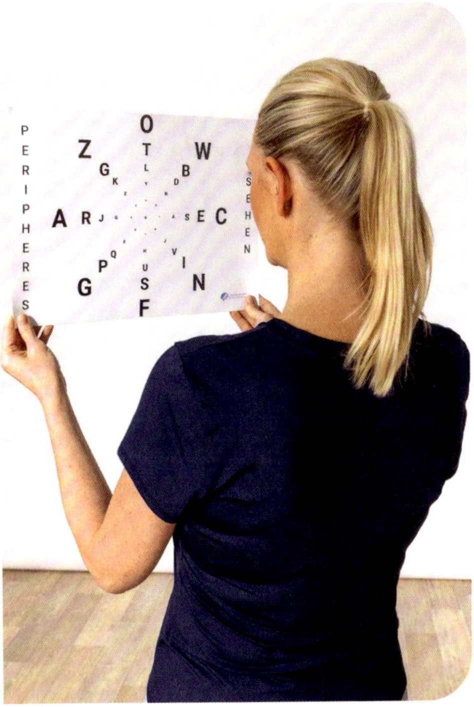

Info

Der monokulare periphere Sichtbereich beträgt:

- 60° superior (oben)
- 75° inferior (unten)
- 60° medial (zur Nase)
- 110° lateral (außen)

Darstellung des menschlichen Sichtfeldes.

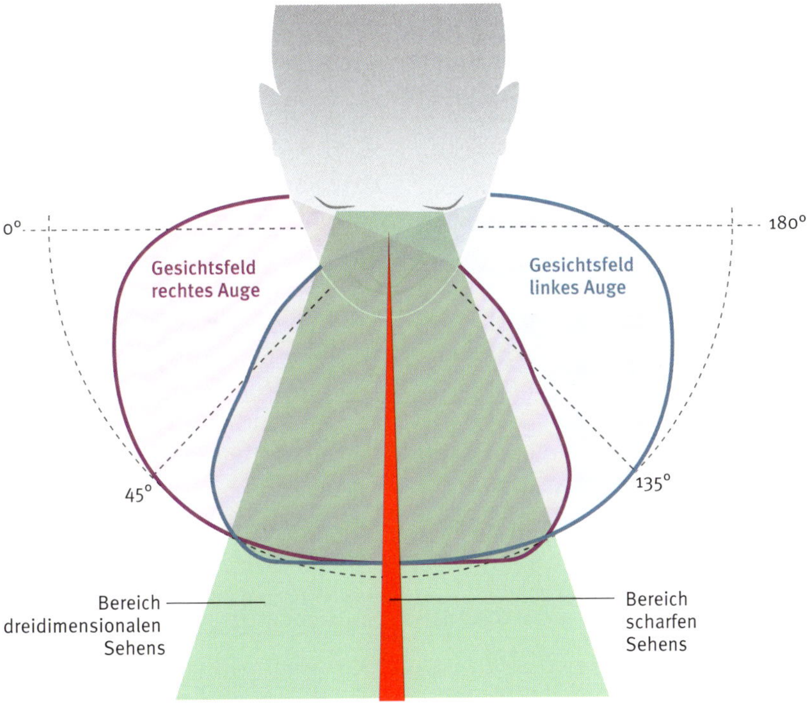

Nah-fern-Blicksprünge zum Akkommodationstraining

Wirkung: Die Fähigkeit der visuellen Akkommodation, also den Blick zwischen Objekten in unterschiedlichen Distanzen schnell und präzise zu fokussieren, ist im Alltag von zentraler Bedeutung: Ob beim Autofahren, beim Sport oder beim Wechsel zwischen Bildschirm und Tastatur. Die Linse muss ihre Form verändern, die Augenmuskulatur entsprechend reagieren und das Gehirn die Anpassung richtig einordnen. »Blicksprünge nah–fern« sind damit eine grundlegende und vielseitig einsetzbare Übung zur Verbesserung der visuellen Dynamik.

Neuronal aktiviert das Training sowohl den Okzipitallappen als auch Steuerzentren im Mittelhirn, insbesondere die Area pretectalis und die Colliculi superiores, die für Blicksprünge, Pupillenanpassung und Augenbewegung zuständig sind. Gleichzeitig erfordert die Übung eine koordinierte Zusammenarbeit beider Augen (Vergenzkontrolle) und fördert die Präzision der visuellen Afferenz, was ein entscheidender Aspekt für Haltung, Motorik, Orientierung und visuelle Klarheit ist.

Material: Vision-Stick (Seite 144)

Ausgangsposition: Nimm eine aufrechte und neutrale Standposition ein. Halte den Vision-Stick auf Augenhöhe in einem Abstand von ca. 15–20 cm vor dein Gesicht. Der Buchstabe sollte klar erkennbar sein. Wähle ein gut ausgeleuchtetes und klar erkennbares Fernziel (Punkt, Detail), das sich idealerweise in 2–3 m Entfernung auf Augenhöhe befindet.

Ausführung: Richte deinen Blick auf den Vision-Stick und fixiere einen Buchstaben, bis du ihn klar und deutlich erkennen kannst. Sobald die visuelle Wahrnehmung stabil ist, lenke deinen Blick zügig auf das entfernte Ziel, ohne dabei den Kopf mitzubewegen. Fixiere den entfernten Punkt, bis er scharf gesehen wird. Danach folgt der nächste Blickwechsel zurück zum Nahziel. Diese Abfolge wiederholst du für 10- bis 20-mal.

Hinweise:
- Der Fokus der Blickwechsel liegt stets auf der Qualität der Wahrnehmung, nicht auf der Geschwindigkeit.
- Der Blickwechsel erfolgt immer erst dann, wenn das visuelle Ziel klar und deutlich erkennbar ist. Nur dann hat die Übung den gewünschten Effekt.
- Ein unsauberer oder hektischer Wechsel kann zu visuellem Stress führen und sollte vermieden werden.
- Bei deutlichen Seitenunterschieden ist die Durchführung mit einer Augenklappe möglich.

Variation: Statt eines beliebigen Fernziels kann eine standardisierte Fernsehkarte (Seite 145) mit Buchstaben genutzt werden. Idealerweise mit einer dazugehörigen Nahsehkarte.

Diese erleichtern die Fortschrittskontrolle und lassen mehr Trainingsvariation zu. Durch Änderungen der Leserichtung, z. B. von unten nach oben, rückwärts oder diagonal, werden stets neue Anforderungen an das visuelle System und die neuronale Verarbeitung gestellt. Für zusätzliche kognitive Last können die Buchstaben laut vorgelesen werden.

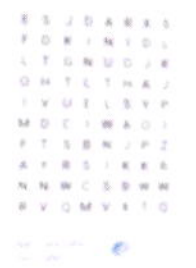

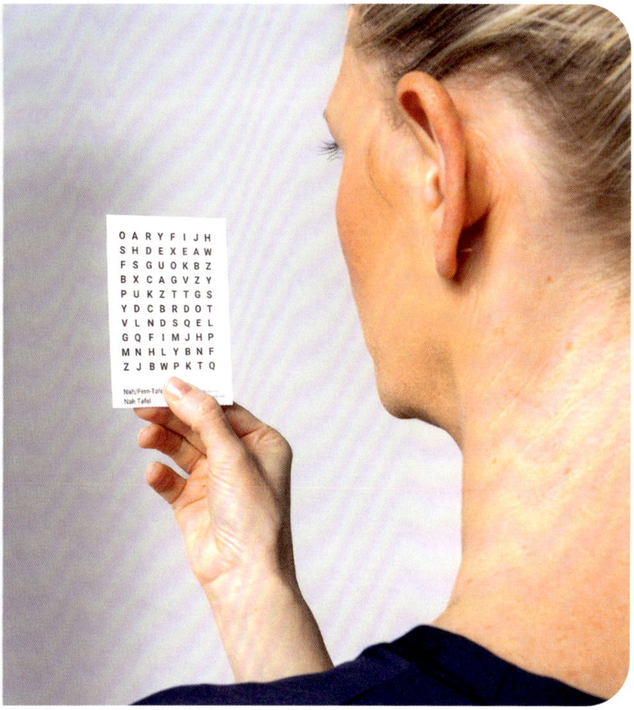
O A R Y F I J H
S H D E X E A W
F S G U O K B Z
B X C A G V Z Y
P U K Z T T G S
Y D C B R D O T
V L N D S Q E L
G Q F I M J H P
M N H L Y B N F
Z J B W P K T Q
Nah/Fern-Tafel
Nah Tafel

Hirnstamm

Konvergenz-Training

Wirkung: Das gleichzeitige, symmetrische Zusammenführen beider Augen wird als Konvergenz bezeichnet. Konvergenz ist eine essenzielle Grundlage für die Steuerung visueller Aufmerksamkeit in der Nähe und wirkt leistungsfördernd für Konzentration, Fokus und Tiefenwahrnehmung. Das Training mit der Konvergenzkarte ist ein statisches Konvergenztraining. Für die Akkommodation sind insbesondere der N. oculomotorius (Hirnnerv III) sowie der N. trochlearis (Hirnnerv IV) zuständig, die beide im Mittelhirn entspringen. Durch die Übung wird somit vor allem das Mittelhirn angesprochen. Gleichzeitig wird auch das Kleinhirn über den Vermis aktiviert, welches die Koordination der Bewegung und die gleichzeitige Akkommodation unterstützt. Probleme in der Konvergenz können sich in Kopfschmerzen, Augenermüdung oder visueller Unsicherheit äußern, was sowohl im Alltag als auch im sportlichen Kontext Relevanz hat.

Material. Konvergenzkarte (Seite 145)

Ausgangsposition: Halte die Konvergenzkarte stabil mit der kurzen Kante direkt an deine Nasenspitze, sodass sie senkrecht vor dir nach vorne zeigt. Der Blick ist geradeaus gerichtet.

Ausführung: Richte deinen Blick mit beiden Augen auf den ersten Balken am Ende der Karte. Sobald du die Balken fixierst, solltest du ein verschmolzenes Bild sehen. Bei korrekt kreuzenden Blickachsen entsteht ein überlagertes Bild. Du siehst nur noch einen Balken in gräulicher Farbe. Verharre für 2–3 Sekunden auf dem hinteren Balken, wechsle dann zunächst auf den mittleren Balken und dann auf den innersten Balken an der Nasenspitze. Führe diesen Ablauf mit kurzen Pausen dazwischen etwa 3- bis 5-mal durch. Achte auf folgende Beobachtungen: Wie schnell verschmelzen die Balken (grün-rot überlagert)? Wie lange kannst du den Blick stabil auf den verschiedenen Balken halten? Ist der Bewegungsablauf beider Augen gleichmäßig und flüssig oder ist ein Auge dominant (du sieht nur den roten oder den grünen Balken)?

Hinweise:
- Führe die Übung mit ausreichender Beleuchtung aus.
- Sollte eines der beiden Augen die Bewegung nicht stabil mitführen oder abdriften, kann das ein Hinweis auf eine Schwäche des jeweiligen Nervs oder des dazugehörigen Muskels sein.
- Auch Doppelbilder oder eine eingeschränkte visuelle Stabilität können Hinweise auf einseitige Dysfunktionen oder Ermüdung geben.

Variation: Der Stiftliegestütz ermöglicht ein dynamisches Konvergenztraining. Fixiere dazu mit beiden Augen die Spitze eines Stifts, die du mittig auf Augenhöhe hältst. Führe den Stift langsam zur Nasenspitze. Die Augen folgen dem Stift dabei mit einer gleichmäßigen, synchronen Bewegung. Führe den Stift nur so weit zur Nase, dass er weder komplett unscharf wird noch ein Doppelbild erscheint. Halte diesen Punkt kurz, bevor du den Stift wieder zurückführst. Wiederhole die Bewegung etwa 5- bis 10-mal. Die Augen sollten in einer synchronen Bewegung nach innen und außen gehen.

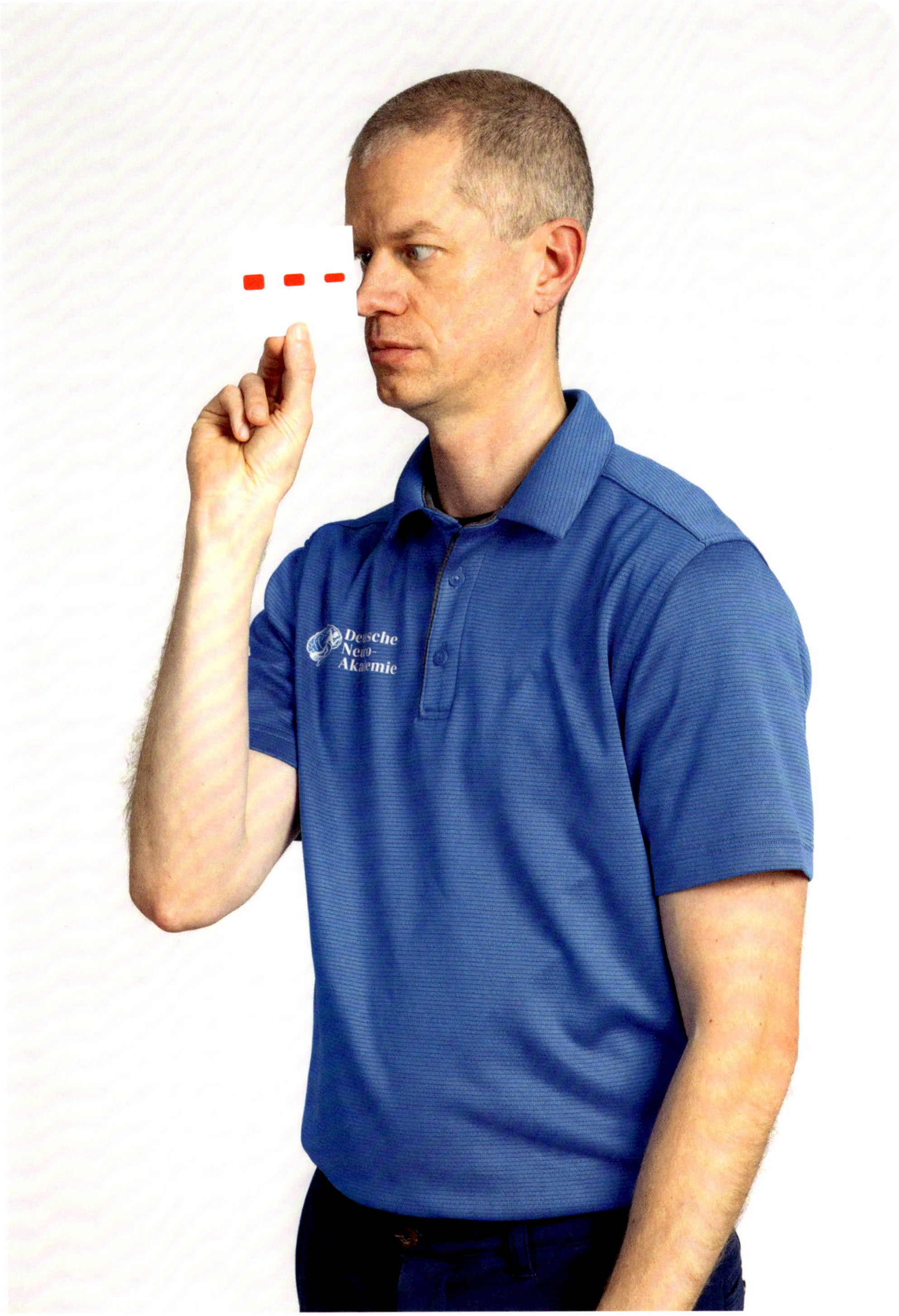

Bewegung unter bewusst induzierter Luftnot

Wirkung: Eine bewusst induzierte Luftnot (Air Hunger) stellt eine wirkungsvolle Methode dar, um zentrale Regelkreise im autonomen Nervensystem gezielt zu aktivieren. Die willentliche Atemanhaltung nach maximaler Ausatmung erhöht den arteriellen CO_2-Partialdruck (Hyperkapnie) und reduziert kurzfristig den O_2-Spiegel. Diese metabolische Situation stimuliert zum einen zentrale Atem- und Kreislaufzentren im Hirnstamm (insbesondere im Bereich der Medulla oblongata) und zum anderen chemosensible Areale im Hypothalamus.[71] Es ist erkennbar, dass wiederholtes Hypoventilationstraining mit Atemanhaltephasen nicht nur die CO_2-Toleranz verbessert, sondern auch kardiovaskuläre und neuromuskuläre Anpassungsprozesse fördert.

In Kombination mit einer muskulären Aktivierung wird zusätzlich der Sympathikus aktiviert. Gleichzeitig entsteht eine starke viszerale Rückmeldung aus der Atemmuskulatur (Zwerchfell, Interkostalmuskeln) sowie aus der Peripherie, wobei dabei auch die interozeptive Rückkopplung zur Insula relevant ist. Das Zusammenspiel aus kontrollierter Luftnot, körperlicher Belastung und bewusster Atemwahrnehmung aktiviert damit sowohl zentrale Atemnetzwerke als auch übergeordnete Strukturen für Körperwahrnehmung und Selbstregulation.

Ausgangsposition: Stelle dich hüftbreit und mit aufgerichtetem Oberkörper hin. Dein Blick ist geradeaus gerichtet und die Arme hängen locker neben dem Körper. Optional kann die Nase zugehalten werden.

Ausführung: Atme zunächst ruhig und tief durch die Nase ein und atme dann durch den Mund so kraftvoll und vollständig wie möglich aus, bis keine Luft mehr ausströmt. Halte nun die Luft an und beginne unmittelbar mit zügigen Kniebeugen. Die Ausführung erfolgt in einem gleichmäßigen, flüssigen und zügigen Tempo. Sobald der Atemimpuls so stark wird, dass du wieder einatmen musst, beendest du die Kniebeugen und atmest bewusst langsam durch die Nase ein und aus. Sobald dein Atem wieder ruhig und gleichmäßig ist, führst du einen zweiten Durchgang aus.

Hinweise:
- Innerhalb von 1–3 Atemzügen sollte sich die Atmung wieder reguliert haben.
- Schwindel oder Instabilität sind Zeichen einer Überlastung. Ziel ist nicht, sich zu überfordern, sondern die Atemtoleranz bewusst auszubauen.
- Die Übung sollte nicht direkt nach dem Essen oder bei Atemwegserkrankungen durchgeführt werden.
- Luftnotübungen werden im Regelfall ausschließlich nach vollständiger Ausatmung durchgeführt, da sich hier die CO_2-Konzentration schneller erhöht und Bewegungen oft angenehmer sind als nach vollständiger Einatmung.

Variation: Statt Kniebeugen ist es auch möglich, sämtliche andere Bewegungen wie Ausfallschritte, Liegestütze oder Jumping Jacks durchzuführen.

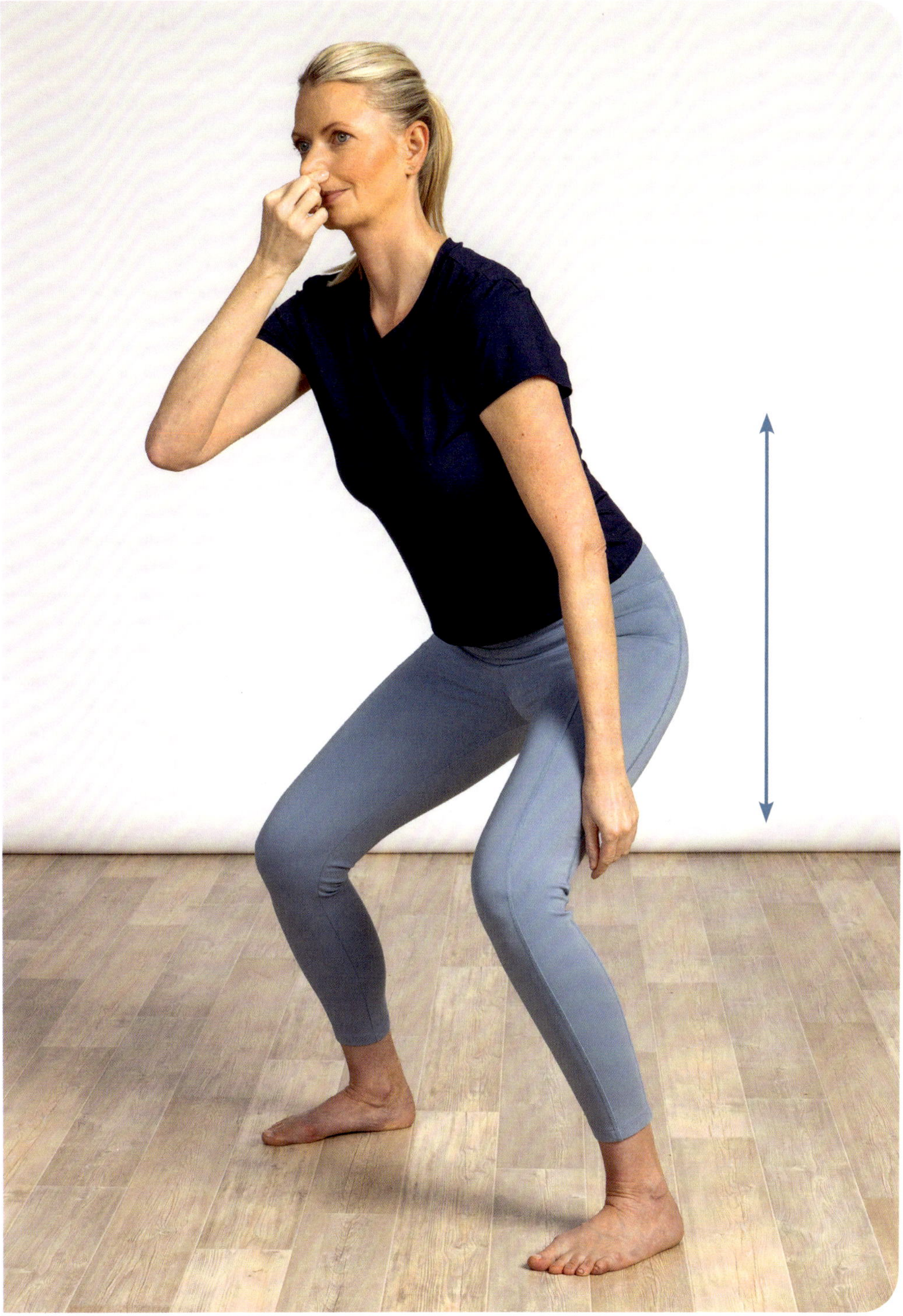

Ohrstimulation zur Vagusnervaktivierung

Wirkung: Die aurikuläre Vagusnervstimulation (aVNS) nutzt eine Besonderheit der Ohranatomie. Im Bereich der Cymba conchae tritt ein Ast des Vagusnervs (Ramus auricularis nervi vagi) besonders nah an die Hautoberfläche. Über mechanosensitive Rezeptoren in diesem Areal können afferente Signale direkt an den Nucleus tractus solitarii (NTS) in der Medulla oblongata im Hirnstamm weitergeleitet werden. Der NTS ist ein zentrales Umschaltzentrum im Hirnstamm für autonome Regulationen.

Diese Aktivierung beeinflusst über den Hirnstamm unmittelbar den parasympathischen Anteil im vegetativen Nervensystem. Durch die Aktivierung vagaler Bahnen kommt es zu einer vermehrten Ausschüttung von Acetylcholin sowie einer Regulation von autonomen Funktionen wie Herzfrequenz, Atmung, Verdauung und auch Stressverarbeitung.

Es sind zudem Effekte auf die Insula, den präfrontalen Kortex und das periaquäduktale Grau zu beobachten, was die Anwendung auch bei chronischen Schmerzen, Migräne, Angst und Depression bis hin zu Gewichtsregulation vielversprechend macht.[72]

Material: spitzer Gegenstand (Zahnstocher, Büroklammer)

Ausgangsposition: Setze oder stelle dich aufrecht und entspannt hin und nimm einen Zahnstocher zur Hand. Atme ruhig durch die Nase und lasse Schultern, Nacken und Gesicht locker. Die Aufmerksamkeit liegt bewusst auf der Berührung im Ohrbereich.

Ausführung: Platziere die Spitze des Zahnstochers vorsichtig an der Cymba conchae im oberen inneren Bereich der Ohrmuschel und führe dort leichte, piksende Berührungen aus. Der Kontakt sollte spürbar, aber nicht schmerzhaft sein. Führe die Stimulation für etwa 20–30 Sekunden durch und beobachte die Wirkung auf Atmung, Puls oder dein allgemeines Empfinden. Teste die rechte und linke Seite auf ihr individuelles Ergebnis. Bei einer positiven Reaktion empfiehlt sich die Durchführung 2- bis 3-mal täglich.

Transkutane aurikuläre Vagusnervstimulation (tVNS)

Geräte zur elektrischen Vagusnervstimulation über das Ohr leiten über mit Elektroden versehene Ohrstöpsel elektrische Impulse gezielt an Bereiche wie die Cymba conchae weiter. Das kompakte System besteht in der Regel aus einem kleinen Steuergerät, das mit einem oder zwei Ohrstöpseln verbunden ist, wobei lediglich der linke Ohrstöpsel mit Elektroden verbunden ist. Intensität und Frequenz der Impulse lassen sich individuell per App einstellen, um eine an den Nutzer angepasste Stimulation zu ermöglichen.

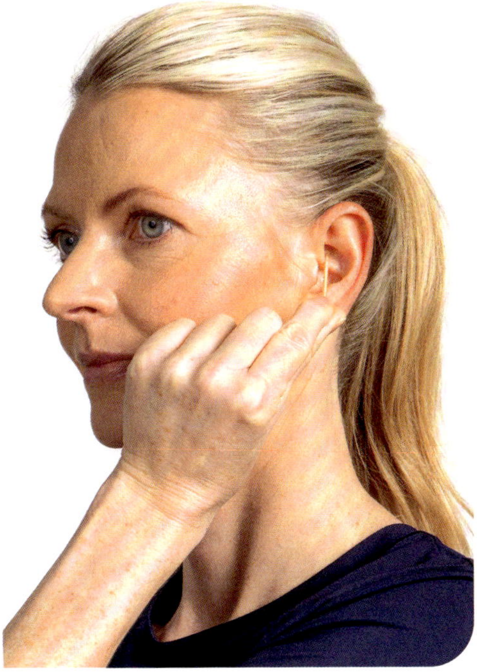

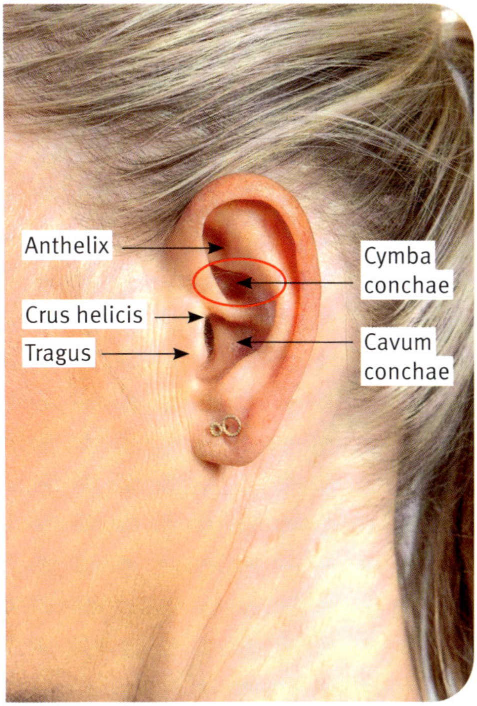

Hinweise:

- Nicht in den Gehörgang eindringen! Die Stimulation erfolgt ausschließlich an der Ohrmuschel.
- Ein leichtes Gähnen, Seufzen oder eine spontan vertiefte Atmung sind Anzeichen einer gelungenen parasympathischen Aktivierung.
- Die Übung kann sowohl am linken als auch am rechten Ohr durchgeführt werden. Aufgrund der vagalen Verbindungen zum Herzen wird die linke Seite oft bevorzugt.

Relief der Ohrmuschel. Rotes Oval: Cymba conchae = Stimulationsort der aVNS.

Variation: Alternativ kann die Stimulation auch über ein Wattestäbchen oder das Z-Vibe (Seite 144) erfolgen, wodurch unterschiedliche Rezeptoren und Nervenbahnen adressiert werden (vgl. Tabelle Seite 25). Vibration wirkt hier häufig als sehr potenter Stimulus.

Sacculus-Stimulation durch vertikale Beschleunigung

Wirkung: Der Sacculus nimmt lineare vertikale Beschleunigungen wahr und leitet diese Informationen über den N. vestibularis (ein Teil von Hirnnerv VIII) direkt an die Vestibularkerne im Hirnstamm weiter. Hier insbesondere an den Nucleus vestibularis inferior sowie den Nucleus vestibularis lateralis, die beide eng mit weiteren Hirnstammstrukturen wie der Formatio reticularis und dem Kleinhirn verschaltet sind. Darüber hinaus besteht über den Tractus vestibulospinalis eine funktionelle Verbindung zur Augenmotorik sowie zur spinalen Haltemotorik. Die Zusammenhänge sind in der Abbildung (Seite 241) dargestellt.

Über diese neuronalen Verbindungen beeinflusst die sakkuläre Aktivität die posturale Kontrolle, Muskeltonusregulation und die Stabilisierung der Wirbelsäule (automatisierte Aufrichtungsreaktion des Körpers). Eine gut integrierte Funktion dieses Organs trägt ebenfalls zur Verbesserung der Bewegungskoordination bei.

Durch die Kombination aus vertikaler Bewegung und visuellem Fixationspunkt (Integration in den Colliculus superior und vestibulookuläre Netzwerke) wird die Fähigkeit des Hirnstamms trainiert, vestibuläre, visuelle und propriozeptive Informationen effizient zu integrieren. Damit verbessert die Übung nicht nur die Gleichgewichtsfähigkeit und Bewegungssicherheit, sondern stärkt gezielt zentrale sensomotorische Steuerungsprozesse.

Material: Springseil, VOR-Tafel oder vergleichbares visuelles Ziel

Ausgangsposition: Stelle dich in einem neutralen, aufrechten Stand etwa 1 ½–2 m vor ein visuelles Ziel, das sich auf Augenhöhe befindet. Halte das Springseil locker in beiden Händen und richte deinen Blick auf das visuelle Ziel, das scharf erkennbar ist.

Ausführung: Beginne mit rhythmischen Sprüngen über das Seil und halte während der gesamten Bewegung deinen Blick ruhig auf das visuelle Ziel. Ziel ist es, trotz der wiederholten vertikalen Beschleunigungen (durch die Sprungbewegung) ein stabiles und klares Bild wahrzunehmen. Führe die Übung für 15–30 Sekunden aus. Ein stabiles visuelles Ziel zeigt an, dass der vestibuläre Input erfolgreich mit der visuellen Wahrnehmung synchronisiert wird.

Hinweis: Sollte das Bild unscharf erscheinen, sich bewegen oder »springen«, ist dies ein Hinweis auf eine nicht optimale sakkuläre Verarbeitung. In diesem Fall sollte zunächst regressiver trainiert werden.

Variation: Für Personen mit eingeschränkter Sprungfähigkeit, Gleichgewichtsproblemen oder zu Beginn des Trainings bietet sich das Wippen an. Stelle dich in neutralem Stand vor das visuelle Ziel und beginne mit einer kleinen, rhythmischen Auf-und-ab-Bewegung über die Fußballen. Der Blick bleibt dabei durchgehend auf das Ziel gerichtet.

Eine weitere Regressionsmöglichkeit ist, die Bewegung zunächst nur zügig nach oben oder nach unten und die Gegenbewegung langsam auszuführen.

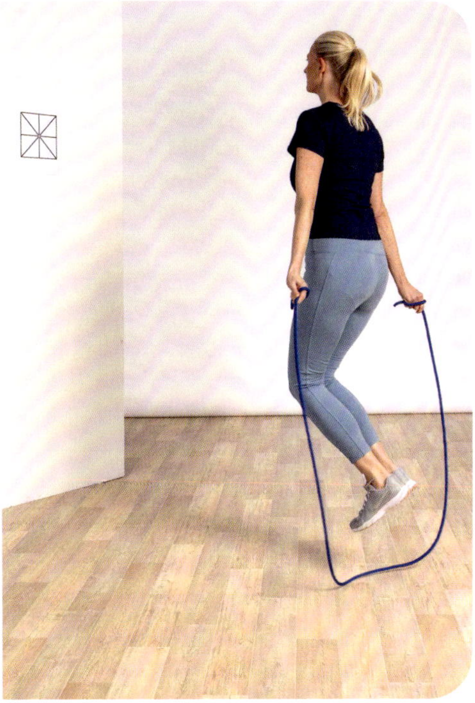

❯ Darstellung des Vestibulariskernkomplexes mit seinen zentralen Verbindungen.

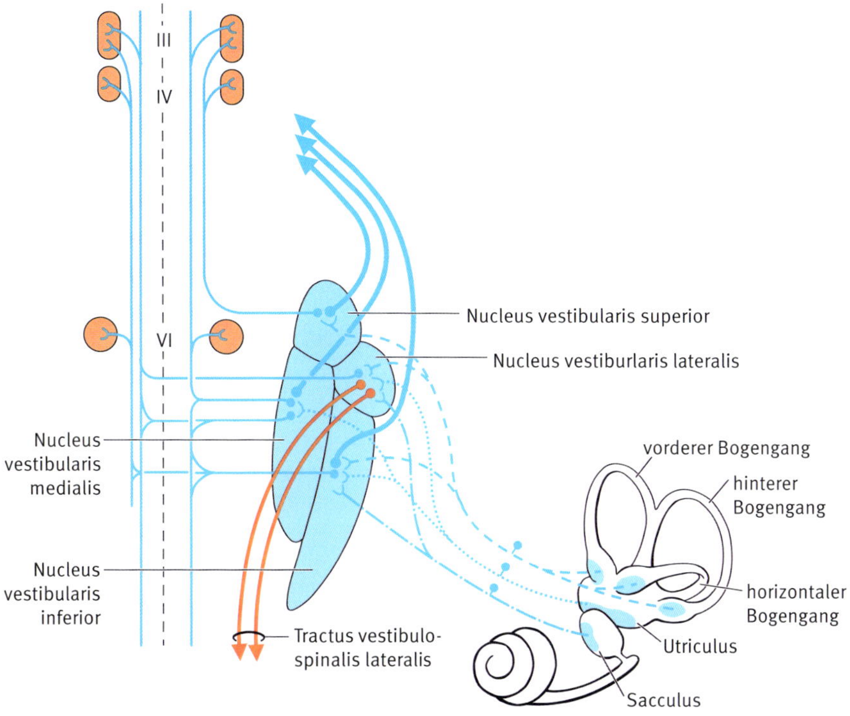

Bähr M, Bechmann I. N. vestibulocochlearis (N. VIII) – vestibuläre Komponente und Vestibularsystem. In: Bähr M, Bechmann I, Hrsg. Neurologisch-topische Diagnostik. 11., überarb. Aufl. Stuttgart: Thieme; 2021

Kiefermobilisation

Wirkung: Das Kiefergelenk (Articulatio temporomandibularis) steht über sensible und motorische Fasern des N. trigeminus (Hirnnerv V) in direkter Verbindung mit dem Hirnstamm und hier insbesondere mit dem Nucleus spinalis nervi trigemini und dem Nucleus motorius nervi trigemini. Diese Areale sind an der sensomotorischen Steuerung des Kauapparats beteiligt und gleichzeitig eng mit vegetativen Zentren und der posturalen Kontrolle verknüpft.

Über die Mobilisation des Kiefers werden propriozeptive Signale verstärkt zurückgemeldet, wodurch Spannungen im Kiefer-Nacken-Gesichts-Bereich reguliert und autonome Regelkreise beeinflusst werden können. Besonders bei erhöhter sympathikotoner Aktivität, Stresssymptomen, Schwindel oder Spannungskopfschmerzen kann die Übung regulierend auf das vegetative Nervensystem wirken. Darüber hinaus spielt der Trigeminuskern eine Rolle in der Verschaltung nozizeptiver Informationen. Hierdurch können sich durch die Mobilisation auch Effekte auf Schmerzverarbeitung und Muskeltonus ergeben.

Ausgangsposition: Nimm eine aufrechte Sitz- oder Standposition ein. Dein Blick ist nach vorne gerichtet und die Schultern sind entspannt. Der Mund ist leicht geöffnet und die Kaumuskulatur bleibt locker. ❶

Ausführung: Bewege nun den Unterkiefer langsam und bewusst gerade nach vorne. ❷ Halte an der Endposition kurz inne und führe ihn dann so weit wie möglich zurück. ❸ Achte darauf, dass die Bewegung ausschließlich aus dem Kiefergelenk erfolgt und weder die Lippen aktiv mitarbeiten noch kompensatorische Bewegungen im Nacken auftreten. Wiederhole die Vor- und Zurückbewegung etwa 5- bis 8-mal in ruhigem Tempo. Atme während der Übung ruhig durch die Nase weiter.

Hinweise:

- Vermeide ruckartige Bewegungen und achte auf sanfte, präzise Ausführung.
- Viele Menschen kompensieren unbewusst über Lippen, Nacken oder Stirn. Führe die Übung daher achtsam und ggf. vor einem Spiegel durch.
- In der Region des Kiefergelenks verlaufen zahlreiche sensible Nervenfasern. Eine Überreizung durch zu hohe Wiederholungszahlen oder zu starke Bewegung kann zu vegetativen Reaktionen wie Übelkeit, Schwindel oder emotionaler Irritation führen.
- Bei deutlichem Knacken, Schmerz oder motorischer Asymmetrie sollte das Bewegungsausmaß reduziert oder angepasst werden.

Variation: Bei der lateralen Mobilisation öffnest du den Mund leicht und bewegst den Unterkiefer in einer horizontalen Linie langsam nach links und rechts. Diese Variante eignet sich besonders zur Detektion und Bearbeitung von Asymmetrien.

Wenn beide Bewegungen kontrolliert ausgeführt werden können, können sie zu einer Kreisbewegung kombiniert werden.

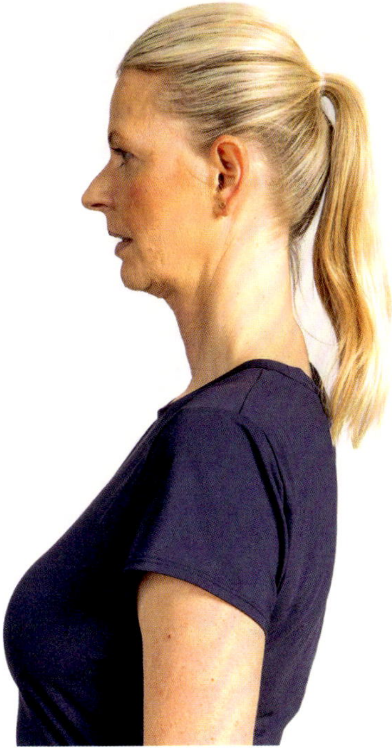

1

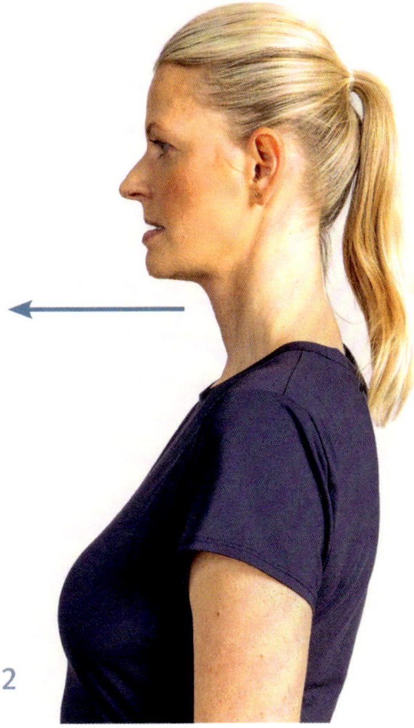

2

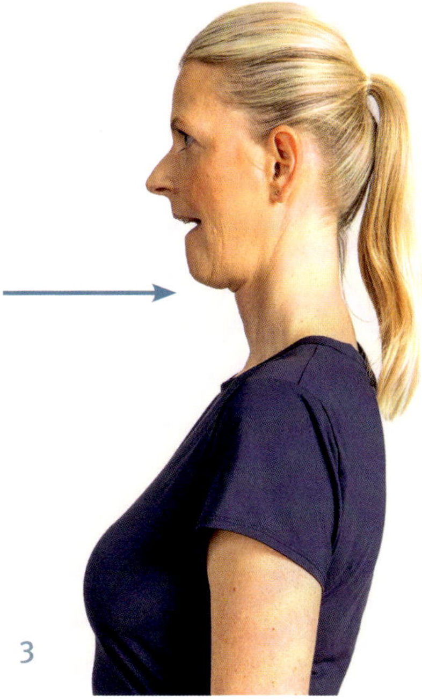

3

Kontraktion der Kaumuskulatur

Wirkung: Die gezielte Kontraktion der Kaumuskulatur aktiviert die motorischen Fasern des N. trigeminus (V. Hirnnerv), welcher die Muskulatur des Kauapparats innerviert. Über diesen Weg wird der Hirnstamm, insbesondere der Pons, direkt angesteuert, da sich dort der Ansatz zum Trigeminuskern befindet. Der Trigeminuskern erstreckt sich jedoch über nahezu den gesamten Hirnstamm und steht in enger funktioneller Verbindung zur Formatio reticularis (PMRF), wodurch eine breit angelegte Aktivierung zentraler autonomer Funktionen erfolgt.

Parallel zur motorischen Aktivierung werden über die sensorischen Anteile des N. trigeminus auch propriozeptive und taktile Signale aus der Kauregion an das zentrale Nervensystem weitergeleitet. Diese Afferenzen tragen nicht nur zur Feinkoordination der Bewegungen im Kieferbereich bei, sondern modulieren auch über Verschaltungen zum Kleinhirn, insbesondere zum Vermis, die posturale Kontrolle und Gleichgewichtsregulation.

Es zeigt sich, dass das bewusste und kräftige Zusammenbeißen eine Steigerung der globalen Muskelaktivierung, der Haltungsstabilität und der reaktiven Balanceleistung bewirken kann.[73]

Material: Mundspatel (alternativ Zahnbürstengriff)

Ausgangsposition: Nimm eine aufrechte Stand- oder Sitzposition mit langer Wirbelsäule ein. Schultern, Gesicht und Nacken sind entspannt. Atme ruhig durch die Nase ein und aus. Der Mund ist leicht geöffnet.

Ausführung: Führe das Holzstäbchen mittig zwischen deine Schneidezähne und beiße nun sanft, aber bewusst zu. Halte den Druck für etwa 5–10 Sekunden konstant, ohne weitere Muskelgruppen wie Nacken, Augen oder Stirn anzuspannen. Danach entspannst du die Muskulatur, öffnest langsam den Mund und legst eine kurze Pause ein. Wiederhole diese Abfolge 2- bis -3-mal, während du weiterhin ruhig atmest.

Hinweise:
- Achte auf gleichmäßigen, symmetrischen Bissdruck.
- Vermehrter Speichelfluss, Gähnen oder ein spontanes Seufzen sind Zeichen für eine gelungene parasympathische Reaktion.
- Sollten Unwohlsein, Schwindel oder Übelkeit auftreten, beende die Übung und reduziere Intensität oder Dauer beim nächsten Mal.

Variation: Alternativ kann das Holzstäbchen auch einseitig möglichst weit hinten zwischen den Backenzähnen platzieren werden. Diese Variante ermöglicht eine gezieltere Aktivierung der Kaumuskulatur auf einer Seite und damit eine Aktivierung des ipsilateralen Trigeminus und Hirnstamms.

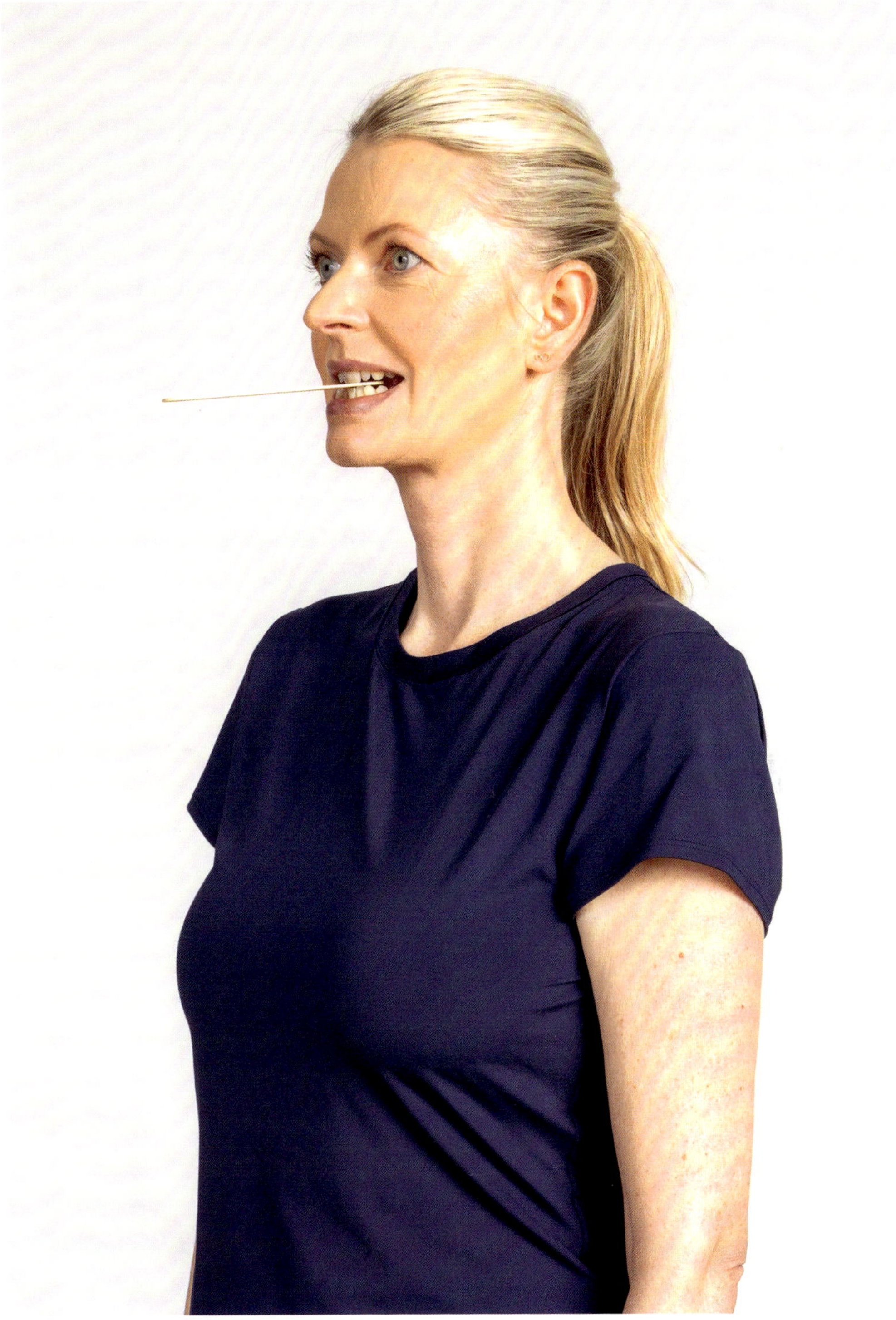

Vibrationsstimulation der Zähne

Wirkung: Die Vibration der Zähne stellt eine besondere Form der Vibrationsstimulation dar. Die entstehenden Schwingungen werden über die Zahnwurzeln und das umliegende Knochen- und Bindegewebe tief ins kraniofasziale System übertragen. Dabei entsteht ein intensiver afferenter Reiz, der auf mehreren Ebenen des zentralen Nervensystems verarbeitet wird. Der Reiz wird über den N. trigeminus direkt an den Hirnstamm weitergeleitet. Von dort bestehen enge Verbindungen zum Vermis des Kleinhirns, der für die Kontrolle der Körpermitte und die Aufrechterhaltung der posturalen Stabilität zuständig ist. Der Vermis erhält dabei propriozeptive, visuelle und vestibuläre Informationen und steuert unter anderem die Aktivität der Rumpf- und Extensorenmuskulatur über das vestibulospinale und retikulospinale System.

Die Stimulation wirkt somit nicht nur lokal, sondern kann unmittelbar zu einer verbesserten Rumpfkontrolle, Gleichgewichtsregulation und Tonusveränderung führen. Besonders wirksam zeigt sich diese Übung bei posturaler Unsicherheit, vestibulären Dysbalancen, cerebellar geprägten Haltungsmustern oder »sensorischer Desintegration« im Kopf-Hals-Bereich und in Vorbereitung auf Koordinationstraining oder Bewegungen, die ein hohes Maß an Stabilität erfordern.

Material: Z-Vibe (Seite 144) oder elektrische Zahnbürste mit weicher Auflagefläche

Ausgangsposition: Begib dich in eine aufrechte Position (sitzend oder stehend) mit neutraler Kopfhaltung. Die Schultern sind locker und der Unterkiefer ist entspannt.

Ausführung: Führe das Z-Vibe vorsichtig zwischen die Schneidezähne oder Backenzähne des Ober- oder Unterkiefers. Halte den Kontakt für 5–10 Sekunden, ohne Druck auszuüben. Achte darauf, dass die Vibration gut spürbar ist, aber nicht unangenehm wirkt. Der Kiefer bleibt locker. Ein aktives Zubeißen ist nicht erforderlich. Wiederhole die Anwendung 2- bis 3-mal pro Zahnreihe.

Hinweise:
- Die Vibration sollte stets schmerzfrei und angenehm sein.
- Bei Zahnschmerzen, Prothesen oder akuten Entzündungen im Mundraum ist die Übung nicht zu empfehlen.

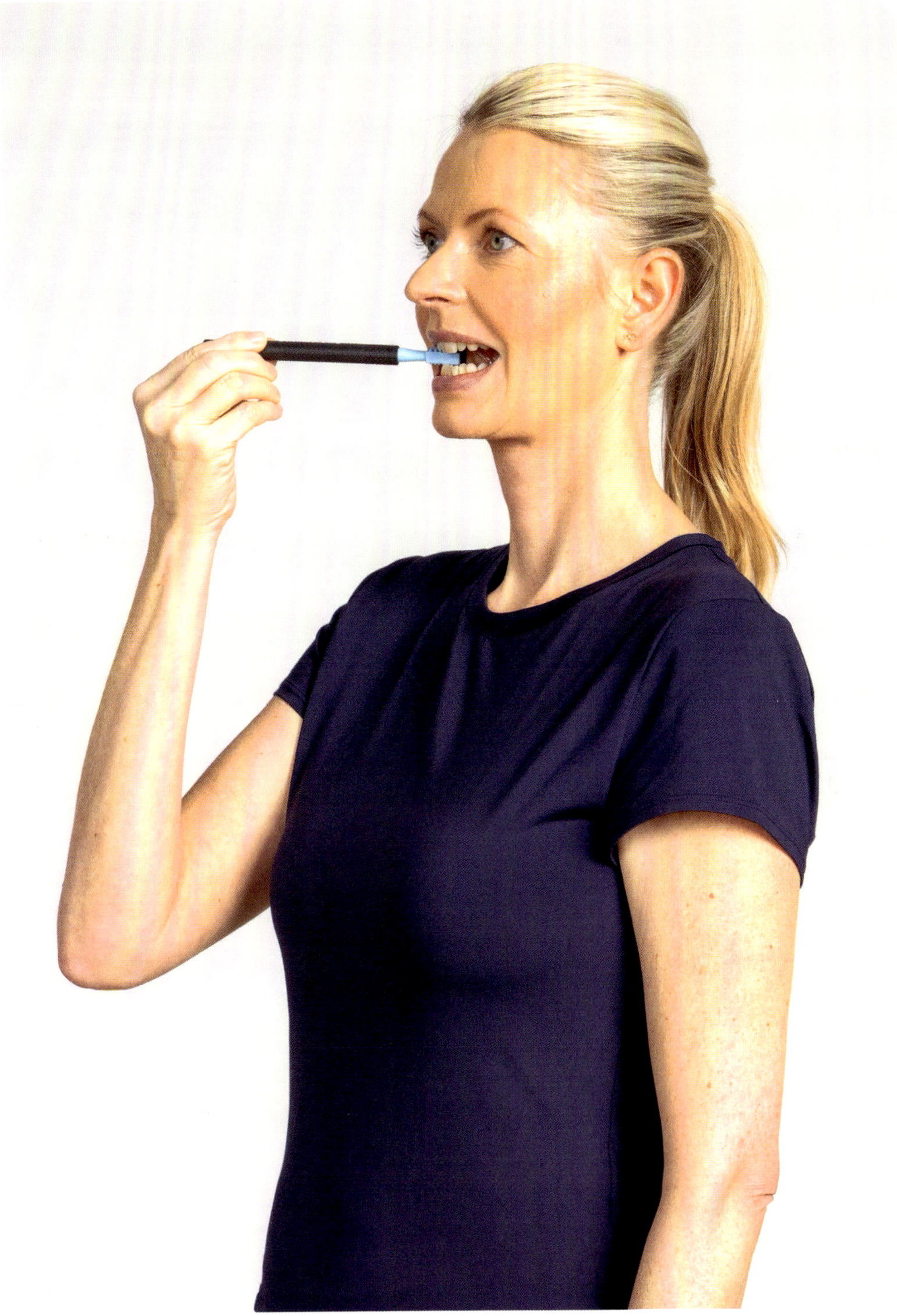

Quellenangaben

1 Kandel, E. R., Schwartz, J. H., Jessell, T. M. (2013). *Principles of Neural Science*. 5th Edition. McGraw-Hill.

2 Nolte, J. (2009). *The Human Brain: An Introduction to its Functional Anatomy*. 6th Edition. Mosby Elsevier.

3 Kleim J.A., Jones TA. Principles of experience-dependent neural plasticity: Implications for rehabilitation after brain damage. J Speech Lang Hear Res. 2008;51(1):S225–S239. doi.org/10.1044/1092–4388(2008/018)

4 Pascual-Leone A., et al. The plastic human brain cortex. Annu Rev Neurosci. 2005;28:377–401. doi.org/10.1146/annurev.neuro.27.070203.144216

5 Lin A., et al. A Review of Functional Restoration From Spinal Cord Stimulation in Patients With Spinal Cord Injury. Neurospine. 2022 Sep;19(3):703–734. doi: 10.14245/ns.2244652.326. Epub 2022 Sep 30. PMID: 36203296; PMCID: PMC9537842.

6 Raichle M.E., Gusnard D.A. Appraising the brain's energy budget. Proc Natl Acad Sci U S A. 2002 Aug 6;99(16):10237–10239. doi: 10.1073/pnas.172399499. Epub 2002 Jul 29. PMID: 12149485; PMCID: PMC124895.

7 Mergenthaler P., et al. Sugar for the brain: the role of glucose in physiological and pathological brain function. Trends Neurosci. 2013 Oct;36(10):587–597. doi: 10.1016/j.tins.2013.07.001. Epub 2013 Aug 20. PMID: 23968694; PMCID: PMC3900881.

8 Bohr C., et al. Über einen in biologischer Beziehung wichtigen Einfluss, den die Kohlensäurespannung des Blutes auf dessen Sauerstoffbindung übt. Skand Arch Physiol. 1904;16:402–412.

9 Cunnane S.C., et al. Can Ketones Help Rescue Brain Fuel Supply in Later Life? Implications for Cognitive Health during Aging and the Treatment of Alzheimer's Disease. Front Mol Neurosci. 2016 Jul 8;9:53. doi: 10.3389/fnmol.2016.00053. PMID: 27458340; PMCID: PMC4937039.

10 Puchalska P., Crawford P.A. Multi-dimensional Roles of Ketone Bodies in Fuel Metabolism, Signaling, and Therapeutics. Cell Metab. 2017 Feb 7;25(2):262–284. doi: 10.1016/j.cmet.2016.12.022. PMID: 28178565; PMCID: PMC5313038.

11 Buscemi A., et al. Role of Sport Vision in Performance: Systematic Review. J. Funct. Morphol. Kinesiol. 2024, *9*, 92. doi.org/10.3390/jfmk9020092

12 Bao M., et al. Perceptual learning increases the strength of the earliest signals in visual cortex. J Neurosci. 2010 Nov 10;30(45):15080–15084. doi: 10.1523/JNEUROSCI.5703–09.2010. PMID: 21068313; PMCID: PMC3073503.

13 Rosenfield M. (2011). Computer vision syndrome: a review of ocular causes and potential treatments. Ophthalmic Physiol Opt 2011 Sep;31(5):502–515. doi: 10.1111/j.1475–1313.2011.00834.x
Jaiswal S., et al. (2019). Ocular and visual discomfort associated with smartphones, tablets and computers: what we do and do not know. Clin Exp Optom 2019 Sep;102(5):463–477. doi: 10.1111/cxo.12851
Richter H.O., et al. (2011). Eye-lens accommodation load and static trapezius muscle activity. Eur J Appl Physiol 111, 29–36.

14 Scheiman M. et al. (2005). A randomized clinical trial of vision therapy/orthoptics versus pencil pushups for the treatment of convergence insufficiency in young adults. Optom Vis Sci 2005 Jul;82(7):583–595. doi: 10.1097/01.opx.0000171331.36871.2f.

15 Kang D.W., et al. Structural and functional connectivity changes in the visual cortex following visual perceptual learning. Sci Rep. 2018;8:10716.
Song Y., et al. Effects of daily training amount on visual motion perceptual learning. J Vis. 2021;21(13):1–13.

16 Bronstein A. M. Vision and vertigo: some visual aspects of vestibular disorders. J Neurol. 2004 Apr;251(4):381–387. doi: 10.1007/s00415–004–0410–7. PMID: 15083281.

17 Morton S.M., Bastian A.J. Cerebellar contributions to locomotor adaptations during splitbelt treadmill walking. J Neurosci. 2006 Sep 6;26(36):9107–9116. doi: 10.1523/JNEUROSCI.2622–06.2006. PMID: 16957067; PMCID: PMC6674518.

18 Indovina I., et al. Role of the insula and vestibular system in patients with chronic subjective dizziness: an fMRI study using sound-evoked vestibular stimulation. Front Behav Neurosci. 2015;9:334.

19 Nordin M., Frankel V. Biomechanics and neural control of movement, 20 years later. J Electromyogr Kinesiol. 2017;32:1–5.

20 Hedayatpour N. Acute and chronic neural adaptations to different types of muscle contractions. Physiol Behav. 2025;272:115474.

21 Moseley G.L. A pain neuromatrix approach to patients with chronic pain. Man Ther. 2003 Aug;8(3):130–140. doi: 10.1016/s1356–689x(03)00051–1. PMID: 12909433.

22 Niddam D.M., et al. Altered cortical morphology in patients with chronic shoulder pain. Neurosci Lett. 2019 Nov 1;712:134515. doi: 10.1016/j.neulet.2019.134515. Epub 2019 Sep 24. PMID: 31560996.

23 Breckenridge J.D., et al. Motor Imagery Performance and Tactile Spatial Acuity: Are They Altered in People with Frozen Shoulder? Int. J. Environ. Res. Public Health 2020, *17*, 7464. doi.org/10.3390/ijerph17207464

24 Day A., et al. (2012) The Stabilizing Role of the Rotator Cuff at the Shoulder – Responses to External Perturbations. doi.org/10.1016/j.clinbiomech.2012.02.003

25 Baek S., et al. Delayed Anticipatory Muscle Activation in Rotator Cuff Tendinopathy. Orthop J Sports Med. 2021 Jul 28;9(7):23259671211019360. doi: 10.1177/23259671211019360. PMID: 34377717; PMCID: PMC8330462.
Phadke V., et al. Study of the scapular muscle latency and deactivation time in people with and without shoulder impingement. J Electromyogr Kinesiol. 2013;23(2):469–475.

26 Şahin O., Kocamaz, D. (2021) Effects of Diaphragmatic Mobilization and Breathing Exercises on Pain in Individuals with Shoulder Pain. doi.org/10.33438/ijdshs.976285

27 Criss C.R., et al. Neural correlates of self-reported knee function in individuals after ACL reconstruction. Am J Sports Med. 2022;50(6):1635–1644.
Kapreli E., et al. Anterior cruciate ligament deficiency causes brain plasticity: a functional MRI study. Am J Sports Med. 2009;37(12):2419–2426.

28 Grooms D.R., et al. Neuroplasticity associated with anterior cruciate ligament reconstruction. J Orthop Sports Phys Ther. 2017;47(3):180–189.
Tortoli E., et al. Is visual reliance increased in athletes after ACL injury? A scoping review. Sports Med. 2024;54(10):2531–2556.

29 Strong A., et al. Brain Response to a Knee Proprioception Task Among Persons With Anterior Cruciate Ligament Reconstruction and Controls. Front Hum Neurosci. 2022 Mar 22;16:841874. doi: 10.3389/fnhum.2022.841874. PMID: 35392122; PMCID: PMC8980265.

30 Cottam W.J., et al. Altered connectivity of the right anterior insula drives the pain connectome changes in chronic knee osteoarthritis. Pain. 2018 May;159(5):929–938. doi: 10.1097/j.pain.0000000000001209. PMID: 29557928; PMCID: PMC5916486.

31 Brinjikji W., et al. Systematic literature review of imaging features of spinal degeneration in asymptomatic populations. AJNR Am J Neuroradiol. 2015 Apr;36(4):811–816. doi: 10.3174/ajnr.A4173. Epub 2014 Nov 27. PMID: 25430861; PMCID: PMC4464797.

32 Bexander C.S., Hodges P.W. Cervico-ocular coordination during neck rotation is distorted in people with whiplash-associated disorders. Exp Brain Res. 2012 Mar;217(1):67–77. doi: 10.1007/s00221-011-2973-8. Epub 2011 Dec 17. PMID: 22179527.

33 Abdelkader N.A., et al. Decreased neck proprioception and postural stability after induced cervical flexor muscles fatigue. J Musculoskelet Neuronal Interact. 2020 Sep 1;20(3):421–428. PMID: 32877979; PMCID: PMC7493440.

34 Srijessadarak T., et al. Diaphragmatic Mobility and Chest Expansion in Patients with Scapulocostal Syndrome: A Cross-Sectional Study. Healthcare (Basel). 2022 May 20;10(5):950. doi: 10.3390/healthcare10050950. PMID: 35628087; PMCID: PMC9141335.
Lanza Fde C., et al. Chest wall mobility is related to respiratory muscle strength and lung volumes in healthy subjects. Respir Care. 2013 Dec;58(12):2107–2112. doi: 10.4187/respcare.02415. Epub 2013 May 14. PMID: 23674814.

35 Baliki M. N., et al. Chronic pain and the emotional brain: specific brain activity associated with spontaneous fluctuations of intensity of chronic back pain. J Neurosci. 2006 Nov 22;26(47):12165–12173. doi: 10.1523/JNEUROSCI.3576-06.2006. PMID: 17122041; PMCID: PMC4177069.

36 Tsao H., et al. Reorganization of the motor cortex is associated with postural control deficits in recurrent low back pain. Brain. 2008 Aug;131(Pt 8):2161–71. doi: 10.1093/brain/awn154. Epub 2008 Jul 18. PMID: 18669505.

37 Elgueta-Cancino E., et al. Motor cortex representation of deep and superficial neck flexor muscles in individuals with and without neck pain. Hum Brain Mapp. 2019 Jun 15;40(9):2759–2770. doi: 10.1002/hbm.24558. Epub 2019 Mar 5. PMID: 30835902; PMCID: PMC6865448.
De Pauw R., et al. Associations between brain morphology and motor performance in chronic neck pain: A whole-brain surface-based morphometry approach. Hum Brain Mapp. 2019 Oct 1;40(14):4266–4278. doi: 10.1002/hbm.24700. Epub 2019 Jun 20. PMID: 31222905; PMCID: PMC6865716.

38 Wand B.M., et al. Cortical changes in chronic low back pain: current state of the art and implications for clinical practice. Man Ther. 2011 Feb;16(1):15–20. doi: 10.1016/j.math.2010.06.008. Epub 2010 Jul 23. PMID: 20655796.

39 Claeys K., et al. Decreased variability in postural control strategies in young people with non-specific low back pain is associated with altered proprioceptive reweighting. Eur J Appl Physiol. 2011 Jan;111(1):115–123. doi: 10.1007/s00421-010-1637-x. Epub 2010 Sep 8. PMID: 20824281.
Brooks C., et al. Specific trunk and general exercise elicit similar changes in anticipatory postural adjustments in patients with chronic low back pain: a randomized controlled trial. Spine (Phila Pa

1976). 2012 Dec 1;37(25):E1543–1550. doi: 10.1097/BRS.0b013e31826feac0. PMID: 22926279.

40 Baliki M. N., et al. Beyond feeling: chronic pain hurts the brain, disrupting the default-mode network dynamics. J Neurosci. 2008 Feb 6;28(6):1398–1403. doi: 10.1523/JNEUROSCI.4123-07.2008. PMID: 18256259; PMCID: PMC6671589.

41 Tolner E.A., et al. Current understanding of cortical structure and function in migraine. Cephalalgia. 2019 Nov;39(13):1683–1699. doi: 10.1177/0333102419840643. Epub 2019 Mar 28. PMID: 30922081; PMCID: PMC6859601.
Bendtsen L. Central sensitization in tension-type headache–possible pathophysiological mechanisms. Cephalalgia. 2000 Jun;20(5):486–508. doi: 10.1046/j.1468-2982.2000.00070.x. PMID: 11037746.

42 Fernández-de-las-Peñas C., et al. Myofascial trigger points and sensitization: an updated pain model for tension-type headache. Cephalalgia. 2007 May;27(5):383–393. doi: 10.1111/j.1468-2982.2007.01295.x. Epub 2007 Mar 14. PMID: 17359516.

43 Bolay H., et al. Intrinsic brain activity triggers trigeminal meningeal afferents in a migraine model. Nat Med. 2002 Feb;8(2):136–142. doi: 10.1038/nm0202-136. PMID: 11821897.

44 Levy D., et al. Understanding of meningeal and cerebral vascular function underlying migraine headache. Cephalalgia. 2018;38(6):956–966.

45 Baron J.C. Physiopathologie de la migraine: apports de l'imagerie physiologique [The pathophysiology of migraine: insights from functional neuroimaging]. Rev Neurol (Paris). 2000;156 Suppl 4:4S15–23. French. PMID: 11139743.

46 Bartsch T., Goadsby P.J. Stimulation of the greater occipital nerve induces increased central excitability of dural afferent input. Brain. 2002 Jul;125(Pt 7):1496–1509. doi: 10.1093/brain/awf166. PMID: 12077000.

47 Zhang Y., et al. Transcutaneous auricular vagus nerve stimulation (taVNS) for migraine: an fMRI study. Reg Anesth Pain Med. 2021 Feb;46(2):145–150. doi: 10.1136/rapm-2020-102088. Epub 2020 Dec 1. PMID: 33262253.

48 Balaban C.D., et al. Vestibular Neuroscience for the Headache Specialist. Headache. 2019 Jul;59(7):1109–1127. doi: 10.1111/head.13550. Epub 2019 May 11. PMID: 31077365.

49 Moulton E.A., et al. Functional responses in pain processing. J Neurosci. 2011;31(3):981–991.

50 Williams B., et al. 2023 ESH Guidelines for the management of arterial hypertension. J Hypertens. 2023;41(12):1874–2071.

51 Guyenet P.G. The sympathetic control of blood pressure. Nat Rev Neurosci. 2006 May;7(5):335–346. doi: 10.1038/nrn1902. PMID: 16760914.

52 Gianaros P.J., et al. Anterior cingulate activity correlates with blood pressure during stress. Psychophysiology. 2005 Nov;42(6):627–635. doi: 10.1111/j.1469-8986.2005.00366.x. PMID: 16364058; PMCID: PMC2246096.

53 Ilg W., et al. Specific influences of cerebellar dysfunctions on gait. Brain. 2007 Mar;130(Pt 3):786–798. doi: 10.1093/brain/awl376. Epub 2007 Feb 7. PMID: 17287287.

54 Moberg E. Two-point discrimination test. A valuable part of hand surgical rehabilitation, e. g. in tetraplegia. Scand J Rehabil Med. 1990;22(3):127–134. PMID: 2244189.

55 Gaymard B., Pierrot-Deseilligny C. Neurology of saccades and smooth pursuit. Curr Opin Neurol. 1999 Feb;12(1):13–19. doi: 10.1097/00019052-199902000-00003. PMID: 10097879.

56 Gaymard B., Pierrot-Deseilligny C. Neurology of saccades and smooth pursuit. Curr Opin Neurol. 1999 Feb;12(1):13–19. doi: 10.1097/00019052-199902000-00003. PMID: 10097879.

57 Gaymard B, Pierrot-Deseilligny C. Neurology of saccades and smooth pursuit. Curr Opin Neurol. 1999 Feb;12(1):13–19. doi: 10.1097/00019052-199902000-00003. PMID: 10097879.

58 van Baal K., et al. Wirksamkeit und Durchführbarkeit von Graphästhesie-Training bei Patienten mit chronisch unspezifischen Rückenschmerzen. physioscience 2018; 14: 57–68. DOI: 10.1055/a-0600-5121

59 Roberts R.O., et al. Association Between Olfactory Dysfunction and Amnestic Mild Cognitive Impairment and Alzheimer Disease Dementia. JAMA Neurol. 2016 Jan;73(1):93–101. doi: 10.1001/jamaneurol.2015.2952.
Devanand D.P. Olfactory Identification Deficits, Cognitive Decline, and Dementia in Older Adults. Am J Geriatr Psychiatry. 2016 Dec;24(12):1151–1157. doi: 10.1016/j.jagp.2016.08.010. Epub 2016 Aug 17. PMID: 27745824; PMCID: PMC5136312.
Sasaki, S., Horie, Y. (2020) Association between olfactory impairment and disease severity and duration in Parkinson's disease. Movement Disorders Clinical Practice, 7(7), 820–826. movementdisorders.onlinelibrary.wiley.com/doi/abs/10.1002/mdc3.13028

60 Herz R.S., et al. Hemispheric lateralization in the processing of odor pleasantness versus odor names. Chem Senses. 1999 Dec;24(6):691–695. doi: 10.1093/chemse/24.6.691. PMID: 10587502.

61 Sound for Life Ltd. *Studies on the potential benefits of the Forbrain® headset: Overview of scientific results*. 2024. Verfügbar unter: 4540908.fs1.

hubspotusercontent-na1.net/hubfs/4540908/Forbrain%20-%20Scientific%20Studies/EN_Studies%20on%20the%20Potential%20Benefits%20of%20the%20Forbrain%C2 %AE%20Headset.pdf [Zugriff: 14.09.2025].

62 Simmons W.K., et al. Keeping the body in mind: insula functional organization and functional connectivity integrate interoceptive, exteroceptive, and emotional awareness. Hum Brain Mapp. 2013 Nov;34(11):2944–2958. doi: 10.1002/hbm.22113. Epub 2012 Jun 13. PMID: 22696421; PMCID: PMC6870113.

63 Alghadir A.H., et al. Effect of tongue position on postural stability during quiet standing in healthy young males. Somatosens Mot Res. 2015;32(3):183–186. doi: 10.3109/08990220.2015.1043120. PMID: 26400633.
Saba E.S., et al. Orofacial Myofunctional Therapy for Obstructive Sleep Apnea: A Systematic Review and Meta-Analysis. Laryngoscope. 2024 Jan;134(1):480–495. doi: 10.1002/lary.30974. Epub 2023 Aug 22. PMID: 37606313.

64 Mizuhashi F., Koide K. Salivary secretion and salivary stress hormone level changes induced by tongue rotation exercise. J Adv Prosthodont. 2020 Aug;12(4):204–209. doi: 10.4047/jap.2020.12.4.204. Epub 2020 Aug 20. PMID: 32879710; PMCID: PMC7449817.

65 Zaccaro A., et al. (2018) How Breath-Control Can Change Your Life: A Systematic Review on Psychophysiological Correlates of Slow Breathing. Frontiers in Human Neuroscience, 12:353. doi.org/10.3389/fnhum.2018.00353

66 Wang X., et al. Anterior insular cortex plays a critical role in interoceptive attention. Elife. 2019 Apr 15;8:e42265. doi: 10.7554/eLife.42265. PMID: 30985277; PMCID: PMC6488299.

67 Illi S.K., et al. Effect of respiratory muscle training on exercise performance in healthy individuals: a systematic review and meta-analysis. Sports Med. 2012 Aug 1;42(8):707–724. doi: 10.1007/BF03262290. PMID: 22765281.

68 Janssens L., et al. Inspiratory muscle training affects proprioceptive use and low back pain. Med Sci Sports Exerc. 2015 Jan;47(1):12–19. doi: 10.1249/MSS.0000000000000385. PMID: 24870567.

69 Bae S., et al. Impact of Movement Control Training Using a Laser Device on the Neck Pain and Movement of Patients with Cervicogenic Headache: A Pilot Study. Healthcare 2023, 11, 1439. doi.org/10.3390/healthcare11101439

70 Wang J., et al. Effectiveness of backward walking training on balance performance: A systematic review and meta-analysis. Gait Posture. 2019 Feb;68:466–475. doi: 10.1016/j.gaitpost.2019.01.002. Epub 2019 Jan 3. PMID: 30616175.

71 Gerlach D.A., et al. Medullary and Hypothalamic Functional Magnetic Imaging During Acute Hypoxia in Tracing Human Peripheral Chemoreflex Responses. HypertensionVolume 77, Issue 4, April 2021; Pages 1372–1382 doi.org/10.1161/HYPERTENSIONAHA.120.16385
Ciumas C., et al. fMRI studies evaluating central respiratory control in humans. Front Neural Circuits. 2022 Sep 23;16:982963. doi: 10.3389/fncir.2022.982963. Erratum in: Front Neural Circuits. 2023 Mar 13;17:1176605. doi: 10.3389/fncir.2023.1176605. PMID: 36213203; PMCID: PMC9537466.

72 Duff I.T., et al. Clinical Efficacy of Auricular Vagus Nerve Stimulation in the Treatment of Chronic and Acute Pain: A Systematic Review and Meta-analysis. Pain Ther. 2024 Dec;13(6):1407–1427. doi: 10.1007/s40122–024–00657–8. Epub 2024 Oct 9. PMID: 39382792; PMCID: PMC11543973.

73 Alghadir A.Het al. Effect of three different jaw positions on postural stability during standing. Funct Neurol. 2015 Jan-Mar;30(1):53–57. PMID: 26329542; PMCID: PMC4520673.
Ringhof S., et al. Postural stability and the influence of concurrent muscle activation–Beneficial effects of jaw and fist clenching. Gait Posture. 2015 Oct;42(4):598–600. doi: 10.1016/j.gaitpost.2015.09.002. Epub 2015 Sep 8. PMID: 26385200.

Quellennachweis der Stock-Bilder von stock.adobe.com

S. 8 Image source – the Image was composed and edited by Thieme using following images: Photo © S. Schneider/Thieme; brain icon © Shahadot Creatives/stock.adobe.com; Grafik S. 18 und vordere Innenklappe: © reineg/stock.adobe.com – edited and composed by Thieme; S. 38 Image source – the Image was composed and edited by Thieme using following images: Photo © S. Schneider/Thieme; eye © Tatiana/stock.adobe.com; person standing on one leg © Peacefully7/stock.adobe.com; arm with muscles © Vintage Studio/stock.adobe.com; person with back pain © iconqueen/stock.adobe.com; blood pressure icon © Digital Bazaar/stock.adobe.com; Grafik S. 57: © designua/stock.adobe. com – composed and edited by Thieme

Stichwortverzeichnis

Empfehlungen von Andreas Könings und Lisa Könings

Letzter Zugriff aller Links: 10.12.2025

Produktempfehlungen

Vision-Stick:
artztneuro.com/products/vision-stick-2er-set

Z-Vibe:
artztneuro.com/products/z-vibe

Forbrain:
www.forbrain.com/

Brock-Schnur:
artztneuro.com/products/brock-schnur

Laser-Feedback-System:
artztneuro.com/products/motion-guidance-patienten-set

Knochenschallkopfhörer:
artztneuro.com/products/soundvibe-ii

Vagusnervstimulation:
neuvanalife.com/pages/using-xen

Atemtrainer:
artztneuro.com/products/atemtrainer

Atemgürtel:
artztneuro.com/products/atem-guertel

Relaxator:
www.consciousbreathing.com/products/relaxator

Neuro-Trainings-Tafeln:
neuroathletik-training.de/neuro-traning-tafeln

Unsere Produktempfehlungen und Kooperationen finden Sie hier:
neuroathletik-training.de/partner

Literaturempfehlungen/weiterführende Bücher

Deutschsprachige Bücher

Butler, D. S.; Moseley. L. G.: Schmerzen verstehen. Springer 2016.

Dennison, P.; Dennison, G.: Brain-Gym. Das Handbuch. VAK 2015.

Doidge, N.: Neustart im Kopf: Wie sich unser Gehirn selbst repariert. Campus 2017.

Ernst, A; Basta, D.: Gleichgewichtsstörungen. Diagnostik und Therapie beim Leitsymptom Schwindel. Thieme 2016.

Grafen K., Müller D.; Schauenberg D., Suslik D.: Neurozentriertes Training in der Sportphysiotherapie. Thieme 2024.

Prof. Dr. W. Jänig (2014): Neurobiologie viszeraler Schmerzen. Der Schmerz. 03/2014

Kipp, M., Radlanski, K.: Neuroanatomie: Nachschlagen. Lernen. Verstehen. KVM – Der Medizinverlag 2017.

Könings A., Könings L.: Schmerz ist Kopfsache. Mit neurozentrierten Übungen Beschwerden in den Gelenken, im Verdauungstrakt und chronische Schmerzen selbst behandeln. Riva 2023.

Könings A., Könings L.: Neustart fürs Gehirn. Wie Sie mit neurozentrierten Übungen Alterserscheinungen entgegenwirken und körperlich und geistig fit bleiben. Riva 2024.

Lienhard L., Schmid-Fetzer U., Cobb, E.: Neuronale Heilung: Mit einfachen Übungen den Vagusnerv aktivieren – gegen Stress, Depressionen, Ängste, Schmerzen und Verdauungsprobleme. Riva 2019.

Lienhard, L.: Training beginnt im Gehirn. Mit Neuroathletik die sportliche Leistung verbessern. Riva 2019.

Lienhard L.: Kraft beginnt im Gehirn. Mit Neuroathletik die Kraftentfaltung maximieren. Riva 2020.

McKeown P.: Atme und heile dich selbst. Wissenschaftlich belegte Atemtechniken für ein gesünderes, glücklicheres und längeres Leben. Riva 2022.

Rohkamm, R., Kermer, P.: Taschenatlas Neurologie. Thieme 2017.

Schmid-Fetzer, U.: Neuroathletiktraining. Grundlagen und Praxis des neurozentrierten Trainings. Richard Pflaum Verlag GmbH & Co. KG 2018.

Schnack, G.: Der große Ruhe-Nerv. 7 Soforthilfen gegen Stress und Burnout. Verlag Herder GmbH 2016.

Seth, A. (2015): Das Gehirn in 30 Sekunden: Die wichtigsten Erkenntnisse und Theorien aus der Geschichte der Neurowissenschaften. Librero 2015.

Schünke M.; Schulte E.; Schumacher U.: PROMETHEUS LernAtlas der Anatomie. Kopf, Hals und Neuroanatomie. Thieme 2022.

Skuban, R.: Die Buteyko-Methode: Wie wir unsere Atmung verbessern für mehr Gesundheit und Leistungsfähigkeit in Alltag, Beruf, Yoga und Sport. Crotona 2020.

Smolka S.: Die Buteyko-Atmung. Die erstaunliche Wirkung der Atem-Reduktion. TRIAS 2022.

Trepel, M.: Neuroanatomie: Struktur und Funktion. Urban & Fischer/Elsevier GmbH 2015.

Englischsprachige Bücher

Arbib, M.: The Handbook of Brain Theory and Neural Networks. Jaico Publishing House 2007.

Beck, R. W.: Functional Neurology for Practitioners of Manual Medicine. Elsevier 2025.

Benedetto, F.: The Patient's Brain. The Neuroscience Behind the Doctor-Patient Relationship. Oxford University Press 2011.

Bizzi, E.; Cheung, V. C. : The neural origin of muscle synergies. Frontiers in computational neuroscience. Front. Comput. Neurosci., 29 April 2013

Calais-Germain, B.: Anatomy of Breathing. Eastland Press 2006.

Carr, J.; Shepherd, R.: Neurological Rehabilitation: Optimizing Motor Performance. Churchill Livingstone 2010.

Craig, A. D.: How do you feel? An Interoceptive Moment With Your Neurobiological Self. Princeton University Press 2020.

Gaerlan, M. G.: The role of visual, vestibular, and somatosensory systems in postural balance. (Doktorarbeit), University of Nevada, Las Vegas 2010.

Gonzales, L.: Deep Survival: Who Lives, Who Dies, and Why. Norton & Company 2017.

Grant, A.: Think Again: The Power of Knowing what You Don't Know. Viking 2021.

Gutman, Sh. A.: Quick Reference Neuroscience for Rehabilitation Professionals: The Essential Neurologic Principles Underlying Rehabilitation Practice. SLACK Incorporated 2024.

Hatch, J. D.: Basis of Brain Rehab. CreateSpace Independent Publishing Platform 2017.

Hebb, D. O.: The Organization of Behavior. A Neuropsychological Theory. John Wiley and Sons 1949.

Herdman, S. J.; Clendaniel, R. A.: Vestibular Rehabilitation. F.A. Davis Company 2014.

Jacobs, D.: Dermo Neuro Modulating. Manual Treatment for Peripheral Nerves And Especially Cutaneous Nerves. Simon & Schuster 2016.

Kandel, E. R. et al.: Principles of Neural Science. McGraw Hill/ Medical 2021.

Lederman, E.: Neuromuscular Rehabilitation in Manual and Physical Therapies. Churchill Livingstone 2010.

Lundy-Ekman, L.: Neuroscience. Fundamentals for Rehabilitation. Saunders 2018.

Mahler, K.: Interoception. The Eighth Sensory System. Autism Asperger Publishing Co 2015.

Moseley, L. G.,; Butler, D. S.: Explain Pain Supercharged. NOI Group 2017

Myers, Th. W.: Anatomy Trains. Myofascial Meridians for Manual and Movement Therapists. Elsevier 2020.

Porges, S. W.: The Polyvagal Theory. Neurophysiological Foundations of Emotions, Attachment, Communication, Self-Regulation. W. W. Norton & Company 2011.

Romele, Alberto (2022): Automatic Pain Detection or the Evidential Paradigm Reversed. In: Von Menschen und Maschinen: Mensch–Maschine-Interaktionen in digitalen Kulturen. Hagen: Hagen University Press. S. 32–50.

Tsakiris, M.; de Preester, Helena: The Interceptive Mind. From homeostasis to awareness. Oxford University Press 2019.

Wilson-Pauwels, L.: Cranial Nerves: Function and Dysfunction. PMPH-USA Limited 2010.

Bibliografische Information der Deutschen Nationalbibliothek:
Die Deutsche Nationalbibliothek verzeichnet diese Publikation in der Deutschen Nationalbibliografie; detaillierte bibliografische Daten sind im Internet über dnb.d-nb.de abrufbar.

Programmplanung: Celestina Filbrandt
Projektmanagement: Elisa Salemi
Redaktion: Magdalena Kieser
Bildredaktion: Marie Crämer
Layout: CYCLUS · Visuelle Kommunikation, Stuttgart
Umschlaggestaltung: CYCLUS · Visuelle Kommunikation, © Thieme

Bildnachweis:
Coverabbildung: Cover image source – the cover image was composed and edited by CYCLUS · Visuelle Kommunikation using following images: wave © kanpisut/stock.adobe.com; model © S. Schneider/Thieme
Autorenfotos: © S. Schneider/Thieme
People-Fotos: © S. Schneider/Thieme
Zeichnungen: Christine Lackner, Ittlingen; Anatomische Illustrationen aus Schünke M, Schulte E, Schumacher U. Prometheus, LernAtlas der Anatomie. Illustrationen von Markus Voll und Karl Wesker, Stuttgart: Thieme
Quellennachweis der Stock-Bilder von stock.adobe.com auf S. 251
Die abgebildeten Personen haben in keiner Weise etwas mit dem Thema zu tun.

1. Auflage 2026

TRIAS Verlag in Georg Thieme Verlag KG
Oswald-Hesse-Straße 50, 70469 Stuttgart

Satz und Repro: Medienservice Frauchiger, Kumhausen
Druck und Bindung: Westermann Druck Zwickau GmbH, Zwickau

Gedruckt auf chlorfrei gebleichtem Papier
Printed in Germany

ISBN 978-3-432-12071-3
eISBN (ePub) 978-3-432-12084-3

1 2 3 4 5 6

MIX
Papier | Fördert gute Waldnutzung
FSC® C110508
FSC www.fsc.org

Tarnnamen: Wo datenschutzrechtlich erforderlich, wurden die Namen und weitere Daten von Personen redaktionell verändert (Tarnnamen). Dies ist grundsätzlich der Fall bei Patient*innen, ihren Angehörigen und Freund*innen, z. T. auch bei weiteren Personen, die z. B. in die Behandlung von Patient*innen eingebunden sind.

Sprachgebrauch: Thieme Publikationen streben nach einer fachlich korrekten und unmissverständlichen Sprache. Dabei lehnt Thieme jeden Sprachgebrauch ab, der Menschen beleidigt oder diskriminiert, beispielsweise aufgrund einer Herkunft, Behinderung oder eines Geschlechts. Thieme wendet sich zudem gleichermaßen an Menschen jeder Geschlechtsidentität. Die Thieme Rechtschreibkonvention nennt Autor*innen mittlerweile konkrete Beispiele, wie sie alle Lesenden gleichberechtigt ansprechen können. Die Ansprache aller Menschen ist ausdrücklich auch dort intendiert, wo im Text (etwa aus Gründen der Leseleichtigkeit, des Text-Umfangs oder des situativen StilEmpfindens) z. B. nur ein generisches Maskulinum verwendet wird.

Unsere Umwelt ist uns wichtig!
Papier aus nachhaltigen und kontrollierten Quellen
Druck in Deutschland mit kurzen Lieferwegen
Druckereien mit hohen Ansprüchen an Ökologie